中医本科教材"轻松突破"系列

方剂学

——听课、记忆与测试

"医行天下"中医学习记忆编委会　编

上海浦江教育出版社
(原上海中医药大学出版社)

图书在版编目(CIP)数据

方剂学：听课、记忆与测试/“医行天下”中医学习记忆编委会编. --上海：上海浦江教育出版社有限公司，2012.3

ISBN 978-7-81121-210-5

Ⅰ.①方… Ⅱ.①医… Ⅲ.①方剂学-中医学院-教学参考资料 Ⅳ.①R289

中国版本图书馆 CIP 数据核字(2012)第 005923 号

责任编辑：倪项根
封面设计：赵宏义

方剂学——听课、记忆与测试

“医行天下”中医学习记忆编委会 编

上海浦江教育出版社(原上海中医药大学出版社)出版发行
(地址：上海市海港大道 1550 号 上海海事大学内 电话：021-38284927
中医药分社地址：上海市蔡伦路 1200 号 上海中医药大学内 021-51322547)
全国新华书店经销 图宇印刷有限公司印刷
开本：787 mm×1092 mm 1/16 印张：13.75 字数：475.2 千字
版次：2012 年 3 月第 1 版 印次：2012 年 3 月第 1 次印刷

ISBN 978-7-81121-210-5 定价：30.00 元

(本书如有印刷、装订问题，请寄回本社发行科或致电 021-51322547 联系)

“医行天下”中医学习记忆编委会

（按姓氏拼音字母顺序排列）

白　权　曹海军　陈红燕　付　涛

高幼帛　管玉鹍　郭　丹　洪　惠

江　莉　孔繁波　李　梦　李希浩

刘　钫　刘红旗　刘晶晶　刘庆华

刘彦才　刘　颖　龙云霞　牛换香

史丽英　苏　强　邰晨燕　谭光明

汤　宁　汤欣怡　唐　宁　王　红

王建国　王永忠　魏　云　温　艳

吴华忠　徐　霞　严玉群　杨红梅

叶维新　尤　蔚　袁继国　曾文俊

张桂蓉　张利萍　张　奇　郑　龙

钟先桂　周　翠　周建建　周润华

朱永杰

前　言

有梦想才有希望，有希望才能坚持，有坚持才能成功

本套丛书是配合最新版中医教材帮助学生高效听课记忆与成功应考的一套丛书。该套丛书的构架如下：

【课堂记录——听要点抓考点】　完全按照教材的构架和行文，把该记的重点和考试的要点精练但不遗漏地一一帮助学生记录下来，相当于一个质量非常高的听课笔记或者授课教案，这样学生可以尽量把精力用在老师讲课和消化难点上，因而能大大提高听课的效率。

【记忆处方——重理解活思维】　正如给病人看病一样，记忆处方把难点指出来，使其简单化、生动化，将基础课与临床结合起来，临床课点出其理论基础。这样不但提高了学生的学习效率，也提高了学生对医学的兴趣，还能启发他们在以后的工作中能举一反三、灵活应用，因为病人生病并不完全按照书本上所说的得病，只有把知识领会贯通，才能真正地做一个悬壶济世的好医生。

【考研专题——看未来展宏图】　考研是为了更好地提高自己，本套丛书把历年考研中中医综合试题插入章节内，使读者不但对考研中医综合有所了解，而且在本科阶段就能把应该掌握的考研知识融会贯通，对以后的考研大有裨益。

【课后巩固——练知识增考技】　检验学生学习好坏的标准就是考试，所以大量的练习是应付考试的最好武器。本套丛书配有质量非常高的测试题，因为大部分试题选自全国各中医药大学研究生入学考试与全国执业资格考试，所以不但对目前的学习有帮助，而且对以后的考试也非常有价值。测试题都配有答案。考虑到版面，非选择题的答案都放到了网上（http://www.pujiangpress.cn），方便学生下载参考。

根据上面的构架，不难看出本套丛书与以往的医学教辅书有着明显突出的特点，概括起来是：

1. 目标明确，紧密配套：每版教材都有明显的不同，严格配套新版教材是本套丛书的宗旨。

2. 听课省时，记忆有方：抓住重点听课，挖掘记忆方法以及顺应记忆规律把课本学会、学活是该系列书的核心。

3. 边学边练，提高考技：取自考研和医师资格考试的习题是帮助学生成功结业的关键。

4. 版式新颖，劳逸结合：注重观赏性和综合美感也是该套丛书的一个亮点。

本套丛书适用于广大中医学生使用，同时也是授课教师的较好参考书。由于成书时间仓促，书中难免有不妥之处，请广大读者和同仁批评指正。

编　者

2011年11月

目 录

前言 ………………………………………………………………………… (1)

上篇总论

第一章　方剂学发展简史 ………………………………………………… (1)
第二章　方剂与治法 ……………………………………………………… (4)
第三章　方剂的分类 ……………………………………………………… (5)
第四章　方剂的组成与变化 ……………………………………………… (6)
第五章　剂型 ……………………………………………………………… (9)
第六章　方剂的服法 ……………………………………………………… (11)

下篇各论

第一章　解表剂 …………………………………………………………… (20)
第二章　泻下剂 …………………………………………………………… (35)
第三章　和解剂 …………………………………………………………… (43)
第四章　清热剂 …………………………………………………………… (53)
第五章　祛暑剂 …………………………………………………………… (68)
第六章　温里剂 …………………………………………………………… (71)
第七章　补益剂 …………………………………………………………… (79)
第八章　固涩剂 …………………………………………………………… (96)
第九章　安神剂 …………………………………………………………… (104)
第十章　开窍剂 …………………………………………………………… (109)
第十一章　理气剂 ………………………………………………………… (114)
第十二章　理血剂 ………………………………………………………… (120)
第十三章　治风剂 ………………………………………………………… (133)
第十四章　治燥剂 ………………………………………………………… (141)
第十五章　祛湿剂 ………………………………………………………… (149)
第十六章　祛痰剂 ………………………………………………………… (161)
第十七章　消食剂 ………………………………………………………… (167)
第十八章　驱虫剂 ………………………………………………………… (171)
第十九章　涌吐药 ………………………………………………………… (176)

附录　方剂学总结与趣记 ………………………………………………… (180)

上 篇 总 论

第一章 方剂学发展简史

课堂记录——听要点抓考点

1. 方剂：方剂是由药物组成的，是在辨证审因、确定治法后，选择合适的药物，按照组方原则，酌定用量、用法，妥善配伍而成。

2. 方剂学：方剂学是研究和阐述治法与方剂配伍规律及其临床运用的一门学科。

一、先秦时期

1.《周礼》有关“和药”、“和齐”的记载。

2.《史记》提到：“战国时扁鹊治虢太子之暴厥，曾用八减之齐。”

3. 西汉初年，淳于意的《诊籍》中，提到“火之汤”等四个方剂。

4. 1977年安徽阜阳出土汉初残简130余片，名曰《万物》，是迄今通过考古获得的最早的复方文献资料。

5. 1973年在湖南长沙马王堆3号汉墓出土了一批帛书和竹、木简，其中有《五十二病方》、《养生方》、《杂疗方》、《杂禁方》等方书。

6.《五十二病方》

(1) 成书于战国晚期，是现存最古老的方书。

(2) 全书共有医方283个，涉及临床各科病证一百余种。

(3) 诸方用药242种。

(4) 迟至战国晚期，方剂在临床的运用就已初具规模。

二、两汉时期

1.《黄帝内经》最早的中医理论经典著作。

(1) 总结了“谨察阴阳，以平为期”，“治病必求于本”，“治求期属”以及整体治疗、标本缓急、三因制宜等有关治则的理论。

(2) 提出了“君、臣、佐、使”的组方理论。

(3) 载有生铁落饮、四乌鲗骨一藘茹丸、左角发酒、兰草汤、半夏秫米汤等13首方剂。

(4) 所附方剂数目虽少，但剂型并不单一，给药途径也有特色，所用药物对炮制、制剂、用法的要求讲究。

2.《汉书·艺文志》所载，就有“经方十一家”，共274卷之多，但俱已亡佚。

3.《治百病方》有方剂36首，其主治病证涉及内、外、妇、五官诸科，各方中用药共达100种之多。

4. 汉末，张仲景完成了临床巨著——《伤寒杂病论》。

(1) 晋代王叔和及宋代林亿等先后整理编辑为《伤寒论》和《金匮要略》。

(2)《伤寒论》载方113首，《金匮要略》载方245首。不计两书并见的重复方，计有323个方剂。

(3) 这些方剂，大多有理有法，组方严谨，选药精当，药味不多，主次分明，变化巧妙。

(4)《伤寒杂病论》历来被推崇为“方书之祖”。

三、魏晋南北朝时期

1.《肘后备急方》(又称《肘后救卒方》)，为东晋著名医家葛洪所撰。

(1)《肘后救卒方》系从《金匮药方》100卷中摘录3卷而成。目的是便于随身携带，乃“肘后”的由来。

(2) 该书后由陶弘景增补，题名《华阳隐居补阙肘后百一方》，再经金人杨用道将《证类本草》部分药方附于其中，名曰《附广肘后方》，成为明清以来各种版本的祖本。

(3) 该书共收单方510首、复方494首，论述文字十分简要。

(4) 简、便、廉、效是《肘后备急方》的显著特点。

2. 陈延之所撰《小品方》，对《伤寒杂病论》以来的经验方进行了系统整理，在隋唐时期与仲景之书齐名。

3. 今人汤万春先生从中外文献中广收《小品方》之佚文，共得资料880多条，另加注文770多条，辑成《小品方辑录笺注》一册，于1990年出版。

4. 现有内容涉及临床各科，理、法、方、药俱论，亦重点收录简、便、廉、效之方。

5. 陈氏清楚认识到“伤寒与天行温疫为异气”所感，首开温热病解毒、凉血、化瘀之先河。

6.《刘涓子鬼遗方》原为晋人刘涓子初辑，后经南齐龚庆宣整理而成，主要收录和论述金疮、痈疽、疹癣、烫伤等外科方剂，反映了魏晋南北朝时期外科的用药成就，为现存最早的外科方书。

四、隋唐时期

1.《隋书·经籍志》记载，有方书256种，4 510卷；其中《四海类聚方》一书，2 600卷。

2. 现存的《备急千金要方》(简称《千金要方》)、《千金翼方》和《外台秘要》则基本上代表了唐代方剂学的真实水平。

3.《千金要方》和《千金翼方》是唐代医药大家孙思邈的力作。

(1)《千金要方》共30卷，132门，载方5 300多首。

(2)《千金翼方》亦为30卷，载方2 200余首，用以羽翼前书。

(3) 二书虽以方书为名，实为综合类医学巨著，仅就《千金要方》之方剂部分而言，既有“经文古方”，又有“俗说单方”。

(4) 首列“妇人方”3卷，后又设“少小婴孺方”1卷，表现出作者对妇幼疾病的防治特别重视。

(5) 对温病的治疗，孙氏更加注意对清热解毒药的应用，其治失血多用犀角、地黄、侧柏、蒲黄、黄芩、阿胶、大黄，驱肠虫多用雷丸、芜荑、狼牙、贯众，疗消渴多用枸杞、天花粉、麦冬、知母、黄芪、人参、人乳。

(6) 专辑“食治”一卷，强调“能用食平疴、释情遣疾者，可谓良工”大。

(7) 还收录了若干保健、美容方剂，为后世补虚弱、抗衰老、保健美留下了许多珍贵的方剂和经验。

4.《外台秘要》

(1) 作者王焘曾因持节邺(今河南临章县一带)郡诸军事兼太刺史，当时又称此官职为“外台”，故所辑之书称为《外台秘要》。

(2) 全书计40卷，1 104门，收方6 800余首。

(3) 特点是整理并保存了一大批唐代及唐以前的医方。

五、宋元时期

1. 嘉佑二年(公元1057年),集贤院设立校正医书局,成为我国最早的国家医书编撰出版机构。

2. 北宋唐慎微的《证类本草》,亦收录有单方3 000余个,首开本草附列医方的先例,同样留下许多验方的宝贵资料。

3. 北宋政府官办药局"太平惠民和剂局"的建立,标志着我国制剂和成药销售、管理进入了新的阶段。

4. 经校订编纂的《太平惠民和剂局方》是我国历史上第一部由政府组织编制的成药典。

5. 金人成无己之《伤寒明理论》系统阐述了张仲景《伤寒论》常用方20首的组方原理及方、药间的配伍关系,开方论之先河,拓展了方剂学的学术领域。

六、明清时期

1. 出现了第一部方论专著——吴昆的《医方考》。

2.《本草纲目》就有简便而灵验的单方11 000多首。

3. 清代的实用性方书主要有《医方集解》和《成方切用》。

4.《医方集解》

(1) 清初汪昂著。

(2) 作者出于诸家方书但言某方治某病,为使方书不致徒设,选择"古方三百有奇,附方之数过之","先评受病之由,次解用药之意,又博采硕论名言,分别宜用宜忌",详加论述。

(3) 凡"药过二十味以上者,概不选录",大多切于实用,疗效肯定。

(4) 各类正方在前,功用相似的附方罗列其后,主次分明,沿革清楚,加减有法,便于触类旁通。

(5) 诸方以补养、发表、涌吐、攻里、祛风、祛寒、清暑、利湿、润燥、泻火等功用为主,分为21剂。

(6) 首开综合分类方剂的先例。

(7) 汪氏论方,其证候、病源、脉候、脏腑经络、药性、治法,无不毕备,折衷取约,文字通俗流畅。

5. 吴仪洛兼取《医方集解》和《医方考》二书之长,予以删繁补要,收方1 000多首,仍以汪氏分类法为主,列为24门,辑成《成方切用》,同样广为流传。

七、近现代时期

重新编辑的古今医方、验方、方书辞典及其他方剂工具书亦大量涌现,尤以南京中医药大学主编的《中医方剂大辞典》最具代表性。分11个分册,共1 800万字,收录历代方剂96 592首,汇集了古今方剂学研究的成果,内容浩瀚,考订严谨,填补了自明初《普济方》问世以来缺少大型方书的空白,达到了较高的水平。

记忆处方——重理解活思维

《五十二病方》	现存最早记载方剂的医书
《内经》	最早中医理论著作,最早记载治法及组成原则的医书
《伤寒杂病论》	"方书之祖"集理、法、方、药于一体的医书,辨证论治
《太平惠民和剂局方》	第一部由政府编制而成的药典,第一部中成药典
《普济方》	载方最多的古代医书
《伤寒明理论·药方论》	第一部剖析组方原则之书,开创方论之先河
《医学心悟》	首先归纳"八法"之书

第二章 方剂与治法

课堂记录——听要点抓考点

第一节 治法概述

1. 治法概念：在辨清证候，审明病因、病机之后，有针对性地采取的治疗法则。

2.《素问·阴阳应象大论》云："形不足者，温之以气；精不足者，补之以味。其高者，因而越之；其下者，引而竭之；中满者，泻之于内。其有邪者，渍形以为汗；其在皮者，汗而发之。"

3.《素问·至真要大论》"寒者热之，热者寒之，微者逆之，甚者从之，坚者削之，客者除之，劳者温之，结者散之，留者攻之，燥者濡之，急者缓之，散者收之，损者益之，逸者行之，惊者平之，上之下之，摩之浴之，薄之劫之，开之发之"等均为中医学奠定了治法理论的基础。

4. 汉末医圣张仲景创造性地使治法和方证融为一体，总结了一整套临床辨证论治的体系。

5. 中医学治法内容的两个层次

(1) 首先，具有一定概括性的、针对某一类病机共性所确立的治法，称为治疗大法，如表证用汗法、寒证用温法、热证用清法、虚证用补法、实证用泻法等。

(2) 其次是针对具体证候所确定的治疗方法，即具体治法。

6. 治法不但具有多层次的特点，而且还具有多体系的特点。

第二节 方剂与治法的关系

1. 方剂是中医临床治疗疾病的重要手段，是在辨证、立法的基础上选药配伍而成的。

2. 治法是在长期临床积累了方药运用经验的基础上，在对人体生理病理认识的不断丰富、完善过程中，逐步总结而成，是后于方药形成的一种理论。

3. 但当治法已由经验上升为理论之后，就成为遣药组方和运用成方的指导原则。

4. 辨证的目的在于确定病机，论治的关键在于确立治法，治法是针对病机产生，而方剂必须相应地体现治法。

5. 治法是指导遣药组方的原则，方剂是体现和完成治法的主要手段。

6. "以法组方"、"以法遣方"、"以法类方"、"以法释方"这四个方面，就构成了中医学历来所强调的"以法统方"的全部内容。

第三节 常用治法

八法(清代程钟龄《医学心悟·医门八法》)：汗、吐、下、和、温、清、消、补。

1. 汗法	汗法是通过开泄腠理、调畅营卫、宣发肺气等作用，使在表的外感六淫之邪随汗而解的一类治法	除了主要治疗外感六淫之邪所致的表证外，凡是腠理闭塞，营卫郁滞的寒热无汗，或腠理疏松，虽有汗但寒热不解的病证，皆可用汗法治疗

（续表）

2. 吐法	吐法是通过涌吐的方法，使停留在咽喉、胸膈、胃脘的痰涎、宿食或毒物从口中吐出的一类治法	适用于中风痰壅，宿食壅阻胃脘，毒物尚在胃中；痰涎壅盛之癫狂、喉痹，以及干霍乱吐泻不得等，属于病位居上、病势急暴、内蓄实邪、体质壮实之证。因吐法易伤胃气，故体虚气弱、妇人新产、孕妇等均应慎用
3. 下法	下法是通过泻下、荡涤、攻逐等作用，使停留于胃肠的宿食、燥屎、冷积、瘀血、结痰、停水等从下窍而出，以祛邪除病的一类治法	凡邪在肠胃而致大便不通、燥屎内结，或热结旁流，以及停痰留饮、瘀血积水等形症俱实之证，均可使用
4. 和法	和法是通过和解或调和的方法，使半表半里之邪，或脏腑、阴阳、表里失和之证得以解除的一类治法	和解是专治邪在半表半里的一种方法。是一种既能祛除病邪，又能调整脏腑功能的治法，无明显寒热补泻之偏，性质平和，全面兼顾，适用于邪犯少阳、肝脾不和、肠寒胃热、气血营卫失和等证。《伤寒论》中对某些经过汗、吐、下，或自行吐利而余邪未解的病证，宜用缓剂或峻剂小量分服，使余邪尽除而不重伤其正的，亦称为和法，是属广义和法的范围，它与和解、调和治法所指含义不同，不属治法讨论范围
5. 温法	温法是通过温里祛寒的作用，以治疗里寒证的一类治法	里寒证的形成，有外感内伤的不同，或由寒邪直中于里，或因失治误治而损伤人体阳气，或因素体阳气虚弱，以致寒从中生。同时，里寒证又有部位浅深、程度轻重的差别，故温法又有温中祛寒、回阳救逆和温经散寒的区别
6. 清法	清法是通过清热、泻火、解毒、凉血等作用，以清除里热之邪的一类治法	适用于里热证、火证、热毒证以及虚热证等里热病证
7. 消法	消法是通过消食导滞、行气活血、化痰利水、驱虫等方法，使气、血、痰、食、水、虫等渐积形成的有形之邪渐消缓散的一类治法	适用于饮食停滞、气滞血瘀、癥瘕积聚、水湿内停、痰饮不化、疳积虫积以及疮疡痈肿等病证。下法所治病证，大抵病势急迫，形症俱实，邪在肠胃，必须速除，而且是可以从下窍而出者。消法所治，主要是病在脏腑、经络、肌肉之间，邪坚病固而来势较缓，属渐积形成，且多虚实夹杂，尤其是气血积聚而成之癥瘕痞块、痰核瘰疬等，不可能迅即消除，必须渐消缓散
8. 补法	补法是通过补益人体气血阴阳，以主治各种虚弱证候的一类治法	较常用的治法分类仍以补气、补血、补阴、补阳为主

第三章 方剂的分类

课堂记录——听要点抓考点

一、“七方”说

1. 始于《黄帝内经》，指“大、小、缓、急、奇、偶、重”；至金代成无己在《伤寒明理论》中明确提出“七方”的名称，并将“重”改为“复”；后人将“七方”引申为最早的方剂分类法。

2. 实质是根据病邪的微甚、病位的表里、病势的轻重、体质的强弱以及治疗的需要，概括说明制方的方法，并不是为了方剂分类而设。

3. “七方”应当是古代的一种组方理论。

二、病证分类法

1. 首推《五十二病方》，记载了52种疾病，医方283首，涉及内、外、妇、儿、五官等科，但组方简单，用量粗略，部分病名、药名已无从查考。

2. 汉代张仲景《伤寒杂病论》、唐代王焘《外台秘要》、宋代王怀隐等《太平圣惠方》、明代朱橚《普济方》、清代张璐《张氏医通》、清代徐大椿的《兰台轨范》等，均为病证分类的代表作。

3. 特点：便于临床以病索方。

4. 还包括了以脏腑病证或以病因等分类方剂的不同方法，如《备急千金要方》、《外台秘要》、《三因极一病证方论》等都是以病证分类为基础的相关方法结合的方书。

三、祖方(主方)分类法

1. 明代施沛所编著的《祖剂》，选《黄帝内经》、《伤寒论》、《金匮要略》、《太平惠民和剂局方》以及后世医家的部分基础方剂，冠以祖方，用以归纳其他同类方剂。

2. 清代《张氏医通》除按病因、病证列方外，另编一卷《祖方》，选古方34首为主，各附衍化方若干首。

3. 特点：对归纳病机、治法共性的类方研究具有较好的作用，但往往不能推本溯源，始末不清。

4. 例如以宋代《局方》二陈汤为祖方，而将唐代《千金方》的温胆汤反作附方。

四、功用(治法)分类法

1. 以治法分类方剂的方法是由早期功用分类的基础上逐渐发展成熟的，这种方法始于“十剂”说。

2. 唐代陈藏器于《本草拾遗・条例》中提出“药有宣、通、补、泄、轻、重、涩、滑、燥、湿十种”，并于“宣可去壅”、“通可去滞”、“补可去弱”、“泄可去闭”、“轻可去实”、“重可去怯”、“滑可去著”、“涩可去脱”、“燥可去湿”、“湿可去枯”之下，各举数药为例。陈氏所归纳的“十种”之说，原是针对药物按功用分类的一种方法。

3. 宋代赵佶《圣济经》于每种之后加一“剂”字。

4. 金代成无己《伤寒明理论》中说：“制方之体，宣、通、补、泄、轻、重、滑、涩、燥、湿十剂是也。”至此方书中才有“十剂”这个名称。

5. 明代张景岳鉴于“古方之散列于诸家者，既多且杂，或互见于各门，或彼此之重复”，因而“类为八阵，曰补、和、攻、散、寒、热、固、因”。

6. 张氏选集古方1 516首，自制新方186首，皆按八阵分类。张氏的八阵分类方法是对原有功用(治法)分类方法的进一步完善和发展。

7. 清代程钟龄在《医学心悟》中提出，“论治病之方，则又以汗、和、下、消、吐、清、温、补八法尽之”，明确提出了“以法统方”的思想，也是对治法分类方剂的理论总结。

五、综合分类法

1. 清代汪昂著《医方集解》，开创了新的综合分类法，既能体现以法统方，又能结合方剂功用和证治病因，并照顾到治有专科。

2. 分别为补养、发表、涌吐、攻里、表里、和解、理气、理血、祛风、祛寒、清暑、利湿、润燥、泻火、除痰、消导、收涩、杀虫、明目、痈疡、经产、救急等22类。

3. 特点：概念清楚，提纲挈领，切合临床，照顾面广，被后世多数医家所推崇。

第四章 方剂的组成与变化

课堂记录——听要点抓考点

要组织好一首有效方剂须重视两个重要环节：一是严密的组方基本结构；二是熟练的药物配伍技巧。

第一节 方剂的配伍目的

1. “配”，有组织、搭配之义；“伍”，有队伍、序列之义。运用药物的组合过程，中医药学称之为“配伍”。
2. 大多数单味中药都具有多功用的特点，在治疗疾病时往往需要发挥其中部分功用。
3. 药物既有其治疗作用的一面，也有因其药性偏胜而致不同程度毒、副作用的一面。
4. 运用配伍方法遣药组方，从总体而言，其目的不外增效、减毒两个方面。
5. “用药有利有弊，用方有利无弊”是方剂学在运用配伍手段时最根本的目的。
6. 药物通过配伍作用

(1) 增强药力	如荆芥、防风同用以疏风解表，薄荷、茶叶同用以清利头目，党参、黄芪同用以健脾益气，桃仁、红花同用以活血祛瘀等
(2) 产生协同作用	如麻黄和桂枝相配，通过“开腠”和“解肌”协同，比单用麻黄或桂枝方剂的发汗力量明显增强；附子和干姜相配，俗称“附子无姜不热”，体现了先后天脾肾阳气同温，“走而不守”和“守而不走”协同，大大提高温阳祛寒作用
(3) 控制多功用单味中药的发挥方向	如桂枝具有解表散寒、调和营卫、温经止痛、温经活血、温阳化气、平冲降逆等多种功用，但其具体的功用发挥方向往往受复方中包括配伍环境在内的诸多因素所控制。在发汗解表方面，多和麻黄相配；温经止痛方面，往往和细辛相配；调和营卫、阴阳方面，又须与芍药相配；平冲降逆功用，则多与茯苓、甘草相配；温经活血功用，常与牡丹皮、赤芍药相配；温阳化气功用，常须与茯苓、白术相配
(4) 扩大治疗范围，适应复杂病情	如四君子汤具有益气健脾的功用，是主治食少便溏、面色萎黄、声低息短、倦怠乏力、脉来虚软等脾胃气虚证的基础方。若由脾虚而生湿，阻滞气机，以致胸脘痞闷不舒，则可相应配伍陈皮，即异功散，功能益气健脾、行气化滞；若脾虚痰湿停滞，出现恶心呕吐、胸脘痞闷、咳嗽痰多稀白，则再配半夏入方，即六君子汤，功能重在健脾气、化痰湿；若在脾胃气虚基础上，因痰阻气滞较重而见纳呆、嗳气、脘腹胀满或疼痛、呕吐泄泻等，则可配伍木香、砂仁，即香砂六君子汤，功能益气健脾、行气化痰
(5) 控制药物的毒副作用	一是“七情”中“相杀”和“相畏”关系的运用，即一种药物能减轻另一种药物的毒副作用，如生姜能减轻和消除半夏的毒性，砂仁能减轻熟地滋腻碍脾的副作用等；二是多味功用相近药物同时配伍的运用，这种方式既可利用相近功用药物的协同作用，又能有效减轻毒副作用的发生。如十枣汤中的甘遂、芫花、大戟，泻下逐水功用相近，且单味药习惯用量亦大致相似，在组成十枣汤时，以三味各等分为末，枣汤调服。其三味药合用总量相当于单味药的常用量

第二节 方剂的基本结构

君 药	即针对主病或主证起主要治疗作用的药物
臣 药	①辅助君药加强治疗主病或主证作用的药物。②针对重要的兼病或兼证起主要治疗作用的药物
佐 药	①佐助药，即配合君、臣药以加强治疗作用，或直接治疗次要兼证的药物。②佐制药，即用以消除或减弱君、臣药的毒性，或能制约君、臣药峻烈之性的药物。③反佐药，即病重邪甚，可能拒药时，配用与君药性味相反而又能在治疗中起相成作用的药物，以防止药病格拒
使 药	①引经药，即能引领方中诸药至特定病所的药物。②调和药，即具有调和方中诸药作用的药物

麻黄汤方义分析如下：

君　药	麻黄：辛温，发汗解表以散风寒；宣发肺气以平喘逆
臣　药	桂枝：辛甘温，解肌发表，助麻黄发汗散寒；温通经脉，解头身之疼痛
佐　药	杏仁：苦平，降肺气助麻黄平喘（佐助药）
使　药	炙甘草：甘温，调和诸药

第三节　方剂的变化形式

不据病情加减而墨守成方，又谓“有方无药”。

一、药味加减的变化

1. 药物是决定方剂功用的主要因素。

2. 当方剂中的药物增加或减少时，必然要使方剂组成的配伍关系发生变化，并由此导致方剂功用的改变。这种变化主要用于临床选用成方，其目的是使之更加适合变化了的病情需要。

3. 应该“随证加减”。例如桂枝汤，该方由桂枝、芍药、生姜、大枣、甘草五味药组成，具有解肌发表、调和营卫之功，主治外感风寒表虚证，见有头痛发热、汗出恶风、脉浮缓或浮弱、舌苔薄白等症。若在此证候基础上，兼有宿疾喘息，则可加入厚朴以下气除满、杏仁降逆平喘（即桂枝加厚朴杏子汤）；若在桂枝汤证基础上，因风邪阻滞太阳经脉，以致津液不能敷布，经脉失去濡养，而见项背强几几者，可加葛根解肌舒筋（桂枝加葛根汤）。

4. 对成方加减时，不可减去君药，否则就不能说是某方加减，而是另组新方了。

二、药量增减的变化

1. 药物的用量直接决定药力的大小。

2. 小承气汤与厚朴三物汤

(1) 两方都由大黄、枳实、厚朴三味组成。

(2) 小承气汤主治阳明腑实轻证，病机是热实互结在胃肠，治当轻下热结，所以用大黄四两为君、枳实三枚为臣、厚朴二两为佐。

(3) 厚朴三物汤主治大便秘结、腹满而痛，病机侧重于气闭不通，治当下气通便，所以用厚朴八两为君、枳实五枚为臣、大黄四两为佐。

(4) 两方相比，厚朴用量之比为1∶4。

(5) 大黄用量虽同，但小承气汤煎分2次服，厚朴三物汤分2次服，每次实际服量也有差别，故两方在功用和主治的主要方面有所不同。

3. 四逆汤与通脉四逆汤

(1) 两方都由附子、干姜、炙甘草三味组成。

(2) 四逆汤方姜、附用量比较小，主治阳微寒盛而致四肢厥逆、恶寒蜷卧、下利、脉微细或沉迟细弱的症状，有回阳救逆的功用。

(3) 通脉四逆汤方姜、附用量比较大，主治阴寒极盛格阳于外而致四肢厥逆、身反不恶寒、下利清谷、脉微欲绝的症状，有回阳逐阴、通脉救逆的功用。

4. 药量的增加或减少，可以是单纯药力的改变，也可以随着组成配伍关系的改变而功用、主治发生改变。

5. 由于剂型不同，在作用上也有区别。

第五章 剂 型

课堂记录——听要点抓考点

方剂组成以后，还要根据病情与药物的特点制成一定的形态，称为剂型。

1. 汤剂

(1) 是将药物饮片加水或酒浸泡后，再煎煮一定时间，去渣取汁，制成的液体剂型。

(2) 主要供内服。

(3) 外用的多作洗浴、熏蒸及含漱。

(4) 汤剂的特点是吸收快、药效发挥迅速，而且可以根据病情的变化随证加减，能较全面、灵活地照顾到每个患者或各具体病变阶段的特殊性。

(5) 适用于病证较重或病情不稳定的患者。

(6) 汤剂的不足之处是服用量大，某些药的有效成分不易煎出或易挥发散失，不适于大生产，亦不便于携带。

2. 散剂

(1) 散剂是将药物粉碎，混合均匀，制成粉末状制剂，分为内服和外用两类。

(2) 内服散剂一般是研成细粉，以温开水冲服，量小者亦可直接吞服；亦有制成粗末，以水煎取汁服者，称为煮散，如银翘散。

(3) 散剂的特点是制作简便，吸收较快，节省药材，便于服用及携带。

(4) 外用散剂一般作为外敷，掺散疮面或患病部位，如金黄散、生肌散；亦有作点眼、吹喉等用，如八宝眼药、冰硼散等。

(5) 应研成极细粉末，以防刺激创面。

3. 丸剂

(1) 丸剂是将药物研成细粉或药材提取物，加适宜的黏合剂制成球形的固体剂型。

(2) 丸剂与汤剂相比，吸收较慢，药效持久，节省药材，便于服用与携带。

(3) 适用于慢性、虚弱性疾病，如六味地黄丸等。

(4) 也有丸剂药性比较峻猛，多为芳香类药物与剧毒药物，不宜作汤剂煎服，如安宫牛黄丸、舟车丸等。

蜜 丸	蜜丸是将药物细粉用炼制的蜂蜜为黏合剂制成的丸剂，分为大蜜丸和小蜜丸两种	蜜丸性质柔润，作用缓和持久，并有补益和矫味作用，常用于治疗慢性病和虚弱性疾病，需要长期服用
水 丸	俗称水泛丸，是将药物细粉用水(冷开水或蒸馏水)或酒、醋、蜜水、药汁等为黏合剂制成的小丸	水丸较蜜丸崩解、溶散得快，吸收、起效快，易于吞服，适用于多种疾病，如银翘解毒丸、保和丸、左金丸、越鞠丸等
糊 丸	糊丸是将药物细粉用米糊、面糊、曲糊等为黏合剂制成的小丸	糊丸黏合力强，质地坚硬，崩解、溶散迟缓，内服可延长药效，减轻剧毒药的不良反应和对胃肠的刺激，如舟车丸、黑锡丹等
浓缩丸	浓缩丸是将药物或方中部分药物煎汁浓缩成膏，再与其他药物细粉混合干燥、粉碎，用水或蜂蜜或药汁制成丸剂	因其体积小，有效成分高，服用剂量小，可用于治疗多种疾病

4. 膏剂

(1) 膏剂是将药物用水或植物油煎熬去渣而制成的剂型,有内服和外用两种。

(2) 内服膏剂有流浸膏、浸膏、煎膏3种。

(3) 外用膏剂分软膏、硬膏2种。

(4) 流浸膏与浸膏多数用于调配其他制剂使用,如合剂、糖浆剂、冲剂、片剂等。

煎　膏	又称膏滋,是将药物加水反复煎煮,去渣浓缩后,加炼蜜或炼糖制成的半液体剂型	特点是体积小、含量高、便于服用、口味甜美、有滋润补益作用,一般用于慢性虚弱性患者,有利于较长时间用药,如鹿胎膏、八珍益母膏等
软　膏	又称药膏,是将药物细粉与适宜的基质制成具有适当稠度的半固体外用制剂	其中用乳剂型基质的亦称乳膏剂,多用于皮肤、黏膜或疮面。软膏具有一定的黏稠性,外涂后渐渐软化或熔化,使药物慢慢吸收,持久发挥疗效,适用于外科疮疡疖肿、烧烫伤等
硬　膏	又称膏药,古称薄贴	是以植物油将药物煎至一定程度,去渣,煎至滴水成珠,加入黄丹等搅匀,冷却制成的硬膏。用时加温摊涂在布或纸上,软化后贴于患处或穴位上,可治疗局部疾病和全身性疾病,如疮疡肿毒、跌打损伤、风湿痹证以及腰痛、腹痛等,常用的有狗皮膏、暖脐膏等

5. 酒剂

(1) 又称药酒,古称酒醴。

(2) 是将药物用白酒或黄酒浸泡,或加温隔水炖煮,去渣取液,供内服或外用。

(3) 酒有活血通络、易于发散和助长药效的特性,故常在祛风通络和补益剂中使用,如风湿药酒、参茸药酒、五加皮酒等。

(4) 外用酒剂尚可祛风活血、止痛消肿。

6. 丹剂

(1) 内服丹剂没有固定剂型,有丸剂,也有散剂,每以药品贵重或药效显著而名之曰丹,如至宝丹、活络丹等。

(2) 外用丹剂亦称丹药,是以某些矿物类药经高温烧炼制成的不同结晶形状的制品。常研粉涂撒疮面,治疗疮疡痈疽,亦可制成药条、药线和外用膏剂应用。

7. 茶剂

(1) 是将药物经粉碎加工而制成的粗末状制品,或加入适宜黏合剂制成的方块状制剂。

(2) 用时以沸水泡汁或煎汁,不定时饮用。

(3) 大多用于治疗感冒、食积、腹泻,近年来又有许多健身、减肥的新产品,如午时茶、刺五加茶、减肥茶等。

8. 露剂

(1) 亦称药露,多用新鲜含有挥发性成分的药物,用蒸馏法制成的芳香气味的澄明水溶液。

(2) 一般作为饮料及清凉解暑剂,常用的有金银花露、青蒿露等。

9. 锭剂

(1) 是将药物研成细粉,或加适当的黏合剂制成规定形状的固体剂型,有纺锤形、圆柱形、条形等服。

(2) 内服,取研末调服或磨汁服。

(3) 外用,则磨汁涂患处,常用的有紫金锭、万应锭等。

10. 条剂

(1) 亦称药捻,是将药物细粉用桑皮纸黏药后搓捻成细条,或将桑皮纸捻成细条再黏着药粉而成。

(2) 用时插入疮口或瘘管内,能化腐拔毒、生肌收口,常用的有红升丹药条等。

11. 线剂

(1) 亦称药线,是将丝线或棉线置药液中浸煮,经干燥制成的外用制剂。

(2) 用于治疗瘘管、痔疮或赘生物,通过所含药物的轻度腐蚀作用和药线的机械紧扎作用,使其引流通畅,或萎缩、脱落。

12. 栓剂

(1) 古称坐药或塞药，是将药物细粉与基质混合制成一定形状的固体制剂，用于腔道并在其间融化或溶解而释放药物，有杀虫止痒、润滑、收敛等作用。

(2)《伤寒杂病论》曾有蛇床子散坐药及蜜煎导法，即最早的阴道栓与肛门栓。

(3) 特点是通过直肠(也有用于阴道)黏膜吸收，有50%～70%的药物不经过肝脏而直接进入大循环，一方面减少药物在肝脏中的"首过效应"，同时减少药物对肝脏的毒性和不良反应，还可以避免胃肠液对药物的影响及药物对胃黏膜的刺激作用。

(4) 婴幼儿直肠给药尤为方便，常用的有小儿解热栓、消痔栓等。

13. 冲剂

(1) 冲剂是将药材提取物加适量赋形剂或部分药物细粉制成的干燥颗粒状或块状制剂，用时以开水冲服。

(2) 冲剂具有作用迅速、味道可口、体积较小、服用方便等特点，深受患者欢迎，常用的有感冒退热冲剂、复方羚角冲剂等。

14. 片剂

(1) 片剂是将药物细粉或药材提取物与辅料混合压制而成的片状制剂。

(2) 片剂用量准确，体积小。

(3) 味很苦或具恶臭的药物压片后可再包糖衣，使之易于服用。

(4) 如需在肠道吸收的药物，则又可包肠溶衣，使之在肠道中崩解。

15. 糖浆剂：

(1) 是将药物煎煮、去渣取汁、浓缩后，加入适量蔗糖溶解制成的浓蔗糖水溶液。

(2) 具有味甜量小、服用方便、吸收较快等特点，适用于儿童服用，如止咳糖浆、桂皮糖浆等。

16. 口服液

(1) 口服液是将药物用水或其他溶剂提取，经精制而成的内服液体制剂。

(2) 集汤剂、糖浆剂、注射剂的特点，具有剂量较少、吸收较快、服用方便、口感适宜等优点。

17. 注射液

(1) 亦称针剂，是将药物经过提取、精制、配制等制成的灭菌溶液、无菌混悬液或供配制成液体的无菌粉末，供皮下、肌肉、静脉等注射的一种制剂。

(2) 具有剂量准确、药效迅速、适于急救、不受消化系统影响的特点

(3) 对于神志昏迷，难于口服用药的患者尤为适宜，如清开灵注射液、生脉注射液等。

第六章 方剂的服法

课堂记录——听要点抓考点

一、服药时间

1. 一般来说，宜在饭前1小时服药，以利于药物尽快吸收。
2. 对胃肠有刺激的方药，宜饭后服用，以防产生不良反应。
3. 滋补方药宜空腹服用。
4. 治疟方药宜在发作前2小时服用。

5. 安神方药宜在睡前服用。

6. 急症重病可不拘时间服用。

7. 慢性病应定时服用，使之能持续发挥药效。

8. 根据病情的需要，有的可一天数服，有的可煎泡代茶时时饮用。

9.《千金要方·序例》载："病在胸膈以上者，先食后服药；病在胸膈以下者，先服药后食：病在四肢血脉者，宜空腹而在旦；病在骨髓者，宜满而在夜。"

10.《医心方》载葛仙翁曰："服治病之药，以食前服之；服养生之药，以食后服之。"

二、服药方法

1. 运用汤剂，通常是一日一剂，将头煎、二煎兑合，分2次或3次温服。但特殊情况下，亦可一日连服2剂，以增强药力。

2. 散剂和丸剂是根据病情和具体药物定量，日服2次或3次。

3. 散剂中有些可直接用水送服，如七厘散等。

4. 有些粗末散剂，可加水煮沸取汁，如香苏散等。

5. 还有些散剂是用于外敷或掺洒疮面，如生肌散等。

6. 亦有作为点眼或吹喉用的，如八宝眼药、冰硼散等。

7. 各种丸剂都可以直接用水送服，至于其他不同剂型，可参考制剂情况及方药功用酌情而定。

8. 服发汗解表药，宜趁热服，药后还须温覆避风，使遍身微似有汗即可。

9. 热证用寒药可冷服以助其清，寒证用热药可热服以助其温，但有时寒热偏盛、阴阳离决、相互格拒，出现服药后呕吐的情况，如系真寒假热证候则宜热药冷服，系真热假寒证候则宜寒药热服。此谓反佐服药法，即《素问·五常政大论》中所说的"治热以寒，温而行之；治寒以热，凉而行之；治温以清，冷而行之；治清以温，热而行之"。

10. 若见服药呕吐者，宜先服少许姜汁，或用鲜生姜擦舌，或嚼少许陈皮，然后再服汤药；或采用冷服、少量频饮的方法。

11. 对于昏迷患者及吞咽困难者，现多用鼻饲法给药。

12. 使用峻烈药或毒性药，应审慎从事，宜先进小量，而后逐渐增大，至有效止，不可过量，以免发生中毒。

考研专题——看未来展宏图

1. "七方"之说源于 (43/2009)

A.《神农本草经》 B.《内经》 C.《伤寒论》 D.《圣济经》

答案：B。"七方"之说，源于《黄帝内经》。其记载"七方"虽早，但并无具体的分类内容，至金代成无己在《伤寒明理论·药方论序》提出："制方之用，大、小、缓、急、奇、偶、复七方是也。"这时才明确提出"七方"的名称，并将《内经》的"重方"改为"复方"，后世又引申其义，将"七方"称为方剂的分类法之一。

2. 汤剂的优点是 (44/2009)

A. 药效持久 B. 药效发挥迅速 C. 服用量小 D. 节省药材

答案：B。汤剂把药物配齐后，用水或黄酒，或水酒各半浸泡后，再煎煮一定时间，然后去渣取汁，称为汤剂，一般作内服用。汤剂优点是吸收快，疗效快，而且便于加减使用。

3. "消法"的理论依据是 (151/2009)

A. 甚者从之 B. 结者散之 C. 逸者行之 D. 坚者削之

答案：BD。消法是通过消食导滞和消坚散结作用，对气、血、痰、食、水、虫等积聚而成的有形之结，使之渐消缓散的一种治法。

4. 古代医集中，系统论述"八法"者首推 (41/1992)

A.《黄帝内经》 B.《伤寒杂病论》 C.《伤寒明理论》 D.《医学心悟》 E.《医方集解》

答案：D。清程钟龄的《医学心悟》："论病之情，则以寒、热、虚、实、表、里、阴、阳八字统之，而论治病之方，则又以汗、和、下、消、吐、清、温、补八法尽之。"是"八法"的最早出处。

5. "制方之用，大、小、缓、急、奇、偶、复七方是也"一语出自　(43/2006)

A.《黄帝内经》　B.《伤寒论》　C.《伤寒明理论》　D.《医学心悟》　E.《医学源流论》

答案：C。此语出自金代成无己《伤寒明理论》。

6. 按病证分类的方书首推　(41/2001)

A.《伤寒论》　B.《五十二病方》　C.《备急千金要方》　D.《肘后备急方》　E.《外台秘要》

答案：B。《五十二病方》是最早按病证分类的方书。

7. 我国历史上第一部详析方剂理论的专著是　(49/2005)

A.《伤寒论》　B.《圣济总录》　C.《医方集解》　D.《医方考》　E.《古今名医方论》

答案：D。《伤寒论》是治疗伤寒热病的方书；《圣济总录》是宋徽宗时由朝廷组织人员编撰的方书；《医方集解》和《古今名医方论》均为清代方论之作。惟《医方考》是明代吴琨所著，选方700首，"考其方药，考其见证，考其名义，考其事迹，考其变通，考其得失，考其所以然之故"，是历史上第一部详细论述方剂的理论专著。

8. 方剂学发展史上第一部从理论上详细剖析方剂的专书是　(42/2000)

A.《医方集解》　B.《金匮要略方论》　C.《医方考》　D.《成方便读》　E.《古今名医方论》

答案：C。开创方论者是《伤寒明理论》，但它不是关于方剂的专著，解释的方剂仅仅限于《伤寒论》中的20方。集大成者，专门释方的著作是《医方考》，它以病证为纲目，下列方剂，释明方义，因而是专著，涉及700多方。《医方集解》则是从全新的角度——治法，对常用方剂进行重新分类，确立了方剂学的基本结构，其释方方法则与前人一致。

9. 下列各项中不属于《景岳全书·古方八阵》内容的是　(42/1992，42/1997)

A. 补、和　B. 攻、散　C. 滑、涩　D. 寒、热　E. 固、因

答案：C。"滑、涩"为"十剂"内容，不属"八阵"。

10. 下列关于"八阵"内容的叙述，不确切的是　(44/2006)

A. 寒方之制，为除热也　B. 攻方之制，攻其不通者也

C. 固方之制，固其泄也　D. 和方之制，和其不和者也

E. 用散者，散表证也

答案：B。张介宾在《景岳全书·新方八略引》中说："寒方之制，为清火也，为除热也"；"攻方之制，攻其实也"；"固方之制，固其泄也"；"和方之制，和其不和也"；"用散者，散表证也。"

11. 由《金匮要略》枳术汤化裁为枳术丸属于　(41/2003)

A. 剂型更换的变化

B. 药量增减和剂型更换变化的联合运用

C. 药味加减和剂型更换变化的联合运用

D. 药味加减和药量增减变化的联合运用

E. 药味加减、药量增减和剂型更换变化的联合运用

答案：E。枳术汤化裁为枳术丸，剂型由汤剂变为丸剂，枳实用量略减，以荷叶裹烧饭为丸，在剂型、药味、药量上都有变化。

12. 下列各项中不属于"十剂"内容的是　(41/1993，41/1994，41/1999)

A. 轻、重　B. 温、清　C. 滑、涩　D. 宣、通　E. 补、泄

答案：B。"十剂"的内容是"宣、通、补、泄、轻、重、滑、涩、燥、湿"。

13. 下列方剂中，含有包煎药物的是　(53/2005)

A. 清营汤　B. 蒿芩清胆汤　C. 炙甘草汤　D. 朱砂安神丸　E. 温经汤

答案：B。清营汤是由犀角、生地黄、玄参、竹叶心、麦门冬、丹参、黄连、金银花及连翘组成；炙甘草汤是由甘草、生姜、人参、生地黄、桂枝、阿胶、麦门冬、麻仁及大枣组成；朱砂安神丸是由朱砂、黄连、炙甘草、生地黄及当归组成；温经汤是由吴茱萸、当归、芍药、川芎、人参、桂枝、阿胶、牡丹皮、生姜、甘草、半夏及麦门冬组成，其中均不含有需要包煎的药物，惟有蒿芩清胆汤中的碧玉散需要包煎。

14. 我国历史上最早从理论上剖析方剂的医家是　(41/1997)

A. 张仲景　B. 成无己　C. 李时珍　D. 汪昂　E. 吴鹤皋

答案：B。金代成无己的《伤寒明理论·药方论》是首次依据君臣佐使剖析《伤寒论》数方。

15. "主病之谓君，兼见何病，则以佐使药分治之，此治方之要也。"语出　(51/2004)

A. 张仲景　B. 何柏斋　C. 李东垣　D. 张元素　E. 程钟龄

答案：C。所述为李东垣对于君臣佐使范围的界定。

16. A.《备急千金要方》B.《医学心悟》　C.《伤寒论》　D.《医方集解》　E.《景岳全书》

(1) "八阵"首见于　(87/2002)

(2) "八法"首见于　(88/2002)

答案：(1)E;(2)B。"八阵"出自《景岳全书·古方八阵》。"八法"出自清代程钟龄的《医学心悟》。

17. A. 药味加减的变化　B. 药量增减的变化

C. 剂量更换的变化　D. 药味加减和药量增减变化的联合运用

E. 药味加减、药量增减和剂型更换变化的联合运用

(1) 枳术汤与枳术丸的关系属于　(98/2006)

(2) 生姜泻心汤与半夏泻心汤的关系属于　(99/2006)

答案：(1) E;(2) D。枳术丸是张元素从《金匮要略》枳术汤变化而来，枳术汤的枳术用量倍于白术，且用汤剂，而且在制剂时加入荷叶烧饭为丸。生姜泻心汤即是半夏泻心汤减干姜二两，加生姜四两而成，属于药味加减和药量增减的变化。

18. A. 反佐　B. 反治　C. 两者均是　D. 两者均非

(1) "寒因寒用"，"热因热用"是　(111/1992)

(2) "寒药热服"，"热药冷服"是　(112/1992)

答案：(1) B;(2) A。反佐包括"寒药热服"、"热药冷服"；反治包括"寒因寒用"、"热因热用"、"通因通用"、"塞因塞用"。

19. A. 保和丸　B. 二陈汤　C. 两者均是　D. 两者均非

(1) 属于消法的方剂是　(111/2000)

(2) 属于和法的方剂是　(112/2000)

答案：(1) C;(2) D。二陈汤行气和中，燥湿化痰；保和丸消食和胃。二方都属消法。和法指通过和解与调和的方法，使半表半里之邪，或脏腑、阴阳、表里失和之证得以解除的一种治法。二方都不属和法。

20. 临证遣药组方的基本要求是　(145/1995)

A. 辨证审因，决定治法，依法治方　B. 不一定君臣佐使俱全，但君药必不可缺少

C. 君药在全方总药量中所占比例最大　D. 方中必设一药专作引经之用

答案：AB。

21. 确定方剂剂型的主要依据是　(145/1996)

A. 病情的轻重缓急　B. 药物的性能特点

C. 病证的寒热虚实　D. 给药方式与途径

答案：ABD。

22. 下列各项中，属于"佐药"功用范畴的是　(144/1999)

A. 配合君、臣药加强治疗作用　B. 消除或减低君、臣药的毒性

C. 针对某些症状发挥治疗作用　D. 制约君、臣药的峻烈

答案：ABCD。佐药含义：①佐助药，配合君药加强治疗作用或者直接治疗次要症状的药物；②佐制药，用以消除或减少君臣药毒性与烈性的药物；③反佐药。

23. 下述各类药物属于佐药范畴的是　(146/1995)

A. 配合君药加强治疗作用的药物　B. 用以消除或减少君臣药毒性的药物

C. 直接治疗次要症状的药物　D. 制约君臣药峻烈之性的药物

答案：ABCD。

24. 可以直接影响方剂功用的因素是 (147/1995)

A. 体质强弱 B. 四时气候 C. 年龄大小 D. 剂型、服法

答案：D。影响方剂有药味、药量增减变化、剂型更换三方面。

25. 下述"十剂"的内容哪些是不确切的 (144/1996)

A. 通可去闭 B. 宣可去壅 C. 泄可去实 D. 涩可去脱

答案：AC。"十剂"包括"宣可去壅"、"通可去滞"、"补可去弱"、"泄可去闭"、"轻可去实"、"重可去怯"、"滑可去著"、"涩可去脱"、"燥可去湿"、"湿可去枯"。

26. 丸剂的特点是 (144/1992)

A. 吸收缓慢 B. 药力持久

C. 服用方便 D. 多适用于慢性虚弱性病证

答案：ABCD。

27. 属于汗法的方剂是 (143/2000)

A. 杏苏散 B. 川芎茶调散 C. 香薷散 D. 止嗽散

答案：ABCD。汗法是通过发汗解表、宣肺散邪的方法，使在表的六淫之邪随汗而解的一种治法。

28. 影响方剂功用、主治的因素有 (143/1998)

A. 药物 B. 配伍 C. 剂量 D. 剂型

答案：ABCD。方剂的组成药物、配伍方法、剂量大小、剂型变化都影响方剂的功用与主治。

29. 治法是 (143/1996)

A. 在辨证审因之后，有针对性地采取的治疗方法 B. 指导选药组方的原则

C. 运用成方的指导原则 D. 治疗一切疾病必须遵循的原则

答案：ABC。治法是在辨证审因之后，有针对性地采取的治疗方法，对于方剂来说又是指导选药组方的原则和运用成方的指导原则。

课后巩固——练知识增考核

一、填空题

1. 现存历史上最早的方剂著作是________，方剂史上载方最多的方剂著作是________。
2. 清法的立法依据是________；汗法的立法依据是________；温法的立法依据是________。
3. 方剂学研究的内容包括：(1) ________、(2) ________、(3) ________。
4. 方剂与治法的关系，概而言之，治法是________；方剂是________；然从历史发展史来看，应该________。
5. 使药包括________药和________药两类。
6. 方剂变化的形式有：________、________和________。
7. 汤剂的特点是________，________，________。
8. 散剂的特点是________，________，________，________。
9. 佐药具体包括：________药，________药，________药。
10. 《太平惠民和剂局方》的意义是________。《伤寒明理药方论》的历史意义________。
11. "十剂"源于________，是属以________为依据的方剂分类法，具体指________十种。
12. "通可祛滞"的代表方是________，"涩可固脱"的代表方是________，"轻可去实"的代表方是________。
13. 方剂的组成目的是________，________，________，________。
14. 八法的应用，麻疹初起，疹出不畅者，治宜用________法；热毒疮疡，治宜用________法；肝脾不和证，治宜用________法。
15. "八法"是指________八种治疗大法，是由________代医家________在________专著中归纳提出的。
16. 臣药的意义有________和________两种。

17. "七方"说源于________，是以________为依据的方剂分类法，具体指________七种。
18. 方剂的组方原则最早见于《________》，其谓："________之谓君，________之谓臣，________之谓使。"
19. 佐药具体包括________，________，________等三种药物。
20. 膏剂分为________、________、________三种。

二、名词解释

1. 方剂	7. 吐法	13. 七方	19. 汤剂
2. 方剂学	8. 和法	14. 十剂	20. 散剂
3. 治法	9. 消法	15. 君药	21. 丸剂
4. 八法	10. 清法	16. 臣药	22. 膏剂
5. 汗法	11. 温法	17. 佐药	23. 剂型
6. 下法	12. 补法	18. 使药	

三、简答题

1. 试简述《伤寒杂病论》在方剂学发展中的意义。
2. 简述治法与方剂的关系。
3. 试述组方配伍的目的。
4. 简述消法的涵义及适应证。
5. 方剂为何要变化？如何变化？

四、论述题

1. 治法与方剂的关系如何？并举例说明之。
2. 试述方剂学发展史中历代代表著作的成就及意义。
3. 试述下法和消法的涵义及适应证的不同。
4. 试述君臣佐使药的涵义，并以麻黄汤为例说明之。

五、选择题

【单选题】

1. 被后世誉为"方书之祖"的医书是
   A.《伤寒杂病论》　B.《五十二病方》　C.《黄帝内经》　D.《太平圣惠方》
   E.《太平惠民和剂局方》
2. 有我国第一部"成药典"之称的著作是
   A.《伤寒杂病论》　B.《五十二病方》　C.《黄帝内经》　D.《普济方》
   E.《太平惠民和剂局方》
3. 现存最早记载方剂的医书是
   A.《伤寒杂病论》　B.《五十二病方》　C.《黄帝内经》　D.《太平圣惠方》　E.《医方集解》
4. 首创融理、法、方、药于一体的医书是
   A.《黄帝内经》　B.《五十二病方》　C.《伤寒杂病论》　D.《太平惠民和剂局方》
   E.《神农本草经》
5. 我国现存历史上载方最多的方书是
   A.《太平圣惠方》　B.《千金要方》　C.《普济方》　D.《伤寒明理论·药方论》
   E.《医方集解》
6. 首先以组成分类的医书是
   A.《黄帝内经》　B.《五十二病方》　C.《祖剂》　D.《伤寒杂病论》
   E.《太平惠民和剂局方》

7.《医方集解》的作者是
A. 汪昂 B. 吴仪洛 C. 张秉成 D. 汪宏 E. 吴谦
8. 首次依据“君臣佐使”剖析组方原则的专著是
A.《伤寒杂病论》 B.《伤寒明理论·药方论》 C.《古今名医方论》 D.《医方集解》 E.《黄帝内经》
9. 以治法分类方剂的代表著作是
A.《成方切用》 B.《黄帝内经》 C.《伤寒杂病论》 D.《医方集解》
E.《伤寒明理论·药方论》
10. 首次完整地提出“八法”的著作是
A.《伤寒杂病论》 B.《医学心悟》 C.《黄帝内经》 D.《景岳全书》
E.《太平惠民和剂局方》
11. 首先记载方剂组成原则的著作是
A.《伤寒杂病论》 B.《神农本草经》 C.《黄帝内经》 D.《千金要方》 E.《医方考》
12.《伤寒明理论·药方论》的作者是
A. 张仲景 B. 孙思邈 C. 成无己 D. 张元素 E. 张子和
13. 有关“主病之谓君，佐君之谓臣，应臣之谓使”的论述，始见于
A.《神农本草经》 B.《伤寒杂病论》 C.《普济方》 D.《黄帝内经》 E.《本草纲目》
14.《伤寒杂病论》共载方剂
A. 314 首 B. 413 首 C. 365 首 D. 13 首 E. 5 300 余首
15.《黄帝内经》记载方剂
A. 13 首 B. 23 首 C. 365 首 D. 113 首 E. 314 首
16. “七方”说源于
A.《黄帝内经》 B.《医方集解》 C.《太平圣惠方》 D.《普济方》 E.《五十二病方》
17. 以下哪一项不属“七方”的内容
A. 大方 B. 小方 C. 急方 D. 复方 E. 单方
18. 下列关于“治法与方剂”的论述，哪一项是不正确的
A. 治法是针对具体病证所确定的治疗方法
B. 治法是辨证求因，审因论治之后制订的
C. 治法是组成方剂的依据
D. 方剂是治法的体现
E. 从发展史看，治法是先于方剂而形成的
19. 以下哪一项不是方剂与治法的关系
A. 方从法出 B. 以法统方 C. 方以药成 D. 治法是组方的依据
E. 方剂是治法的体现
20. 以下哪一项不属“八法”的范畴
A. 汗、下 B. 温、补 C. 固、通 D. 消、和 E. 清、吐
21. “干霍乱吐泻不得”，宜用
A. 下法 B. 吐法 C. 清法 D. 消法 E. 温法
22. “气滞血瘀”，宜用哪一治法治疗
A. 和法 B. 温法 C. 消法 D. 下 E. 清法
23. 驱虫法归属于“八法”中哪一种治法
A. 补法 B. 下法 C. 和 D. 温法 E. 消法
24. 王冰所提出的“寒之不寒，是无水也”，宜用哪一治法治疗
A. 汗法 B. 清法 C. 补法 D. 消法 E. 温法
25. “痰饮不化”，宜用哪一治法治疗
A. 清法 B. 消法 C. 和法 D. 下法 E. 汗法

26. 补阳还五汤属于"八法"中的
A. 消法 B. 补法 C. 温法 D. 和法 E. 清法
27. 吐法的适应证,以下哪一项是不正确的
A. 痰涎阻塞在咽喉证 B. 顽痰蓄积在胸膈证 C. 宿食停滞在胃脘证
D. 误食之毒物尚留胃中证 E. 湿浊困阻于脾胃证
28. 消法的适应证,以下哪一项是不正确的?
A. 气血聚结证 B. 痰浊壅聚证 C. 食滞虫积证 D. 水湿停滞证 E. 燥屎内结证
29. 以下哪一项不属于"十剂"的内容
A. 消、固 B. 宣、泄 C. 补、通 D. 滑、涩 E. 燥、湿
30. 五苓散属于"十剂"中的
A. 宣剂 B. 滑剂 C. 泄剂 D. 通剂 E. 湿剂
31. 下列除哪一项外,均属"十剂"的内容
A. 宣可去壅 B. 通可去滞 C. 滑可去著 D. 重可去怯 E. 攻可去实
32. 清燥救肺汤属"十剂"中的
A. 燥剂 B. 湿剂 C. 补剂 D. 通剂 E. 滑剂
33. 现代方剂的分类法主要是
A. 以病证分类 B. 以脏腑分类 C. 以病因分类 D. 以治法分类 E. 以组成分类
34. 有关君臣佐使的含义,以下哪一项有错误
A. 君药是针对主病因或主证起主要治疗作用的药物
B. 臣药是针对兼病因或兼证起次要治疗作用的药物
C. 佐药包括佐助药、佐制药、反佐药
D. 臣药是辅助君药加强治疗主病因或主证的药物
E. 使药包括引经药、调和药
35. 据"疗寒以热,而佐以寒"而用之寒药属于
A. 君药 B. 佐药 C. 使药之引经药 D. 臣药 E. 使药之调和药
36. 制约君臣药的烈、毒性的药物属于
A. 佐助药 B. 佐制药 C. 臣药 D. 反佐药 E. 使药
37. 以下哪一项不是方剂组成变化的方式
A. 药味增减变化 B. 药量增减变化 C. 药味、药量同时增减变化
D. 治法更换变化 E. 剂型更换变化
38. 由小承气汤变为厚朴三物汤属
A. 药味增减变化 B. 药量增减变化 C. 剂型更换变化 D. 药味、药量同时增减变化
E. 以上都不是
39. 由桂枝汤变为小建中汤属
A. 药味增减变化 B. 药量增减变化 C. 剂型更换变化 D. 药味、药量同时增减变化
E. 以上都不是
40. 由四逆汤变成通脉四逆汤属
A. 药味增减变化 B. 药量增减变化 C. 剂型更换变化 D. 药味、药量同时增减变化
E. 以上都不是

【多选题】

41. 下列哪些方剂出自《温病条辨》
A. 青蒿鳖甲汤 B. 甘露消毒丹 C. 普济消毒饮 D. 银翘散 E. 杏苏散
42. 臣药的涵义包括
A. 针对主病因、主证起主要治疗作用的药物
B. 针对兼病因或兼证起主要治疗作用的药物

C. 直接治疗次要证候的药物
D. 辅助君药加强治疗作用的药物
E. 引经报使的药物

43. 使药的涵义包括
A. 引经报使的药物
B. 直接治疗次要证候的药物
C. 具有调和方中诸药的作用的药物
D. 病重邪甚可能拒药时,配与君药性味相反而在治疗中起相成作用的药物
E. 用以消除或减弱君、臣药的毒性的药物

44. 汤剂的特点是
A. 吸收快　B. 可以照顾道病情的变化而随证加减　C. 不便携带　D. 节省药材
E. 药效发挥迅速

45. 汗法可用于治疗
A. 外感表证　B. 疹出不畅　C. 疮疡初起　D. 里热实证　E. 饮食停滞

46. 下列哪些属“和法”的范畴
A. 和解少阳　B. 开达膜原　C. 滋补肝肾　D. 回阳救逆　E. 调和肝脾

47. 下列属“消法”范畴
A. 消食导滞　B. 行气　C. 活血　D. 化痰　E. 利水

48. 宜于煎药的器具是
A. 瓦罐　B. 沙锅　C. 搪瓷器具　D. 铁器　E. 铜器

49.《黄帝内经》中论及的组方原则包括
A. 君　B. 臣　C. 佐　D. 使　E. 反佐

(选择题答案:1. A 2. E 3. B 4. C 5. C 6. C 7. A 8. B 9. D 10. B 11. C 12. C 13. D 14. A 15. A 16. A 17. E 18. E 19. C 20. C 21. B 22. C 23. E 24. C 25. B 26. A 27. E 28. E 29. A 30. D 31. E 32. B 33. D 34. B 35. B 36. B 37. D 38. B 39. D 40. A 41. ADE 42. BD 43. AC 44. ABCE 45. ABC 46. ABE 47. ABCDE 48. AB 49. ABD)

下篇 各论

第一章 解表剂

课堂记录——听要点抓考点

（一）概念

解表即汗法，汗法能解除肌表之邪。解表用于外感表证无汗者，如麻黄汤主治恶寒发热，头痛身疼，无汗而喘，舌苔薄白，脉浮紧等证候。

（二）证治机理

1. 解肌为治疗外感初起有汗的方法，一般认为其发汗之力较轻，同样用来解除肌表之邪。解肌又有辛温解肌与辛凉解肌的不同。辛温解肌，如桂枝汤，适用于头痛发热、汗出恶风、脉浮缓等证候；辛凉解肌的如柴葛解肌汤，适用于身热重而恶寒轻、微汗、口渴、苔薄黄、脉浮数等证候者。

2. 外邪侵袭肌表，应用汗法，宣通肌表，发散外邪，达到去除表邪，治疗表证的目的。另外肺外合皮毛，用之亦使肺气宣、营卫畅、外邪除，精气得以输布于皮毛，则遍身持续微微汗出而表证悉除。

3. 立法依据分析：肌表是人身的藩篱，所以外感六淫伤人，一般都是先出现表证。此时邪气轻浅，可用解表剂使外邪仍从肌表而出。即《素问·阴阳应象大论》所谓"因其轻而扬之"、"其在皮者，汗而发之"，就是外邪在表的治疗原则。

4. 临证应用：解表剂具有散外邪、宣肺气、开腠理、调营卫、通血脉之功效，故可用治：①表证。②麻疹、疮疹、水肿、疟疾、痢疾等病证初起，见恶寒、发热、头痛、脉浮等证候者。

（三）分类与适应证

1. 辛温解表剂：适用于风寒表证(共证＋无汗，鼻塞流清涕，口不渴，苔白，脉浮紧)。——麻黄汤、桂枝汤、九味羌活汤、小青龙汤。

2. 辛凉解表剂：适用于风热表证(共证 ＋ 咽痛，口渴，舌尖红苔薄黄，脉浮数)。——银翘散、桑菊饮、麻杏甘石汤。

3. 扶正解表剂：适用于体虚外感表证。

(1) 气虚外感表证：败毒散、参苏饮。

(2) 阴虚外感表证：加减葳蕤汤。

（四）使用注意

1. 辨别表里

(1) 凡邪已入里(麻疹已透、痈疮已溃、虚性水肿、吐泻伤津者)不宜应用。

(2) 表里同病者，一般应"先表后里"；表里俱急者，则宜表里双解。

2. 掌握发汗程度

(1) 若药后无汗或汗出不透，则外邪不得尽去。

(2) 若汗出太过，甚则大汗淋漓，则易伤津耗气，甚则亡阴亡阳。

(3) 药后取汗应适度，以全身微微汗出者为佳。

3. 服用法

(1) 入汤剂不宜久煎。

(2) 宜热服以助汗。

(3) “温覆”要适度。

(4) 药后不汗，可再服。

(5) 药后应避风，以免重感外邪。

4. 饮食宜忌：服药期间忌食生冷、油腻食物。

第一节 辛温解表

方名	方 源	组 成	功 用	主 治	辨证要点
麻黄汤	《伤寒论》	麻黄、桂枝、杏仁、炙甘草	发汗解表，宣肺平喘	外感风寒表实证。恶寒发热，头身疼痛，无汗而喘，舌苔薄白，脉浮紧	是治疗外感风寒表实证的基础方。临床应用以恶寒发热，无汗而喘，脉浮紧为辨证要点
桂枝汤	《伤寒论》	桂枝、芍药、大枣、生姜、炙甘草	解肌发表，调和营卫	外感风寒表虚证。恶风发热，汗出头痛，鼻鸣干呕，苔白不渴，脉浮缓或浮弱	治疗外感风寒表虚证的基础方，又是调和营卫、调和阴阳治法的代表方。临床应用以恶风，发热，汗出，脉浮缓为辨证要点
九味羌活汤	张元素，录自《此事难知》	羌活、防风、苍术、细辛、川芎、白芷、生地黄、黄芩、甘草	发汗祛湿，兼清里热	外感风寒湿邪，内有蕴热证。恶寒发热，无汗，头痛项强，肢体酸楚疼痛，口苦微渴，舌苔白或微黄，脉浮	是主治外感风寒湿邪而兼有里热证的常用方，亦是体现“分经论治”思想的代表方。临床应用以恶寒发热，头痛无汗，肢体酸楚疼痛，口苦微渴为辨证要点
小青龙汤	《伤寒论》	麻黄、桂枝、细辛、干姜、半夏、五味子、芍药、炙甘草	解表散寒，温肺化饮	外寒里饮证。恶寒发热，头身疼痛，无汗，喘咳，痰涎清稀而量多，胸痞，或干呕，或痰饮喘咳，不得平卧，或身体疼重，头面四肢水肿，舌苔白滑，脉浮	是治疗外感风寒，寒饮内停喘咳的常用方。临床应用以恶寒发热，无汗，喘咳，痰多而稀，舌苔白滑，脉浮为辨证要点。因辛散温化之力较强，应以确属水寒相搏于肺者，方宜使用，且视患者体质强弱酌定剂量
止嗽散	《医学心悟》	紫菀、百部、桔梗、白前、荆芥、陈皮、甘草	宣利肺气，疏风止咳	风邪犯肺证。咳嗽咽痒，咯痰不爽，或微有恶风发热，舌苔薄白，脉浮缓	治疗表邪未尽，肺气失宣而致咳嗽的常用方。临床应用以咳嗽咽痒，微恶风发热，苔薄白为辨证要点

方 名	方 解	加减变化	现代运用	注 意
麻黄汤	君：麻黄，发汗散寒，宣肺平喘。臣：桂枝，解肌发表。麻、桂相须为用，加强发汗散寒解表之力。佐：杏仁，宣降肺气，止咳平喘；麻、杏相配，宣降肺气，增强平喘之力。使：炙甘草，和中调药	若喘急胸闷、咳嗽痰多、表证不甚者，去桂枝，加苏子、半夏以化痰止咳平喘；若鼻塞流涕重者，加苍耳子、辛夷以宣通鼻窍；若挟湿邪而兼见骨节酸痛，加苍术、薏苡仁以祛风除湿；兼里热之烦躁、口干，酌加石膏、黄芩以清泻郁热	常用于感冒、流行性感冒、急性支气管炎、支气管哮喘等属风寒表实证者	为辛温发汗之峻剂，故《伤寒论》对“疮家”、“淋家”、“衄家”、“亡血家”，以及外感表虚自汗、血虚而脉兼“尺中迟”、误下而见“身重心悸”等，虽有表寒证，亦皆禁用。麻黄汤药味虽少，但发汗力强，不可过服，否则，汗出过多必伤人正气

（续表）

方 名	方 解	加减变化	现代运用	注 意
桂枝汤	君：桂枝，散寒解肌发表，温助卫阳。臣：白芍药，滋养营阴，收敛阴液。桂枝、芍药相配，调和营卫；散中有收，使祛邪而不伤正，养阴而不留邪。佐：生姜，辛散风寒，助君药以解表调卫；温胃止呕；大枣，补益脾胃；助白芍药和营血。生姜、大枣相配，加强桂枝、芍药调和营卫之力。使：炙甘草（兼），调和诸药	恶风寒较甚者，宜加防风、荆芥、淡豆豉疏散风寒；体质素虚者，可加黄芪益气，以扶正祛邪；兼见咳喘者，宜加杏仁、苏子、桔梗宣肺止咳平喘	常用于感冒、流行性感冒、原因不明的低热、产后及病后的低热、妊娠呕吐、多形红斑、冻疮、荨麻疹等属营卫不和者	凡外感风寒表实无汗者禁用。服药期间禁食生冷、黏腻、酒肉、臭恶等物
九味羌活汤	君：羌活，散寒祛湿，祛风止痛。臣：防风，祛风散寒，胜湿止痛；苍术，祛风除湿，发汗解表。防风、苍术相配，增强君药发散风寒湿邪之力。佐：细辛，搜风散寒止痛；白芷，祛风散寒止痛；川芎，祛风止痛，活血行气；三药辛温香燥，散寒祛风、宣痹止痛；生地黄，清热养阴，且防辛温之药伤津；黄芩，清泄里热。使：甘草，调和诸药	若湿邪较轻，肢体酸楚不甚者，可去苍术、细辛以减温燥之性；如肢体关节痛剧者，加独活、威灵仙、姜黄等以加强宣痹止痛之力；湿重胸满者，可去滋腻之生地黄，加枳壳、厚朴行气化湿宽胸；无口苦微渴者，生地、黄芩又当酌情裁减；里热甚而烦渴者，可配加石膏、知母清热除烦止渴	常用于感冒、风湿性关节炎、偏头痛、腰肌劳损等属外感风寒湿邪，兼有里热者	为辛温燥烈之剂，故风热表证及阴虚内热者不宜使用
小青龙汤	君：麻黄，发汗散寒，宣肺平喘；桂枝，散寒解肌以助解表，温阳化气以化饮。麻、桂相须为用，发汗散寒解表力强。臣：干姜、细辛、半夏，温肺散寒化饮；燥湿化痰降浊。佐：五味子、芍药，敛肺气，养阴血，防发散太过损伤阴血。使：炙甘草，调和药性	若外寒证轻者，可去桂枝，麻黄改用炙麻黄；兼有热象而出现烦躁者，加生石膏、黄芩以清郁热；兼喉中痰鸣，加杏仁、射干、款冬花以化痰降气平喘；若鼻塞，清涕多者，加辛夷、苍耳子以宣通鼻窍；兼水肿者，加茯苓、猪苓以利水消肿	常用于支气管炎、支气管哮喘、肺炎、百日咳、肺心病、过敏性鼻炎、卡他性眼炎、卡他性中耳炎等属于外寒里饮证者	因多温燥之品，故阴虚干咳无痰或痰热证者，不宜使用
止嗽散	君：苏子，降气平喘，化痰止咳；润肠通便，以助降肺气。臣：半夏，降气化痰；前胡一降气祛痰；厚朴，降气平喘，宽胸除满；君臣相合，以治"上实"。佐：肉桂，温肾纳气，温阳化饮；当归，养血和血；"治咳逆上气"。肉桂、当归配伍温补下元，以治"下虚"。苏叶、生姜，开宣肺气，降逆和胃；使降中有升，有利于恢复肺之宣降。使：炙甘草、大枣，调和诸药，调和脾胃	若外感风寒初起，头痛鼻塞，恶寒发热等表证较重者，加防风、紫苏、生姜以解表散邪；湿聚生痰，痰涎稠黏者，加半夏、茯苓、桑白皮以除湿化痰；燥气焚金，干咳无痰者，加瓜蒌、贝母、知母以润燥化痰	常用于上呼吸道感染、支气管炎、百日咳等属表邪未尽，肺气失宣者	阴虚劳嗽或肺热咳嗽者，不宜使用

记忆处方——重理解活思维

类方比较：

(1) 小青龙汤、定喘汤与苏子降气汤

➢ 均能降逆平喘，祛痰止咳，用治痰失宣降所致之喘咳证。

➢ 小青龙汤所致之喘咳证，乃因寒痰水饮壅肺，外感风寒，外寒饮动内饮，水寒射肺，肺失宣降而致，属外寒内饮之证。故以解表散寒，温肺化饮立法，临证以发热恶寒而无汗，喘咳痰多清稀，胸闷，苔白滑等证为特征。

➢ 定喘汤所治之喘咳证，乃因素有痰浊蕴肺，郁而化热，复感风寒，肺失宣降所致，故以宣肺降气，祛痰定喘兼清肺热，散风寒立法，临证以哮喘咳嗽，痰多色黄，微有恶寒发热，舌苔腻而黄，脉滑等证为特征。

➢ 苏子降气汤所治之喘咳证，乃因寒痰壅肺，肺失宣降(上实)为主，且有肾虚不纳气(下虚)而致，属上实下虚之喘咳证，故以降气祛痰，温肾纳气立法，临证以喘咳痰涎壅盛，痰多清稀，胸闷，呼多吸少，腰酸脚软，苔白滑，尺脉偏弱等证为特征。

(2) 小青龙汤与杏苏散

➢ 两方均有外散风寒，内化痰湿(或痰饮)的功效，用治外感风寒，痰湿内阻之咳嗽证。

➢ 小青龙汤发汗散寒中尤擅于温肺化饮而平喘止咳。多用治外感内饮，尤以寒饮内停肺的喘咳证，属温化法。亦是治疗肺寒痰喘咳的良方。临证以喘咳痰多清稀，胸闷，舌苔白滑或兼有表证为特征。

➢ 杏苏散轻散风寒(轻宣凉燥)中长于宣肺气，化痰湿(偏于宣散化痰)，为治外感凉燥证的代表方，亦治外感风寒较轻，兼肺气不宣痰湿内阻之咳嗽，属宣化法。临证以恶寒头痛，无汗，咳嗽痰稀，鼻塞咽干，舌苔脉弦等见证为特征。

第二节 辛凉解表

方 名	方 源	组 成	功 用	主 治	辨证要点
银翘散	《温病条辨》	连翘、金银花、桔梗、薄荷、竹叶、生甘草、荆芥穗、淡豆豉、牛蒡子、芦根	辛凉透表，清热解毒	温病初起。发热，微恶风寒，无汗或有汗不畅，头痛口渴，咳嗽咽痛，舌尖红，苔薄白或薄黄，脉浮数	《温病条辨》称"辛凉平剂"，是治疗外感风热表证的常用方。临床应用以发热，微恶寒，咽痛，口渴，脉浮数为辨证要点
桑菊饮	《温病条辨》	桑叶、菊花、杏仁、连翘、薄荷、桔梗、甘草、苇根	疏风清热，宣肺止咳	风温初起，表热轻证。咳嗽，身热不甚，口微渴，脉浮数	是主治风热犯肺之咳嗽证的常用方剂。临床应用以咳嗽，发热不甚，微渴，脉浮数为辨证要点
麻黄杏仁甘草石膏汤	《伤寒论》	麻黄、石膏、杏仁、炙甘草	辛凉疏表，清肺平喘	外感风邪，邪热壅肺证。身热不解，咳逆气急，甚则鼻翕，口渴，有汗或无汗，舌苔薄白或黄，脉浮而数者	治疗表邪未解，邪热壅肺之喘咳的基础方。因石膏倍麻黄，其功用重在清宣肺热，不在发汗，所以临床应用以发热、喘咳、苔薄黄、脉数为辨证要点。《伤寒论》原用治疗太阳病，发汗未愈，风寒入里化热，"汗出而喘"者。后世用于风寒化热，或风热犯肺，以及内热外寒，但见邪热壅肺之身热喘咳、口渴脉数，无论有汗、无汗，皆可以加减而获效。对于麻疹已透或未透而出现身热烦躁、咳嗽气粗而喘属疹毒内陷，肺热炽甚者，亦可以加味

（续表）

方名	方源	组成	功用	主治	辨证要点
柴葛解肌汤	《伤寒六书》	柴胡、葛根、甘草、黄芩、羌活、白芷、芍药、桔梗、石膏、生姜、大枣	解肌清热	外感风寒，郁而化热证。恶寒渐轻，身热增盛，无汗头痛，目疼鼻干，心烦不眠，咽干耳聋，眼眶痛，舌苔薄黄，脉浮微洪	是治疗太阳风寒未解，入里化热，初犯阳明或三阳合病的常用方。临床应用以发热重，恶寒轻，头痛、眼眶痛，鼻干，脉浮微洪为辨证要点

方名	方解	加减变化	现代运用	注意
银翘散	君：金银花、连翘，清热解毒，芳香辟秽，轻散透表。臣：薄荷、牛蒡子，辛凉解表，利咽解毒；荆芥穗、淡豆豉，辛散透邪；四味臣药助君药以加强疏散风热、透邪外出之力。佐：桔梗，宣肺化痰止咳；竹叶、芦根，清热生津，除烦止渴。使：甘草，清热解毒，调和诸药。桔梗配伍甘草（桔甘汤）清利咽喉，化痰止咳	渴甚者，为伤津较甚，加天花粉生津止渴；项肿咽痛者，系热毒较甚，加马勃、玄参清热解毒，利咽消肿；衄者，由热伤血络，去荆芥穗、淡豆豉之辛温，加白茅根、侧柏炭、栀子炭凉血止血；咳者，是肺气不利，加杏仁苦降肃肺以加强止咳之功；胸膈闷者，乃挟湿邪秽浊之气，加藿香、郁金芳香化湿，辟秽祛浊	广泛用于急性发热性疾病的初起阶段，如感冒、流行性感冒、急性扁桃体炎、上呼吸道感染、肺炎、麻疹、流行性脑膜炎、乙型脑炎、腮腺炎等辨证属温病初起，邪郁肺卫者。皮肤病，如风疹、荨麻疹、疮痈疖肿，亦多用之	凡外感风寒及湿热病初起者禁用。因方中药物多为芳香轻宣之品，不宜久煎
桑菊饮	君：桑叶，清透肺络之热；菊花，清散上焦风热。臣：薄荷，辛凉，助桑、菊散上焦风热。佐：桔梗、杏仁，一升一降，解肌肃肺以止咳；连翘，清透膈上之热；苇根，清热生津止渴。使：甘草，调和诸药	若二三日后，气粗似喘，是气分热势渐盛，加石膏、知母以清解气分之热；若咳嗽较频，是肺热甚，可加黄芩清肺热；若咳痰黄稠，咯吐不爽，加瓜蒌、黄芩、桑白皮、贝母以清热化痰；咳嗽咯血者，可加白茅根、茜草根、牡丹皮凉血止血；若口渴甚者，加天花粉生津止渴；兼咽喉红肿疼痛，加玄参、板蓝根清热利咽	常用于感冒、急性支气管炎、上呼吸道感染、肺炎、急性结膜炎、角膜炎等风热犯肺或肝经风热者	为“辛凉轻剂”，故肺热甚者，当予加味后运用，否则病重药轻，药不胜病；若系风寒咳嗽，不宜使用。由于方中药物均系轻清之品，故不宜久煎
麻黄杏仁甘草石膏汤	君：麻黄，宣肺平喘，辛散透邪。臣：石膏，清泄肺热，生津止渴。麻黄、石膏相配（比例为1∶2），清宣肺热，平喘止咳。佐：杏仁，降利肺气，止咳平喘。麻黄、杏仁配伍，宣降肺气，增强平喘之功。使：炙甘草，和中调药	如肺热甚，壮热汗出者，宜加重石膏用量，并酌加桑白皮、黄芩、知母以清泄肺热；表邪偏重，无汗而恶寒，石膏用量宜减轻，酌加薄荷、苏叶、桑叶等以助解表宣肺之力；痰多气急，可加葶苈子、枇杷叶以降气化痰；痰黄稠而胸闷者，宜加瓜蒌、贝母、黄芩、桔梗以清热化痰，宽胸利膈	常用于感冒、上呼吸道感染、急性支气管炎、支气管肺炎、大叶性肺炎、支气管哮喘、麻疹合并肺炎等属表证未尽，热邪壅肺者	风寒咳喘，痰热壅盛者，非所宜
柴葛解肌汤	君：葛根，味辛性凉，辛能外透肌热，凉能内清郁热；柴胡，味辛性寒，既为“解肌要药”，且有疏畅气机之功，又可助葛根外透郁热。臣：羌活、白芷，助君药辛散发表，并止诸痛；黄芩、石膏，清泄里热。葛根配白芷、石膏，清透阳明之邪热；柴胡配黄芩，透解少阳之邪热；羌活发散太阳之风寒，如此配合，三阳兼治，并治阳明为主。佐：桔梗，宣畅肺气以利解表；白芍药、大枣，敛阴养血，防止疏散太过而伤阴；生姜，发散风寒。使：甘草，调和诸药	若无汗而恶寒甚者，可去黄芩，加麻黄增强发散表寒之力，值夏秋可以苏叶代之；热邪伤津而见口渴者，宜加天花粉、知母以清热生津；恶寒不明显而里热较甚，见发热重、烦躁、舌质偏红者，宜加金银花、连翘，并重用石膏以加强清热之功	常用于感冒、流行性感冒、牙龈炎、急性结膜炎等属外感风寒，邪郁化热者	若太阳表邪未入里者，不宜使用，恐其引邪入里；若里热而见阳明腑实（大便秘结不通）者，亦不宜使用

第三节 扶正解表

方 名	败毒散
方 源	《太平惠民和剂局方》
组 成	羌活、独活、柴胡、前胡、川芎、枳壳、桔梗、茯苓、人参、甘草
功 用	散寒祛湿，益气解表
主 治	气虚，外感风寒湿表证。憎寒壮热，头项强痛，肢体酸痛，无汗，鼻塞声重，咳嗽有痰，胸膈痞满，舌淡苔白，脉浮而按之无力
辨证要点	是一首益气解表的常用方。临床应用以恶寒发热，肢体酸痛，无汗，脉浮按之无力为辨证要点
方 解	君：羌活、独活，发散风寒，祛湿止痛。两药祛一身上下之风寒湿邪而止痛。臣：川芎，活血行气，祛风止痛；柴胡，解肌发表。二药助君散邪透表，通痹止痛。佐：桔梗，宣通肺气，化痰止咳；前胡，宣利肺气，化痰止咳；枳壳，行气宽胸，消痰除满；生姜、薄荷，辛散解表而和中。茯苓，健脾渗湿，治生痰之源。人参，益气扶正以驱邪外出；散中有补，不致耗伤真元。使：甘草，调和药性
加减变化	若正气未虚，而表寒较甚者，去人参，加荆芥、防风以祛风散寒；气虚明显者，可重用人参，或加黄芪以益气补虚；湿滞肌表经络，肢体酸楚疼痛甚者，可酌加威灵仙、桑枝、秦艽、防己等祛风除湿，通络止痛；咳嗽重者，加杏仁、白前止咳化痰；痢疾之腹痛、便脓血、里急后重甚者，可加白芍药、木香以行气、和血、止痛
现代运用	常用于感冒、流行性感冒、支气管炎、风湿性关节炎、痢疾，过敏性皮炎、湿疹等属外感风寒湿邪兼气虚者
注 意	方中药物多为辛温香燥之品，外感风热及阴虚外感者，均忌用。若时疫、湿温、湿热蕴结肠中而成之痢疾，切不可用

记忆处方——重理解活思维

药物在方中的作用

药 物	方 剂	作 用
大 黄	大承气汤(配芒硝)	荡涤肠胃热结
	温脾汤(配附子)	攻下积滞
	桃核承气汤(配桃仁)	下瘀泄热
	大黄牡丹汤(配桃仁)	清泻肠中湿热，活血化瘀
	八正散	清热泻火
	茵陈蒿汤	泻热逐瘀
	芍药汤	邪热祛积
桂 枝	桂枝汤(配白芍药)	解肌发表，温助卫阳，温通经络
	当归四逆汤(配当归)	温经散寒，活血通脉
	炙甘草汤(配炙甘草)	温阳通脉
	麻黄汤	解肌发表，温经散寒
	小建中汤	温中散寒
	桃核承气汤	通行血脉
	苓桂术甘汤	温阳化饮，平冲降逆
	肾气丸	温阳化气
	五苓散	化气解表

记忆处方——重理解活思维

（续表）

药物	方剂	作用
黄芪	补中益气汤	补气升阳
	补阳还五汤	补气活血
	玉屏风散	益气固表
	归脾汤	益气健脾，益气生血，益气摄血
	固中汤	补气健脾，补气摄血，补气生血
	当归补血汤	补气生血
	防己黄芪汤	补气利水
麻黄	麻黄汤	发汗散寒，宣肺平喘
	阳和汤	开泄腠理，发越阳气
	麻杏甘石汤	宣肺平喘，辛散透邪
半夏	半夏泻心汤	散结除痞，和胃降逆
	温经汤	通降胃气而散结，有助于祛瘀调经
	麦门冬汤	降逆和胃，开通胃气，祛痰除涎
	小青龙汤	燥湿化痰
	蒿芩清胆汤	燥湿化痰，降逆和胃
	小柴胡汤	和胃降逆止呕
白术	玉屏风散	益气固表止汗
	痛泻要方	益气健脾燥湿
	完带散	（山药）益气补脾，祛湿止带
	五苓散	健脾燥湿利水
五味子	小青龙汤	敛肺平喘
	生脉散	敛阴止汗
	四神散	涩肠止泻
	天王补心丹	敛心安神
石膏	白虎汤（配知母）	清热生津
	玉女煎（配熟地黄）	清胃火
	清燥救肺汤（配桑叶）	清宣燥热，生津止渴
	麻杏甘石汤	清泄肺热
白芍	芍药汤	缓急止痛，治下痢腹痛
	桂枝汤	滋阴养阴，敛固外泄之营阴
	麻子仁丸	养阴以助润下
	小建中汤	和里养阴，缓急止痛
	真武汤	利小便，制约附子之温燥
	镇痛熄风汤	滋阴柔肝，潜阳熄风
	羚角钩藤汤	养阴增液，缓急舒筋
	四物汤	补血

记忆处方——重理解活思维

（续表）

药 物	方 剂	作 用
黄 芩	小柴胡汤(配柴胡)	清泄少阳半里之热
	蒿芩清胆汤(配青蒿)	清泄少阳湿热
	葛根芩连汤(配黄连)	清热燥湿
知 母	白虎汤	清热除烦，润燥生津
	清暑益气汤	清热除烦生津
	青蒿鳖甲汤	滋阴降火
柴 胡	龙胆泻肝丸	疏肝清热，引经报使
	普济消毒饮	疏风散热，郁而发之，并引药上行
	小柴胡汤	透少阳半表之邪，舒畅枢机
	补中益气汤	升阳举陷
	败毒散	解肌发表
	四逆散	疏肝升阳，透邪解郁
杏 仁	三仁汤	宣肺，使气化湿化
	麻子仁丸	润肠通便，宣降肺气
	桑杏汤	宣降肺气，润燥止咳
牛 膝	镇肝熄风汤	引血下行制阳亢
	独活寄生汤	补肝肾，强筋骨
	玉女煎	引热下行，兼补肝肾
	血府逐瘀散	活血祛瘀，引胸中瘀血下行
桑叶配菊花	羚角钩藤汤	清散肝热，助君熄风
	桑菊饮	疏散风热
薄 荷	养阴清肺汤	散热利咽
	逍遥散	疏肝解郁
	银翘散	利咽，疏散风热
	川芎茶调散	辛散疏风，清利头目
生 地	肾气丸	滋阴补肾
	炙甘草汤	滋阴养血
	一贯煎	滋阴补肝
	百合固金汤	养阴滋肾，凉血止血
	导赤散	清心凉血，养阴
连 翘	保和丸	清热散结
	银翘散	(金银花)清热解毒，轻散透表
	清营汤	清热解毒，轻宣透邪
干 姜	小青龙汤	温肺化饮
	四逆汤	回阳救逆
	理中丸	温阳散寒

记忆处方——重理解活思维

类方比较：理中丸与黄土汤

(1) 均能温脾阳，益脾气，以统血摄血，用治脾阳不足，中焦虚寒，脾不统血的出血证，症见出血，血色暗淡，四肢不温，舌淡苔白，脉沉迟者。

(2) 理中丸重在温阳健脾治本，用治中焦虚寒证，临证以脘腹冷痛、食少泄泻舌淡苔白、脉沉迟为主。

(3) 黄土汤重在标本兼治，既温阳健脾治本又养血止血治标，临证以失血，血色淡黯、四肢不温、面色萎黄、舌淡苔白、脉沉细为主。

警句记忆

1. 肾气丸——“益火之源，以消阴翳”；“善补阳者，必于阴中求阳，则阳得阴助而生化无穷”。

2. 六味地黄丸——“壮水之主，以制阳光”。

3. 清营汤——“入营犹可透热转气”。

4. 犀角地黄汤——“入血就恐耗血、动血，直须凉血、散血”。

5. 苓桂术甘汤——“病痰饮者，当以温药和之”。

6. 芍药汤——“行血则便脓自愈，调气则后重自除”。

考研专题——看未来展宏图

1. 遣药配伍中“散中寓收”的方剂是　(51/2009)

A. 止咳散　　B. 九味羌活汤　　C. 小青龙汤　　D. 麻黄杏仁甘草石膏汤

答案：C。小青龙汤方中麻、桂、姜、辛配伍芍药养阴和营，五味子收敛肺气，为“散中寓收”之义。方用麻黄宣肺气，佐半夏降逆气，此乃“宣中寓降”。

2. 外感风寒，恶寒发热，无汗肢冷，倦怠嗜卧，舌淡苔白，脉沉无力，用辛温发表药后汗不出者，治宜选用何方　(54/1999)

A. 败毒散　　B. 再造散　　C. 参苏饮　　D. 四逆汤　　E. 以上都不适宜

答案：B。再造散主治阳虚外感风寒，症见恶寒发热，无汗肢冷，倦怠嗜卧，舌淡苔白，脉沉无力，用辛温发表药后汗不出。

3. 下列方剂中，含有桔梗、黄芩的是　(51/2005)

A. 败毒散　　B. 桑菊饮　　C. 黄连解毒汤　　D. 凉膈散　　E. 防风通圣散

答案：E。败毒散是由柴胡、前胡、川芎、枳壳、羌活、独活、茯苓、桔梗、人参及甘草组成；桑菊饮是由桑叶、菊花、杏仁、连翘、薄荷、桔梗、甘草及芦根组成；黄连解毒汤是由黄连、黄芩、黄柏及栀子组成；凉膈散是由川大黄、朴硝、甘草、山栀子、薄荷、黄芩及连翘组成；防风通圣散是由防风、荆芥、连翘、麻黄、薄荷、川芎、当归、白芍药、白术、山栀、大黄、芒硝、石膏、黄芩、桔梗、甘草及滑石组成。

4. 九味羌活汤的功用是　(45/1998)

A. 发汗散寒，宣肺平喘　　B. 发汗解表，清热除烦　　C. 解肌发表，调和营卫

D. 解表蠲饮，止咳平喘　　E. 发汗祛湿，兼清里热

答案：E。九味羌活汤组成为羌活、防风、苍术、细辛、川芎、白芷、生地黄、黄芩、甘草，是在解表发汗、散寒祛风之品中，加入了黄芩和生地黄，黄芩清中上焦之热，生地黄清热凉血生津。

5. 桂枝汤治疗“太阳中风”，若兼见“项背强几几”者，宜　(49/2004)

A. 加用麻黄　　B. 加用芦根　　C. 加用葛根　　D. 增大桂枝用量　E. 增大芍药用量

答案：C。出自《伤寒论》：“太阳病，项背强几几者，反汗出恶风者，桂枝加葛根汤主之。”

6. 下列选项中，属于九味羌活汤的两味药物是 （43/2005）

A. 荆芥、川芎 B. 黄芩、半夏 C. 细辛、防风 D. 生地、干姜 E. 白芷、薄荷

答案：C。荆芥、半夏、干姜与薄荷均不属于九味羌活汤的组成。两味药物均属于九味羌活汤的只有选项C。

7. 败毒散的功用是 （47/1992）

A. 峻下热结，泻火解毒 B. 清热泻火，凉血解毒

C. 疏散风邪，清热解毒 D. 解毒消痈，化痰散结 E. 以上都不是

答案：E。败毒散为解表发汗、散寒祛湿之品中加入了补气扶正之品人参。组成是柴胡、前胡、川芎、枳壳、羌活、独活、茯苓、桔梗、甘草、人参。

8. 银翘散和桑菊饮的组成药物中均含有 （45/1997）

A. 连翘、杏仁、桔梗 B. 金银花、杏仁、桔梗

C. 连翘、薄荷、芦根 D. 金银花、薄荷、芦根

E. 杏仁、甘草、芦根

答案：C。银翘散的组成包括金银花、连翘、薄荷、芦根、桔梗、竹叶、生甘草、荆芥穗、淡豆豉、牛蒡子。桑菊饮的组成包括桑叶、菊花、连翘、薄荷、芦根、杏仁、桔梗、甘草。

9. 外感风寒湿邪，症见恶寒发热，无汗，头痛项强，肢体酸楚疼痛，口苦而渴者，治宜选用 （51/2000）

A. 麻黄汤 B. 荆防败毒散 C. 九味羌活汤 D. 藿香正气散 E. 羌活胜湿汤

答案：C。九味羌活汤主治外感风寒湿邪，兼里热证，症见恶寒发热，无汗，头痛项强，肢体酸楚疼痛，口苦而渴，苔白或微黄，脉浮。

10. 肺热咳嗽，甚则气急欲喘，皮肤蒸热，日晡尤甚，舌红苔黄，脉细数者，治疗宜用 （55/2006）

A. 麻杏石甘汤 B. 白虎汤 C. 泻白散 D. 葛根芩连汤 E. 养阴清肺汤

答案：C。题干所述肺热咳嗽，肺有伏火，阴分渐伤，治宜泻肺清热，止咳平喘。备选答案所列五方，虽均有清肺之用，但功用及适应证候却有很大差异。其中麻杏石甘汤麻黄与石膏相制为用，辛凉宣肺，清肺平喘，适用于邪热壅遏于肺，肺中热盛，喘逆气急，汗出而身热不解者；白虎汤石膏与知母相须为用，清热生津，适用于邪热在肺经气分，热炽伤津，且有传入阳明之势，症见面赤恶热，大汗渴甚者；葛根芩连汤葛根与黄芩、黄连相配，解表清热，适用于外感表证未解，热邪入里，症见汗出作喘，胸脘烦热，下利秽臭者；养阴清肺汤滋养肺肾，利咽消肿，微散表邪，为治疗白喉之常用方，亦适用于肺肾阴虚，虚火上炎所致的咽痛咳嗽；泻白散以桑白皮、地骨皮为主，佐以炙甘草、粳米，泻肺清热，止咳平喘，兼扶肺气，适用于肺有伏火郁热，阴分渐伤，肺失清肃，气逆不降，症见咳嗽，甚则气急欲喘，皮肤蒸热，日晡尤甚，舌红苔黄，脉细数者，尤宜于小儿肺热，气急喘嗽。

11. 吴瑭所称"辛凉平剂"是指 （50/2006）

A. 桑菊饮 B. 银翘散 C. 新加香薷饮 D. 白虎汤

E. 麻黄杏仁甘草石膏汤

答案：B。《温病条辨》中，桑菊饮以桑叶、菊花为主，配伍连翘、薄荷、桔梗、杏仁、苇根及甘草等，药轻力薄，为治疗太阴风温初起表证不重者的通用方，适用于风温犯肺，症见轻微发热而咳嗽者，吴瑭称之为"辛凉轻剂"；白虎汤以辛甘大寒之石膏与苦寒质润之知母为伍，辛凉清泄之力颇强，适用于太阴温病面赤恶热、大汗烦渴、脉象浮洪者，吴塘称之为"辛凉重剂"；银翘散在重用金银花、连翘透邪辟秽、清热解毒的基础上，配伍薄荷、牛蒡子、芥穗、豆豉，辛凉辛温并用，既利于透邪，又不悖辛凉之旨，适用于太阴风温等但恶热不恶寒而渴者，吴瑭称之为"辛凉平剂"。

12. 升麻葛根汤中配伍升麻的用意是 （52/2006）

A. 疏散风热 B. 升阳举陷 C. 和解退热 D. 透疹解毒 E. 清热解毒

答案：D。升麻葛根汤为麻疹初起未发，或透发不出，身热脉浮而数者设。伤寒、瘟疫，或外感风热，症见壮热头痛，脉浮数者，并宜服之。方中升麻散阳明风邪，升胃中清阳，解毒透疹，为君药；葛根轻扬发散，开腠理，升津液以除热，为臣药；芍药和营泄热，炙甘草益气解毒，为佐药。四药相合，共成透疹、解毒、清热之功。

13. 再造散的组成中含有的药物是 （43/2003）

A. 熟地黄、怀牛膝 B. 生附子、炮干姜 C. 熟附子、煨生姜 D. 怀牛膝、枸杞子 E. 生地黄、怀牛膝

答案：C。再造散组成：熟附子、煨生姜、人参、黄芪、川芎、桂枝、甘草、细辛、羌活、防风、芍药。

14. 风邪犯肺，咳嗽咽痒，微有恶寒发热，舌苔薄白者，治宜选用 (52/2000)

A. 泻白散 B. 桑菊饮 C. 杏苏散 D. 止嗽散 E. 小青龙汤

答案：D。止嗽散主治风邪犯肺证，症见咳嗽咽痒，或微有恶寒发热，舌苔薄白，脉浮缓。

15. 败毒散中配伍少量人参，意在 (51/1998)

A. 益气补虚 B. 扶正祛邪 C. 益气固表 D. 使祛邪不伤正 E. 以上都不是

答案：B。败毒散中配伍少量人参，可扶正祛邪。

16. 患者身热，微恶风，汗少，肢体酸重，头昏胀痛，口渴心烦，胸闷泛恶，小便短赤，舌苔薄黄而腻，脉象数，治疗选用 (55/2000)

A. 银翘散 B. 藿香正气散 C. 黄连香薷饮 D. 新加香薷饮 E. 玉枢丹

答案：D。新加香薷饮主治暑温，症见头痛身热，口渴面赤，胸闷不舒，苔腻，脉浮数。

17. 风温犯肺，但咳，身热不甚，口微渴者，治宜选用 (54/1992)

A. 杏苏散 B. 桑杏汤 C. 银翘散 D. 桑菊饮 E. 止嗽散

答案：D。燥之轻重成为鉴别的关键，燥重为桑杏汤所主，燥轻为桑菊饮所主。本证口微渴，当属燥之轻者。

18. A. 解表化湿，理气和中 B. 祛暑解表，清热化湿

C. 疏风清热，宣肺止咳 D. 辛凉透表，清热解毒

E. 发汗解表，散风祛湿

(1) 败毒散的功用是 (88/1990)

(2) 藿香正气散的功用是 (89/1990)

答案：(1) E；(2) A。败毒散的功用是发汗解表，散风祛湿。藿香正气散的功用是解表化湿，理气和中。两方都用于外感风寒，但败毒散兼气虚，藿香正气散兼湿。

19. A. 香薷散 B. 加味香薷饮 C. 香苏散 D. 加味香苏散 E. 藿香正气散

(1) 暑令感寒夹湿，症见发热头痛，恶寒无汗，胸闷烦恶，舌苔白腻，脉浮者，治宜选用 (89/1993)

(2) 暑温初起，感寒挟湿，症见发热头痛，恶寒无汗，口渴面赤，舌苔白腻，脉浮数者，治宜选用 (90/1993)

答案：(1) A；(2) B。香薷散主治阴暑，症见发热、头痛，恶寒无汗，胸闷烦恶，舌苔白腻，脉浮。加味香薷饮主治暑温，症见发热头痛，恶寒无汗，口渴面赤，舌苔白腻，脉浮数。前者药性偏温，主治暑令感寒夹湿之证，后者有金银花、扁豆花、连翘，药性偏凉，主治暑温兼寒，虽亦恶寒无汗，但有口渴面赤，是当有别。加味香苏散，用于妊娠伤暑，再感于风，风暑合邪，肝胃受病。

20. A. 再造散 B. 败毒散 C. 三仁汤 D. 羌活胜湿汤 E. 九味羌活汤

(1) 憎寒壮热，头痛项强，肢体酸痛，无汗，鼻塞声重，咳嗽有痰，胸膈痞闷，舌苔白腻，脉浮数而重取无力者，治宜选用 (91/1993)

(2) 头痛恶寒，身重疼痛，面色淡黄，胸闷不舒，午后身热，舌苔白，口不渴，脉弦细而濡者，治宜选用 (92/1993)

答案：(1) B；(2) C。败毒散主治气虚外感证，症见憎寒壮热，头痛项强，肢体酸痛，无汗，鼻塞声重，咳嗽有痰，胸膈痞闷，舌苔白腻，脉浮数而重取无力。三仁汤主治湿温初起及暑温加湿，症见头痛恶寒，身重疼痛，面色淡黄，胸闷不舒，午后身热，舌苔白，口不渴，脉弦细而濡。

21. A. 加味香苏散 B. 藿香正气散 C. 两者均可使用 D. 两者均不适宜

(1) 伤暑感寒夹湿，症见发热头痛，恶寒无汗，胸脘痞闷，舌苔白腻，脉浮者。治宜选用 (111/1994)

(2) 暑温挟湿，症见头痛恶寒，身重疼痛，面色淡黄，胸闷不饥，午后身热，舌白不渴者，治宜选用 (112/1994)

答案：(1) C；(2) D。加味香苏散组成是香附、苏叶、藿香、陈皮、砂仁、甘草，主治外感风寒，兼有气滞证，妊娠伤暑，复感于寒，而又气滞者适用，症见头痛恶寒，胸脘痞闷，舌苔白脉浮。藿香正气散主治外感风寒、内伤湿滞证，症见头痛，恶寒发热，苔白。两方都可用于外感风寒。

22. A. 扶正以助祛邪 B. 缓峻以防伤正 C. 两者均是 D. 两者均非

(1) 麻黄汤中配伍炙甘草的用意是 (113/1996，113/1997)

(2) 桂枝汤中配伍炙甘草的用意是 (114/1996，114/1997)

答案：(1) B；(2) A。麻黄汤中配伍炙甘草调和诸药，制约麻桂相合发汗解表的峻烈之性，其为外感风寒表实之证，病为初起，尚无虚象，故不用扶正。但汗出过多，可伤正气，故须防止。因而有补益之功的甘草，用意是缓峻以防伤正。桂枝汤中配伍炙甘草，益气调中，助芍药以和营，有安内攘外之意。

23. 新加香薷饮主治病证的临床表现有 (150/2001)

A. 发热头痛　B. 恶寒无汗　C. 口渴面赤　D. 胸闷不舒

答案：ABCD。新加香薷饮主治暑温，症见头痛身热，口渴面赤，胸闷不舒，恶寒无汗，苔腻，脉浮数。

24. 桂枝汤原方服法要求"服已须臾，啜热稀粥一升余"，其意在于 (148/1992)

A. 护中以防伤胃　B. 助汗以去外邪　C. 防止过汗伤阴　D. 以防过汗亡阳

答案：B。"……盖谷气内充，不但易为酿汗，更使已入之邪不得少留，将来之邪不得复入也。"其意应在助汗以去外邪。

25. 升麻葛根汤中升麻的配伍意义是 (145/1993)

A. 散风邪　B. 升清阳　C. 透疹　D. 解毒

答案：ABCD。升麻入肺胃经，味辛甘性寒，解肌透疹解毒，并可散风邪、升清阳。

26. 服桂枝汤后，"遍身微似有汗"标志 (150/1994)

A. 胃气已和　B. 津液得通　C. 营卫和谐　D. 表邪欲解

答案：ABC。"遍身微似有汗"标志着外邪已去，营卫和谐，腠理复固，津不外泻，津液得通，胃气已和。

27. 败毒散可用于 (133/2007)

A. 虚人感风寒湿邪者　B. 风热疫毒壅于上焦者

C. 热毒充斥，气血两燔者　D. 外邪陷里而成痢疾者

答案：AD。功效：发汗解表，散风祛湿。主治：感冒风寒湿邪，外邪陷里而称痢疾。

28. 治疗气虚感冒可用 (138/2007)

A. 生脉散　B. 参苏饮　C. 玉屏风散　D. 黄芪汤

答案：BC。参苏饮益气，祛痰止咳。玉屏风散益气固表止汗。

29. A. 牡蛎散　B. 小青龙汤　C. 黄土汤　D. 半夏泻心汤

(1) 体现散收同用、祛邪护正配伍的方剂是 (99/2008)

(2) 体现寒热并行、辛开苦降配伍的方剂是 (100/2008)

答案：(1)B；(2)D。小青龙汤配伍特点为散收并用，祛邪而不伤正，止咳而不留邪，相反相成。半夏、干姜配伍黄芩、黄连，寒热并用以调和阴阳；黄芩、黄连两药苦寒降泄以除热，君臣配伍，寒热并用以平调寒热；辛开苦降以散结消痞。

课后巩固——练知识增考核

一、填空题

1. 清代的徐彬说："桂枝汤，外证得之，________；内证得之，________。"

2. 以组方原则论，败毒散中人参属于________药；参苏饮中人参属于________药。

3. 外感风寒表虚证，宜选用________治疗；外感风寒表实证，宜选用________治疗；正气不足，感受风寒湿邪者，宜选用________治疗。

4. 桂枝汤中具有调和营卫作用的"药对"是________、________。

5. 解表蠲饮的代表方是________；益气解表法的代表方是________。

6. 《温病条辨》称之为"辛凉平剂"的方剂是________；"辛凉轻剂"的方剂是________；"辛凉重剂"的方剂是________。

7. 银翘散的君药是________具有________作用。

8. 败毒散用人参的目的有________；________。

9. 麻杏甘石汤中麻黄配石膏的作用是________；小青龙汤中麻黄配桂枝的作用是________；麻黄汤中麻黄配杏仁的作用是________。

10. 被称为“四时发散之通剂”的方剂是________，被称为“辛凉轻剂”的方剂是________。

二、名词解释

1. 解表剂
2. 营卫不和
3. 调和营卫
4. 辛甘化阳
5. 酸甘化阴
6. 逆流挽舟
7. 制性存用

三、简答题

1. 桂枝汤证的汗出与服桂枝汤后的汗出有何不同？
2. 麻黄汤、小青龙汤皆治咳喘，有何不同？
3. 使用解表剂应注意哪些问题？
4. 败毒散配伍人参的意义是什么？
5. 银翘散是辛凉解表剂，方中为何用辛温解表的荆芥、豆豉？
6. 什么叫“逆流挽舟”法？举例说明之。
7. 麻黄汤、麻杏甘石汤均可治喘，在临证上有何不同？

四、问答题

1. 试述银翘散的组成原则。
2. 试述九味羌活汤与败毒散功效及主治之异同。
3. 试述参苏饮与小青龙汤功效及主治之异同。
4. 麻黄汤与桂枝汤在组成、功效、主治方面有何异同？
5. 试述桂枝汤的功效、主治证病机及配伍意义。
6. 试述桑菊饮与银翘散功效及主治之异同。

五、选择题

【单选题】

1. 麻黄汤的组成药物中无
   A. 麻黄　B. 芍药　C. 桂枝　D. 杏仁　E. 炙甘草
2. 败毒散的功效是
   A. 发汗解表，散风祛湿　B. 散寒祛湿，益气解表　C. 益气解表，理气化痰　D. 助阳益气，解表散寒　E. 辛温解表，宣肺平喘
3. 具有发汗祛湿，兼清里热功效的分剂是
   A. 桂枝汤　B. 九味羌活汤　C. 麻黄汤　D. 羌活胜湿汤　E. 败毒散
4. 患者头痛发热，汗出恶风，鼻鸣干呕，苔白不渴，脉浮缓者。治宜
   A. 麻黄汤　B. 麻杏甘石汤　C. 三拗汤　D. 桂枝汤　E. 九味羌活汤
5. 麻黄汤的功效是
   A. 发汗解表，宣肺平喘　B. 解表祛湿，化痰止咳　C. 发汗解表，散寒祛湿　D. 宣肺解表，祛痰止咳　E. 以上均不是
6. 患者恶寒发热，头疼身痛，无汗而喘，舌苔薄白，脉浮紧。治宜
   A. 麻杏甘石汤　B. 麻黄汤　C. 桂枝汤　D. 小青龙汤　E. 止嗽散
7. 具有发汗解表，宣肺平喘功效的方剂是
   A. 银翘散　B. 败毒散　C. 小青龙汤　D. 麻黄汤　E. 桂枝汤
8. 小青龙汤组成药物中无
   A. 麻黄　B. 桂枝　C. 生姜　D. 炙甘草　E. 五味子

9. 桂枝汤的功效是
A. 发汗解表,宣肺平喘 B. 温通心阳,平冲降逆
C. 解肌发表,调和营卫 D. 发汗祛湿,止咳平喘
E. 发汗解表,散寒祛湿
10. 有关桂枝汤组成原则的论述,以下哪一项有错误
A. 桂枝为君,解肌发表,助卫阳,通经络 B. 白芍为臣,益阴敛营,调和营卫
C. 生姜为佐,助桂枝辛散风寒,和中止呕 D. 大枣为佐,助芍药以和里缓急,益气补中
E. 炙甘草为使,调和诸药
11. 银翘散与桑菊饮所共有的药物是
A. 金银花、桑叶 B. 连翘、菊花 C. 连翘、桔梗 D. 杏仁、荆芥 E. 竹叶、薄荷
12. 组成中含有黄芩、生地黄的方剂是
A. 麻黄汤 B. 桂枝汤 C. 九味羌活汤 D. 小青龙汤 E. 败毒散
13. 组成中含有淡豆豉,荆芥的方剂是
A. 桑菊饮 B. 银翘散 C. 小青龙汤 D. 麻黄汤 E. 桂枝汤
14. 体现"逆流挽舟"法的方剂是
A. 银翘散 B. 麻杏甘石汤 C. 败毒散 D. 麻黄汤 E. 桂枝汤
15. 桑菊饮组成药物中无
A. 芦根 B. 牛蒡子 C. 连翘 D. 桔梗 E. 薄荷
16. 麻黄汤主治
A. 外感风寒表虚证 B. 外感风寒表实证 C. 外感风寒,咳逆痰喘证
D. 外感风寒,营卫不和证 E. 以上均不是
17. 具有解肌发表,调和营卫功效的方剂是
A. 麻黄汤 B. 小青龙汤 C. 桂枝汤 D. 参苏饮 E. 败毒散
18. 下列方剂中,通过药物配伍产生新药效的"药对"是
A. 麻黄汤中麻黄、桂枝 B. 桂枝汤中桂枝、芍药 C. 银翘散中金银花、连翘
D. 败毒散中羌活、独活 E. 参苏饮中葛根、苏叶
19. 九味羌活汤组成药物中无
A. 白芷 B. 川芎 C. 生地黄 D. 黄连 E. 苍术
20. 麻杏甘石汤的功效是
A. 辛凉宣肺,凉血解毒 B. 辛凉解表,清热止咳 C. 辛凉宣肺,清热平喘
D. 清热解表,止咳化痰 E. 以上均不是
21. 外感风寒湿邪,兼有里热证。治宜选用
A. 羌活胜湿汤 B. 麻杏甘石汤 C. 桂枝汤 D. 九味羌活汤 E. 小青龙汤
22. 麻杏甘石汤中麻黄配石膏的作用是
A. 宣肺平喘 B. 清肺止咳 C. 宣肺泄热 D. 止咳化痰 E. 清胃宣肺
23. 患者恶寒发热,肌表无汗,头痛项强,肢体疼楚疼痛,口苦微渴,苔白或微黄,浮。治宜选用
A. 麻黄汤 B. 桂枝汤 C. 九味羌活汤 D. 小青龙汤 E. 败毒散
24. 有关麻黄汤的配伍原则,以下哪一项有错误
A. 麻黄为君,发汗解表,宣肺平喘 B. 桂枝为臣,温阳化气,行水化饮
C. 杏仁为佐,宣降肺气,止咳平喘 D. 炙甘草为使,调和诸药
E. 麻黄配桂枝,相须为用,发汗力强
25. 麻黄汤治证的表现无
A. 汗出 B. 恶寒发热 C. 头疼身痛 D. 舌苔薄白 E. 脉浮紧
26. 具有解表散寒,温肺化饮功效的方剂是
A. 小青龙汤 B. 麻黄汤 C. 麻杏薏甘汤 D. 桂枝加芍药汤 E. 九味羌活汤

27. 参苏饮组成药物中无
A. 人参 B. 葛根 C. 前胡 D. 香附 E. 枳壳
28. 患者身热不解,咳逆气急鼻煽,口渴,汗出不畅,舌红苔薄黄,脉浮者。治宜
A. 麻杏甘石汤 B. 麻黄汤 C. 止嗽散 D. 定喘汤 E. 桂枝汤
29. 小青龙汤的君药是
A. 麻黄 B. 麻黄、桂枝 C. 桂枝 D. 麻黄、白芍药 E. 桂枝、细辛
30. 桂枝汤治证的病机是
A. 风寒束表,肺气不宣 B. 风寒客表,营卫不和 C. 风寒袭表,水饮内停
D. 风寒客表,痰湿内阻 E. 以上均非
31. 桂枝汤组成药物中无
A. 桂枝 B. 芍药 C. 炙甘草 D. 干姜 E. 大枣
32. 银翘散组成药物中无
A. 防风 B. 荆芥 C. 淡豆豉 D. 薄荷 E. 牛蒡子
33. 败毒散组成药物中无
A. 柴胡 B. 桔梗 C. 人参 D. 白前 E. 甘草
34. 虚人外感风寒,痰湿阻滞之证。治宜
A. 小青龙汤 B. 参苏饮 C. 败毒散 D. 麻黄汤 E. 桂枝汤
35. 桂枝汤中桂枝与芍药用量的比例是
A. 1∶1 B. 1∶2 C. 2∶1 D. 3∶1 E. 1∶3
36. 患者发热汗出不畅,微恶风寒,头痛口渴,咽痛咳嗽,舌尖红,苔薄白或微黄,脉浮数。治宜选用
A. 麻黄汤 B. 桂枝汤 C. 银翘散 D. 桑菊饮 E. 败毒散
37. 患者咳嗽,身热不甚,口微渴,脉浮数。治宜选用
A. 桑菊饮 B. 止嗽散 C. 麻黄汤 D. 银翘散 E. 桂枝汤
38. 桑菊饮的功效是
A. 辛凉透表,清热解毒 B. 疏风清热,宣肺止咳
C. 辛凉宣肺,清热平喘 D. 辛温解表,宣肺平喘
E. 以上均不是

【多选题】

39. 桂枝汤中桂枝与芍药的配伍意义是
A. 调和营卫 B. 发散风寒 C. 解肌发表 D,养阴和营 E. 调和脾胃
40. 银翘散和桑菊饮组成中所共有的药物是
A. 杏仁 B. 连翘 C. 荆芥 D. 桔梗 E. 芦根
41. 麻杏甘石汤的主治证候包括
A. 身热不解 B. 咳逆气急 C. 咳痰黄稠 D. 无汗 E. 脉浮而数
42. 柴葛解肌汤的组成中有
A. 黄芩 B. 羌活 C. 麻黄 D. 细辛 E. 白芷
43. 败毒散配伍人参的意义是
A. 益气以扶其正 B. 扶正以鼓邪外出 C. 助正以防邪入里 D. 大补元气以固脱
E. 散中有补,不致耗伤真元
44. 桂枝汤的辨证要点包括
A. 鼻鸣干呕 B. 恶风 C. 汗出 D. 发热头痛 E. 脉浮缓

(选择题答案:1. B 2. B 3. B 4. D 5. A 6. B 7. D 8. C 9. C 10. D 11. C 12. C 13. B 14. C 15. B 16. B 17. C 18. B 19. D 20. C 21. D 22. C 23. C 24. B 25. A 26. A 27. D 28. A 29. B 30. B 31. D 32. A 33. D 34. B 35. A 36. C 37. A 38. B 39. AC 40. BDE 41. ABDE 42. ABE 43. ABCE 44. BCDE)

第二章 泻 下 剂

课堂记录——听要点抓考点

1. 组成：以泻下药为主。

2. 作用：通导大便、泻下肠胃积滞、荡涤实热、攻逐水饮，即“下法”。

3. 分类与适应证

类 别	作 用	适应证	方 剂
寒下	攻下积滞，荡涤实热	里热积滞证	大承气汤（小承气汤、调胃承气汤）
温下	温下寒积	里寒积滞证	温脾汤
润下	润燥滑肠，缓下通便	津亏肠燥之便秘证	麻子仁丸、济川煎
攻补兼施	泻下通便，扶助正气	里实积滞，正气亏虚之证	黄龙汤、增液承气汤
逐水	攻逐水饮，消除水积	水饮壅积于里之实证	十枣汤

4. 证治机理：泻下剂主治里实证，若里实热证，清法亦可用之；里寒实证，温法亦可用之。亦可治里实积滞证。且证虽有肠积便秘与水饮内停之异，然其均为有形之邪所引起的病机，均须以下为法。

5. 立法依据分析：根据“其下者，引而竭之；中满者，泻之于内；……其实者，散而泻之”（《素问·阴阳应象大论》）的原则，便秘和阳水均应以泻下法为治，使六腑通畅，气血调和。

6. 使用注意

（1）若表证未解，里实积滞已成，治应先表后里或表里双解，不宜单独应用下法。

（2）年老体虚、妇女新产血亏、病后津伤者，虽有里实积滞，亦宜攻补兼施。

（3）妇女妊娠或月经期间，慎用下法，以免损伤胎元或致月经过多。

（4）泻下之法，每易伤及胃气，故应用时须得效即止，慎勿过剂。

（5）大黄乃苦寒之品，苦能泄寒能清，功善清热泻下，通腑除积，于寒下剂用之，尤为合拍，故为治热结便秘证的要药；温下剂之用大黄，乃因其有寒积也，寒者以温为法，有积则非下不去，是故方中常以附、姜之温散，合之与大黄之攻下，以收温下之功。又润下剂应用大黄，是因其有阴津不足，肠燥之机，但燥结仍须通下，故以大黄通下以促使大便的排出。攻补兼施剂中，与补益药同用，乃用治正虚邪实之便秘证，有虚宜补，但邪实宜下，故用大黄泻下，使泻不伤正，补不留邪。逐水剂应用大黄与逐水药相伍，增强攻逐水饮之力。

7. 临床应用

（1）胃肠积滞，大便秘结证，具体包括热结便秘、寒积便秘、肠燥便秘以及体虚便秘诸证。

（2）水饮内积，邪正俱实之证，包括胸腹积水、水肿诸证。

第一节 寒下与温下

方 名	方 源	组 成	功 用	主 治	辨证要点
大承气汤	《伤寒论》	大黄、芒硝、枳实、厚朴	峻下热结	①阳明腑实证。大便不通，频转矢气，脘腹痞满，腹痛拒按，按之则硬，甚或潮热谵语，手足濈然汗出，舌苔黄燥起刺，或焦黑燥裂，脉沉实。②热结旁流证。下利清水，色纯青，其气臭秽，脐腹疼痛，按之坚硬有块，口舌干燥，脉滑实。③里热实证之热厥、痉病或发狂等	治疗阳明腑实证的基础方，又是寒下法的代表方。临床应用以痞、满、燥、实四症，及舌红苔黄，脉沉实为辨证要点
大黄牡丹汤	《金匮要略》	大黄、牡丹皮、桃仁、冬瓜仁、芒硝	泻热破瘀，散结消肿	肠痈初起，湿热瘀滞证。右少腹疼痛拒按，按之其痛如淋，甚则局部肿痞，或右足屈而不伸，伸则痛剧，小便自调，或时时发热，自汗恶寒，舌苔薄腻而黄，脉滑数	治疗湿热血瘀肠痈的常用方。临床应用以右下腹疼痛拒按，舌苔黄腻，脉滑数为辨证要点
温脾汤	《备急千金要方》	大黄、附子、人参、甘草、干姜	攻下冷积，温补脾阳	阳虚寒积证。腹痛便秘，脐下绞结，绕脐不止，手足不温，苔白不渴，脉沉弦而迟	治疗脾阳不足，寒积中阻的常用方。临床应用以腹痛，便秘，手足不温，苔白，脉沉弦为辨证要点

方 名	方 解	加减变化	现代运用	注 意
大承气汤	君：大黄，苦寒泄热，清泻肠胃积滞（针对“实”）。臣：芒硝，咸寒泻热，软坚润燥通便（针对“燥”）。大黄、芒硝相须为用，增强清泻热结之力。佐：枳实，破气散结，消积除痞（针对“痞”）；厚朴，宽肠下气，消胀除满（针对“满”）。枳实、厚朴相配，助大黄、芒硝推荡积滞，攻下热结	若兼气虚者，宜加人参以补气，以防泻下气脱；兼阴津不足者，宜加玄参，生地黄等以滋阴润燥	常用于急性单纯性肠梗阻、黏连性肠梗阻、蛔虫性肠梗阻、急性胆囊炎、急性胰腺炎、幽门梗阻，以及某些热性病过程中出现高热、神昏谵语、惊厥、发狂而见大便不通、苔黄脉实者	为泻下峻剂，凡气虚阴亏、燥结不甚者，以及年老、体弱等均应慎用；孕妇禁用；注意中病即止，以免耗损正气
大黄牡丹汤	君：大黄，泻热通便，活血祛瘀；桃仁，破血祛瘀。大黄、桃仁配伍，泻热破瘀之力更强。臣：芒硝，泻热导滞，软坚散结，助大黄荡涤肠中湿热；牡丹皮，凉血化瘀，助桃仁活血祛瘀。佐使：冬瓜仁，清肠利湿，排脓散结	若热毒较重者，加蒲公英、金银花、紫花地丁、败酱草以加强清热解毒之力；血瘀较重者，加赤芍药、乳香、没药以活血祛瘀	常用于急性单纯性阑尾炎、肠梗阻、急性胆道感染、胆道蛔虫、胰腺炎、急性盆腔炎、输卵管结扎后感染等属湿热瘀滞者	凡肠痈溃后以及老人、孕妇、产后或体质过于虚弱者均应慎用或忌用
温脾汤	君：附子，温壮脾阳，温散寒凝；大黄，泻下积滞（制性存用）。附子、大黄相配，温下冷积。臣：干姜，助附子温中阳以散寒凝。佐：人参，补脾益气，防大黄泻下伤中。使：甘草，和中调药	若腹中胀痛者，加厚朴、木香以行气止痛；腹中冷痛，加肉桂、吴茱萸以增强温中祛寒之力	常用于急性单纯性肠梗阻或不全梗阻等属中阳虚寒，冷积内阻者	

第二节 润 下

方 名	方 源	组 成	功 用	主 治	辨证要点
麻子仁丸(脾约丸)	《伤寒论》	麻子仁、芍药、枳实(炙)、大黄、厚朴(炙)、杏仁	润肠泄热,行气通便	胃肠燥热,脾约便秘证。大便干结,小便频数	治疗胃肠燥热,脾津不足之"脾约"证的常用方,又是润下法的代表方。临床应用以大便秘结,小便频数,舌苔微黄少津为辨证要点
济川煎	《景岳全书》	肉苁蓉、当归、牛膝、泽泻、升麻、枳壳	温肾益精,润肠通便	肾阳虚弱,精津不足证。大便秘结,小便清长,腰膝酸软,头目眩晕,舌淡苔白,脉沉迟	温润通便,治疗肾虚便秘的常用方。临床应用以大便秘结,小便清长,腰膝酸软,舌淡苔白,脉沉迟为辨证要点

方 名	方 解	加减变化	现代运用	注 意
麻子仁丸(脾约丸)	君:麻子仁,性味甘平,质润多脂,功能润肠通便。臣:杏仁,上肃肺气,下润大肠;白芍药,养血敛阴,缓急止痛。佐:大黄、枳实、厚朴即小承气汤,以轻下热结,除胃肠燥热。佐使:蜂蜜,甘缓,既助麻子仁润肠通便,又可缓和小承气汤攻下之力。	综观,虽用小承气汤以泻下泄热通便,而大黄、厚朴用量俱从轻减,更取质润多脂之麻仁、杏仁、芍药、白蜜等,一则益阴增液以润肠通便,使腑气通,津液行,二则甘润减缓小承气攻下之力。具有下不伤正、润而不腻、攻润相合的特点,以达润肠、通便、缓下之功,使燥热去,阴液复,而大便自调。为丸剂,服10小丸,依次渐加,均意在缓下,润肠通便	痔疮便秘者,可加桃仁、当归,以养血和血,润肠通便;痔疮出血属胃肠燥热者,可酌加槐花、地榆,以凉血止血;燥热伤津较甚者,可加生地黄、玄参、石斛,以增液通便常用于虚人及老人肠燥便秘、习惯性便秘、产后便秘、痔疮术后便秘等属胃肠燥热者	虽为润肠缓下之剂,但含有攻下破滞之品,故年老体虚,津亏血少者,不宜常服,孕妇慎用
济川煎	君:肉苁蓉,温肾益精,润肠通便。臣:当归,养血、和血,润肠通便;牛膝,补肝肾,强筋骨。佐:泽泻,渗湿以泄浊;枳壳,下气宽肠以助通便;升麻,升清阳,有利于降浊。泽泻、枳壳、升麻三药降浊气而升清阳,以助通便	《景岳全书》方后加减法提出:"如气虚者,但加人参无碍;如有火加黄芩;若肾虚加熟地";"虚甚者,枳壳不必用。"可供临床参考	常用于习惯性便秘、老年便秘、产后便秘等属于肾虚精亏肠燥者	凡热邪伤津及阴虚者忌用

第三节 逐 水

1. 方名:十枣汤。
2. 方源:《伤寒论》。
3. 组成:芫花、甘遂、大戟、大枣。
4. 功用:攻逐水饮。
5. 主治

(1) 悬饮。咳唾胸胁引痛,心下痞硬胀满,干呕短气,头痛目眩,或胸背掣痛不得息,舌苔滑,脉沉弦。

(2) 水肿。一身悉肿,尤以身半以下为重,腹胀喘满,二便不利。

6. 辨证要点

(1) 为泻下逐水的代表方,又是治疗悬饮及阳水实证的常用方。临床应用以咳唾胸胁引痛,或水肿腹胀,二便不利,脉沉弦为辨证要点。

(2) 现代运用:常用于渗出性胸膜炎、结核性胸膜炎、肝硬化、慢性肾炎所致的胸水、腹水或全身水肿,以及晚期血吸虫病所致的腹水等属于水饮内停里实证者。

(3) 使用注意:作用峻猛,只可暂用,不宜久服。若精神胃纳俱好,而水饮未尽去者,可再投;若泻后精神疲乏,食欲减退,则宜暂停攻逐;若患者体虚邪实,又非攻不可者,可用与健脾补益剂交替使用,或先攻后补,或先补后攻。

使用应注意四点:一是三药为散,大枣煎汤送服;二是于清晨空腹服用,从小量开始,以免量大下多伤正,若服后下少,次日加量;三是服药得快利后,宜食糜粥以保养脾胃;四是年老体弱者慎用,孕妇忌服。

7. 方解:君:杏仁,宣畅肺气,通调水道(宣上);白蔻仁,芳香化湿,醒脾和胃,行气宽中(畅中);薏苡仁,疏导下焦,渗利湿热(渗下)。臣:半夏、厚朴,行气化湿;滑石、通草,利湿清热;竹叶,渗湿清热。

第四节 攻补兼施

方 名	黄龙汤
方 源	《伤寒六书》
组 成	大黄、芒硝、枳实、厚朴、甘草、当归、人参、桔梗、生姜、大枣
功 用	攻下通便,补气养血
主 治	阳明腑实,气血不足证。自利清水,色纯青,或大便秘结,脘腹胀满,腹痛拒按,身热口渴,神疲少气,谵语,甚则循衣摸床,撮空理线,神昏肢厥,舌苔焦黄或焦黑,脉虚
辨证要点	攻补兼施的代表方,又是治疗阳明腑实兼气血不足证的常用方。临床应用以大便秘结,或自利清水,脘腹胀满,身热口渴,神倦少气,舌苔焦黄或黑,脉虚为辨证要点
方 解	君:大黄、芒硝、枳实、厚朴(大承气汤),泻热通便,行气除积。臣:人参、甘草、当归,益气养血,且使下不伤正。佐:桔梗,宣肺以助通下。使:生姜、大枣,调补脾胃,调和药性
加减变化	原注云“老年气血虚者,去芒硝”,以减缓泻下之力,示人以保护正气之意。或适当增加参、归用量以加强补虚扶正之力
现代运用	常用于伤寒、副伤寒、流行性脑脊髓膜炎、乙型脑炎、老年性肠梗阻等属于阳明腑实,而兼气血不足者

记忆处方——重理解活思维

类方比较:四逆散、四逆汤、当归四逆汤

(1) 三方都可以用来治疗四肢厥逆之证,但三方用药主治皆不同。

(2) 四逆散证乃热邪内传少阳,阳气被遏,不能外达所致,属热厥轻证,功效着重于通解热邪,还可以治肝脾郁滞证,有疏肝理脾之功效。

(3) 四逆汤证是由于阳气衰微,阴寒内盛所致,属寒厥证,功效着重回阳救逆。

(4) 当归四逆汤证则属血虚受寒、寒凝经脉所致,功效着重温经散寒,养血通脉。

考研专题——看未来展宏图

1. 下列方剂中，组成药物不含大黄的是 (43/2010)

A. 麻子仁丸　B. 温脾汤　C. 济川煎　D. 黄龙汤

答案：C。温脾汤组成：大黄、人参、甘草、干姜、附子；黄龙汤组成：大黄、芒硝、枳实、厚朴、甘草、当归、人参；麻子仁丸组成：麻子仁、枳实、芍药、厚朴、大黄、杏仁、蜂蜜。济川煎（《景岳全书》）组成：当归、牛膝、肉苁蓉、泽泻、升麻、枳壳。

2. 黄龙汤的组成药物中含有 (45/2009)

A. 枳壳　B. 玄参　C. 当归　D. 橘皮

答案：C。

3. 大黄牡丹汤中配伍大黄的主要目的是 (54/2009)

A. 泻热降火解毒　B. 泻热凉血止血　C. 荡热通便　D. 泻除湿热瘀结

答案：D。大黄牡丹汤中君：大黄，泻热通便，活血祛瘀；桃仁，破血祛瘀。大黄、桃仁配伍，泻热破瘀之力更强。臣：芒硝，泻热导滞，软坚散结，助大黄荡涤肠中湿热；牡丹皮，凉血化瘀，助桃仁活血祛瘀。佐使：冬瓜仁，清肠利湿，排脓散结。

4. 新加黄龙汤的组成药物中含有 (44/1997)

A. 党参、丹参、沙参　B. 人参、丹参、玄参　C. 人参、玄参、海参

D. 党参、海参、玄参　E. 人参、玄参、沙参

答案：C。新加黄龙汤组成：大黄、芒硝、甘草、玄参、海参、当归、人参、生姜汁、生地黄、麦门冬。

5. 胃肠燥热，津液不足，大便干燥，小便频数者，治疗宜用 (54/2006)

A. 济川煎　B. 增液汤　C. 新加黄龙汤　D. 增液承气汤　E. 麻子仁丸

答案：E。题干所述病证是典型的"脾约"证。济川煎温肾益精，润肠通便，适用于老年肾虚便秘；增液汤滋阴清热，润燥通便，适用于阳明温病，热邪伤津而大便秘结者；增液承气汤滋阴增液，泄热通便，适用于阳明温病，热结阴亏，燥屎不下，津液渐竭者；新加黄龙汤滋阴益气，泻结泄热，适用于热结里实，应下失下，气阴大伤者。《伤寒论》云："趺阳脉浮而涩，浮则胃气强，涩由小便数，浮涩相搏，大便则硬，其脾为约，麻子仁丸主之。"

6. 大黄牡丹汤的功用是 (48/2003)

A. 解毒消痈，活血祛瘀　B. 泻热散结，逐瘀排脓　C. 清热解毒，消肿溃坚

D. 泻热破瘀，散结消肿　E. 泻火解毒，凉血止痢

答案：D。

7. 大黄在大黄牡丹汤中的配伍意义是 (48/1997)

A. 清热泻火，导热下行　B. 清泻瘀热，分利二便　C. 荡涤胃肠，泄热泻结

D. 泻热除湿，通肠逐瘀　E. 通肠泄热，以下代清

答案：D。大黄牡丹汤荡涤肠间湿热蕴结之毒。意在泻肠中湿热，祛肠之瘀血。

8. 治疗胸胁胀满，目眩心悸，或短气而咳，舌苔白滑，脉弦缓的最佳选方是 (56/2005)

A. 十枣汤　B. 防己黄芪汤　C. 苓桂术甘汤　D. 真武汤　E. 五皮散

答案：C。所描述的主治症状属中阳不足，饮停心下所致，当以温化痰饮，健脾利湿为治。备选项中，十枣汤主治水饮壅盛于里所致的悬饮、实水，属于攻逐利水之剂；防己黄芪汤主治正气表虚不固，外受风邪，水湿郁于肌表所致的风水证，功在益气祛风，健脾利水；真武汤主治脾肾阳虚，水气内停之证，功在温阳利水；五皮散主治脾虚湿盛，泛溢肌肤所致的皮水，功在利水消肿，理气健脾。惟有苓桂术甘汤具有温化痰饮，健脾利湿的功用。

9. 温脾汤的功用是 (46/1994)

A. 温阳健脾，行气利水　B. 温里散寒，补气健脾　C. 温中补虚，降逆止呕

D. 温中补虚，止痛　E. 温补脾阳，攻下冷积

答案：E。

10. 下列方剂中，具有滋阴益气、泻结泄热功用的是 （44/2005）

A. 增液承气汤　B. 新加黄龙汤　C. 济川煎　D. 麻子仁丸　E. 大黄附子汤

答案：B。增液承气汤的功用为滋阴增液，泄热通便；济川煎的功用为温肾益精，润肠通便；麻子仁丸的功用为润肠泄热，行气通便；大黄附子汤的功用为温阳散结，泻结行滞。只有新加黄龙汤的功用为滋阴益气，泻结泄热。

11. 下列各项中，不属于麻子仁丸组成药物的是 （44/1998）

A. 枳实　B. 厚朴　C. 大黄　D. 当归　E. 芍药

答案：D。麻子仁丸组成：麻子仁、芍药、枳实、大黄、厚朴、杏仁。

12. A. 厚朴、枳实　B. 枳实、甘草　C. 甘草、人参　D. 人参、芍药　E. 芍药、柴胡

(1) 黄龙汤与四逆散均含有的药物是 （87/1999）

(2) 四逆散与逍遥散均含有的药物是 （88/1999）

答案：(1) B；(2) E。黄龙汤由大承气汤加人参、当归、甘草组成。四逆散由柴胡、芍药、枳实、甘草组成。逍遥散由柴胡、当归、芍药、白术、茯苓、甘草、生姜、薄荷组成。黄龙汤、四逆散都含枳实、甘草。

14. A. 防止拒药　B. 振奋胃气　C. 两者均是　D. 两者均非

(1) 服用新加黄龙汤冲服参汁的用意是 （105/2004）

(2) 服用新加黄龙汤冲服姜汁的用意是 （106/2004）

答案：(1) C；(2) C。人参补正，微点姜汁宣通胃气，合人参最宜胃气。

15. 济川煎主治证的主要临床表现是 （149/2000）

A. 大便秘结　B. 头目眩晕　C. 腰膝酸软　D. 小便清长

答案：ABCD。济川煎主治肾虚便秘。症见大便秘结，头目眩晕，小便清长，腰膝酸软，舌淡苔白，脉沉迟。

16. 临证煎煮时，应后下大黄的方剂是 （146/1996）

A. 大承气汤　B. 小承气汤　C. 调胃承气汤　D. 新加黄龙汤

答案：A。

课后巩固——练知识增考技

一、填空题

1. 凡是以泻下药组成，具有________、________、________作用，治疗里实热证的方剂，统称为泻下剂。

2. 患者便秘腹痛，胁下偏痛，发热，手足不温，舌苔白腻，脉弦紧的方剂是________患者大便秘结，脘腹痞满胀痛拒按，口燥咽干，舌红苔黄厚而燥，脉沉实，治宜选方________。

3. 以大承气汤治疗热结旁流证体现________法；以败毒散治疗痢疾初起体现________法。

4. 泻下剂的分类、代表方是，润下剂适用于________，代表方是________；逐水剂适用于________，代表方________。

5. 黄龙汤的功效是________，主治________。

6. 十枣汤的组成是________，其治证的病机是________。

7. 肠胃燥热，津液不足之便秘，宜用________；阳明腑实，气血不足之便秘，宜用________；热结阴亏之便秘，宜用________。

8. 大承气汤用法：水煎，先煎________、________，后下________，________溶服。

9. 大黄在大承气汤中的作用是________。在温脾汤中的作用是________；在麻子仁丸中的作用是________。

二、名词解释

1. 釜底抽薪　2. 急下存阴　3. 泻下剂　4. 热结旁流　5. 脾约

三、简答题

1. 试简述大黄在大承气汤、温脾汤、麻子仁丸的作用特点。
2. 试简述大黄配伍芒硝，大黄配伍附子，大黄配伍麻子仁，大黄、芒硝配伍人参、当归的作用特点。
3. 试简述十枣汤的服用法及方中应用大枣的意义。
4. 使用泻下剂的使用注意事项？
5. 试简述“热结旁流”“釜底抽薪，急下存阴”均可应用大承气汤治疗道理。
6. 试简述脾约丸的证治机理。

四、论述题

1. 试比较大承气汤和黄龙汤功效、主治之异同点。
2. 试述温脾汤的功效、主治、组成原则。
3. 试比较大承气汤、小承气汤、调胃承气汤的异同点。
4. 试述大承气汤的功效、主治、组成原则。

五、选择题

【单选题】

1. 大承气汤组成药物中无
   A. 大黄 B. 甘草 C. 芒硝 D. 枳实 E. 厚朴
2. 麻子仁丸组成药物中无
   A. 麻子仁 B. 杏仁 C. 赤芍药 D. 大黄 E. 厚朴
3. 麻子仁丸的组成是
   A. 小承气汤加麻仁、杏仁、白芍药、甘草 B. 小承气汤加麻仁、杏仁、白芍药、蜂蜜
   C. 调胃承气汤加麻仁、杏仁、白芍药、蜂蜜 D. 调胃承气汤加麻仁、杏仁、白芍药、甘草
   E. 大承气汤加麻仁、杏仁、白芍药
4. 下列除哪项外，均可代表大承气汤的治法
   A. 通因通用 B. 上病下取 C. 急下存阴 D. 釜底抽薪 E. 增水行舟
5. 大承气汤的功效是
   A. 清热凉血 B. 峻下热结 C. 轻下热结 D. 缓下热结
   E. 攻下热结、益气养血
6. 大承气汤的君药是
   A. 芒硝 B. 大黄 C. 枳实 D. 厚朴 E. 大黄、芒硝
7. 下列除哪一项均为大承气汤的主治病证
   A. 热厥属里热积滞者 B. 热结旁流 C. 阴虚肠燥证
   D. 阳明腑实证 E. 痉病属里热积滞者
8. 十枣汤的服用时间是
   A. 中午 B. 清晨 C. 晚上 D. 睡前 E. 饭后
9. 十枣汤组成药物中无
   A. 芫花 B. 甘遂 C. 大戟 D. 甘草 E. 大枣
10. 大承气汤用治热厥，体现的治法是
    A. 通因通用 B. 塞因塞用 C. 寒因寒用 D. 泄可去闭 E. 以泻代清
11. 黄龙汤的功效是
    A. 润肠泻热，行气通便 B. 攻下热结，益气养血
    C. 攻下寒积，温补脾阳 D. 滋阴增液，泄热通便
    E. 逐水通便，行气消肿

12. 黄龙汤组成药物中无
A. 杏仁　B. 当归　C. 人参　D. 芒硝　E. 枳实
13. 温脾汤组成药物中无
A. 大黄　B. 附子　C. 枳实　D. 干姜　E. 人参
14. 温脾汤的君药是
A. 附子、大黄　B. 附子、芒硝　C. 大黄、芒硝　D. 附子、当归　E. 附子、干姜
15. 温脾汤的功效是
A. 温里散寒，行气止痛　B. 攻下寒积，温补脾阳　C. 攻逐寒积，消肿散结
D. 温肾益精，润肠通便　E. 泄热通便，滋阴益气
16. 患者便秘腹痛，脐下绞结，绕脐不止，手足欠温，苔白不渴，脉沉弦而迟。治宜
A. 大承气汤　B. 济川煎　C. 理中丸　D. 四君汤　E. 温脾汤
17. 济川煎的功效是
A. 温里散寒，通便止痛　B. 攻下寒积，温补脾阳　C. 攻逐寒积，温中补虚
D. 温肾益精，润肠通便　E. 以上均不是
18. 济川煎组成药物中无
A. 大黄　B. 当归　C. 牛膝　D. 肉苁蓉　E. 泽泻
19. 患者大便秘结，小便清长，腰膝酸软，舌淡苔白，脉沉迟。治宜
A. 大黄附子汤　B. 温脾汤　C. 济川煎　D. 麻子仁丸　E. 黄龙汤
20. 具有润肠泻热，行气通便功效的方剂是
A. 大承气汤　B. 小承气汤　C. 调胃承气汤　D. 麻子仁丸　E. 济川煎
21. 有关大承气汤组成原则的论述，以下哪一项有错误
A. 大黄为君，泻热通便，荡涤胃肠积滞　B. 芒硝为臣，软坚润燥，泻热通便
C. 枳实为佐，破气消积、除痞　D. 厚朴为佐，行气、消胀除满
E. 甘草为使，调和诸药

【多选题】

22. 温脾汤的功效是
A. 泄热逐水　B. 攻下寒积　C. 温肾益精　D. 温补脾阳　E. 行气散结
23. 取大黄泄热通便功效的方剂是
A. 温脾汤　B. 大承气汤　C. 麻子仁丸　D. 黄龙汤　E. 大黄附子汤
24. 大承气汤和黄龙汤中共有的药物是
A. 大黄　B. 人参　C. 芒硝　D. 枳实　E. 甘草
25. 慎用或禁用泻下剂的指征是
A. 年老体弱　B. 孕妇　C. 产后
D. 正值经期　E. 病后伤津或亡血者
26. 大黄附子汤的辨证要点包括
A. 腹痛便秘　B. 胁下偏痛　C. 手足不温　D. 苔白腻　E. 脉弦紧
27. 温脾汤组成中无
A. 当归　B. 白芍药　C. 干姜　D. 附子　E. 厚朴
28. 使用十枣汤应注意
A. 三药为散，大枣煎汤送服　B. 清晨空腹服用
C. 服药得快利后，宜食糜粥以保养脾胃　D. 年老体弱者慎用，孕妇忌服
E. 每服 0.5～1 g

（选择题答案：1. B　2. C　3. B　4. E　5. B　6. B　7. C　8. B　9. D　10. D　11. B　12. A　13. C　14. A　15. B　16. E　17. D　18. A　19. C　20. D　21. E　22. BD　23. BCD　24. ACD　25. ABCDE　26. ACDE　27. ABE　28. ABCDE）

第三章 和 解 剂

课堂记录——听要点抓考点

1. 功用：和解少阳、调和脏腑功能、调和寒热。
2. 主治证：少阳病半表半里证、脏腑功能失调、寒热错杂等病证。
3. 分类与适应证

	(1) 和解少阳	(2) 调和肝脾	(3) 调和肠胃	(4) 解表治里
主治证	少阳病(半表半里证)	肝脾不和证	肠胃不和,升降失调之心下痞证	表里同病
代表方	小柴胡汤、蒿芩清胆汤	四逆散、逍遥散、痛泻要方	半夏泻心汤	大柴胡汤、葛根芩连汤等

记忆处方——重理解活思维

类方比较：

1. 逍遥散——一贯煎

(1) 两方均具有疏肝理气而止痛之功。用治肝郁不舒所致之胁痛证。

(2) 逍遥散长于疏肝解郁,并能养血健脾,属调和肝脾之剂,临证多用治肝气郁结为主,兼有血虚脾弱之胁痛证,以及妇女月经不调证。表现以两胁作痛,或少腹疼痛,乳房作胀,头痛目眩,口燥咽干,食少体倦,舌淡,脉弦而虚等证为特征。

(3) 一贯煎重在滋养肝肾,兼能疏达肝气,为滋阴疏肝法的代表方,多用治肝肾阴虚,兼有肝气不疏之胸脘胁痛证,临证伴有吞酸吐苦,口燥咽干,舌红少津,脉细弦等征候者。

2. 四物汤——逍遥散

(1) 两方均有补血和血之功,用治肝血不足而头目眩晕,月经不调,舌淡,脉细之证。

(2) 四物汤重在养血补虚,并能行血调经,为临证补血,调血的基本方剂。多用治冲任虚损,营血虚滞所致之血虚证,以及妇女月经不调和胎前,产后血虚兼气滞者。

(3) 逍遥散重在疏肝解郁,并能养血健脾,为妇科调经的常用方剂。多用治肝气郁滞,血虚脾弱之月经不调证或胁痛证。临证见两胁作痛,头痛目眩,口燥咽干,食少体倦,舌淡,脉弦而虚等证。

3. 半夏泻心汤——枳实消痞丸

(1) 均以消补兼施、寒热并用、辛开苦降立法,用治心下痞满、舌苔腻微黄之证。

(2) 半夏泻心汤：重在调和寒热,和胃降逆止呕。用治脾胃虚弱、寒热互结、肠胃不和升降失司之心下痞满不痛、呕吐肠鸣利、舌苔腻微黄、脉滑数之证。

(3) 枳实消痞丸：行气消痞之力大,且有健脾去湿、和胃消食之功,临证以心下痞满证,伴有食少、体倦乏力、大便不调等证为特征。

4. 使用注意

(1) 凡邪在肌表,未入少阳,或邪已入里,阳明热盛者,皆不宜使用和解少阳剂。

(2) 劳倦内伤,或气血虚损所致之寒热往来,均不宜使用和解剂。

第一节 和解少阳

方名	方源	组成	功用	主治	辨证要点
小柴胡汤	《伤寒论》	柴胡、人参、黄芩、生姜半夏、生姜、大枣、炙甘草	和解少阳	①伤寒少阳证。往来寒热,胸胁苦满,默默不欲饮食,心烦喜呕,口苦,咽干,目眩,舌苔薄白,脉弦者。②热入血室证。妇人伤寒,经水适断,寒热发作有时。③黄疸、疟疾以及内伤杂病而见少阳证者	治疗伤寒少阳证的基础方,又是和解少阳法的代表方。临床应用以往来寒热,胸胁苦满,默默不欲饮食,心烦喜呕,口苦,咽干,苔白,脉弦为辨证要点。临床上只要抓住前四者中的一二主证,便可用治疗,不必待其证候悉具。正如《伤寒论》所说:"伤寒中风,有柴胡证,但见一证便是,不必悉具。"
大柴胡汤	《金匮要略》	柴胡、黄芩、大黄、枳实、半夏、芍药、大枣、生姜	和解少阳,内泻热结	少阳阳明合病。往来寒热,胸胁苦满,呕不止,郁郁微烦,心下痞硬,或心下满痛,大便不解或协热下利,舌苔黄,脉弦数有力	治疗少阳阳明合病的常用方。临床应用以往来寒热,胸胁苦满,心下满痛,呕吐,便秘,苔黄,脉弦数有力为辨证要点
蒿芩清胆汤	《重订通俗伤寒论》	青蒿、淡竹茹、姜半夏、赤茯苓、黄芩、枳壳、陈皮、碧玉散(滑石、甘草、青黛)	清胆利湿,和胃化痰	少阳湿热证。寒热如疟,寒轻热重,口苦膈闷,吐酸苦水,或呕黄涎而黏,甚则干呕呃逆,胸胁胀疼,小便黄少,舌红苔白腻,间现杂色,脉数而右滑左弦者	治疗少阳湿热证的代表方。临床应用以寒热如疟,寒轻热重,胸胁胀疼,吐酸苦水,舌红苔腻,脉弦滑数为辨证要点

方名	方解	加减变化	现代运用	注意
小柴胡汤	君:柴胡,透解少阳(半表)之邪;疏畅气机郁滞。臣:黄芩,清泄少阳之热。柴胡、黄芩相配:透表泄热,调畅气机,和解少阳。佐:半夏、生姜,和胃降逆止呕。人参、大枣,益气扶正以祛邪外出;实证以防邪气内传。使:炙甘草,和中调药	若胸中烦而不呕,为热聚于胸,去半夏、人参,加瓜蒌清热理气宽胸;渴者,是热伤津液,去半夏,加天花粉止渴生津;腹中痛,是肝气乘脾,宜去黄芩,加芍药柔肝缓急止痛;胁下痞硬,是气滞痰郁,去大枣,加牡蛎软坚散结;心下悸,小便不利,是水气凌心,宜去黄芩,加茯苓利水宁心;不渴,外有微热,是表邪仍在,宜去人参,加桂枝解表;咳者,是素有肺寒留饮,宜去人参、大枣、生姜,加五味子、干姜温肺止咳	常用于感冒、流行性感冒、疟疾、慢性肝炎、肝硬化、急慢性胆囊炎、胆结石、急性胰腺炎、胸膜炎、中耳炎、产褥热、急性乳腺炎、睾丸炎、胆汁反流性胃炎、胃溃疡等属邪踞少阳,胆胃不和者	因方中柴胡升散,芩、夏性燥,故对阴虚血少者禁用
大柴胡汤	君:柴胡,疏邪透表。臣:黄芩,清少阳郁热;大黄、枳实,泻热通腑,行气破结。佐:白芍药,柔肝缓急止痛。配大黄治腹中实痛;配枳实理气和血,除心下满痛。半夏、生姜,和胃降逆止呕。使(兼):大枣,和中、调药	兼黄疸者,可加茵陈、栀子以清热利湿退黄;胁痛剧烈者,可加川楝子、延胡索以行气活血止痛;胆结石者,可加金钱草、海金沙、郁金、鸡内金以化石	常用于急性胰腺炎、急性胆囊炎、胆石症、胃及十二指肠溃疡等属少阳阳明合病者	

（续表）

方名	方解	加减变化	现代运用	注意
蒿芩清胆汤	君：青蒿，苦寒芳香，清透少阳邪热；黄芩，苦寒，善清胆热，并能燥湿，两药相合，既可内清少阳湿热，又能透邪外出。臣：竹茹，善清胆胃之热，化痰止呕；枳壳，下气宽中，除痰消痞；半夏，燥湿化痰，和胃降逆；陈皮，理气化痰，宽胸畅膈，四药相伍，使热清湿化痰除。佐使：赤茯苓、碧玉散，清热利湿，导邪从小便而去。综合全方，可使胆热退清，痰湿化，气机畅，胃气和，诸症均解	若呕多，加黄连、苏叶清热止呕；湿重，加藿香、薏苡仁、白蔻仁以化湿浊；小便不利，加车前子、泽泻、通草以利小便	常用于肠伤寒、急性胆囊炎、急性黄疸型肝炎、胆汁返流性胃炎、肾盂肾炎、疟疾、盆腔炎、钩端螺旋体病属少阳湿热痰浊内阻者	

蒿芩清胆汤与小柴胡汤比较：两者均能和解少阳，用于邪在少阳、往来寒热、胸胁不适者。但小柴胡汤以柴胡、黄芩配人参、大枣、炙甘草，和解中兼有益气扶正之功，宜于邪踞少阳，胆胃不和者；蒿芩清胆汤以青蒿、黄芩配赤茯苓、碧玉散，于和解之中兼有清热利湿、理气化痰之效，宜于少阳胆热偏重，兼有湿热痰浊者。

第二节 调和肝脾

方名	方源	组成	功用	主治	辨证要点
四逆散	《伤寒论》	柴胡、芍药、枳实、炙甘草	透邪解郁，疏肝理脾	①阳郁厥逆证。手足不温，或腹痛，或泄利下重，脉弦。②肝脾气郁证。胁肋胀闷，脘腹疼痛，脉弦	原治阳郁厥逆证，后世多用作疏肝理脾的基础方。临床应用以手足不温，或胁肋、脘腹疼痛，脉弦为辨证要点
痛泻要方	《丹溪心法》	白术、白芍药、陈皮、防风	补脾柔肝，祛湿止泻	脾虚肝旺之痛泻。肠鸣腹痛，大便泄泻，泻必腹痛，泻后痛缓，舌苔薄白，脉两关不调，左弦而右缓者	治肝脾不和之痛泻的常用方。临床应用以肠鸣腹痛，大便泄泻，泻必腹痛，泻后痛缓，脉左弦而右缓为辨证要点

方名	方解	加减变化	现代运用
四逆散	君：柴胡，疏肝理气，透邪解郁（以助肝用）。臣：白芍药，养阴柔肝，缓急止痛（以补肝体）。柴胡、白芍药相配，疏肝气以助肝用，养阴血以补肝体。佐：枳实，行气导滞而理脾。柴胡、枳实相配，疏肝理脾，调畅气机。使：炙甘草，合芍药酸甘化阴，增强柔肝、缓急止痛之力；调和诸药	若咳者，加五味子、干姜以温肺散寒止咳；悸者，加桂枝以温心阳；小便不利者，加茯苓以利小便；腹中痛者，加炮附子以散里寒；泄利下重者，加薤白以通阳散结；气郁甚者，加香附、郁金以理气解郁；有热者，加栀子以清内热	常用于慢性肝炎、胆囊炎、胆石症、胆道蛔虫症、肋间神经痛、胃溃疡、胃炎、胃肠神经官能症、附件炎、输卵管阻塞、急性乳腺炎等属肝胆气郁，肝脾（或胆胃）不和者
痛泻要方	君：白术，益气补中，健脾燥湿。臣：白芍药，养肝柔肝以泻肝之实缓急止痛。白术、白芍药相配补脾柔肝，培土抑木，调和肝脾。佐：陈皮，芳香化湿以醒脾；防风，散肝疏脾，升清阳以止泻	久泻者，加炒升麻以升阳止泻；舌苔黄腻者，加黄连、煨木香以清热燥湿，理气止泻	常用于急性肠炎、慢性结肠炎、肠道易激综合征等属肝旺脾虚者

第三节 调和肠胃

方 名	半夏泻心汤
方 源	《伤寒论》
组 成	半夏、黄芩、干姜、人参、黄连、大枣、炙甘草
功 用	寒热平调，消痞散结
主 治	寒热错杂之痞证。心下痞，但满而不痛，或呕吐，肠鸣下利，舌苔腻而微黄
辨证要点	治疗中气虚弱，寒热错杂，升降失常而致肠胃不和的常用方；又是体现调和寒热，辛开苦降治法的代表方。临床应用以心下痞满，呕吐泻利，苔腻微黄为辨证要点
方 解	君：半夏，辛开散结以除痞，和胃降逆。臣：干姜，温中散寒（合半夏辛温开结以除寒）；黄连、黄芩，清降泄热（两药苦寒降泄以除热）。君臣配伍，寒热并用以平调寒热；辛开苦降以散结消痞。佐：人参、大枣、炙甘草，补益脾胃，防温燥、苦寒药伤中。使：炙甘草（兼），调和诸药
加减变化	湿热蕴积中焦，呕甚而痞，中气不虚，或舌苔厚腻者，可去人参、甘草、大枣、干姜，加枳实、生姜以下气消痞止呕
现代运用	常用于急慢性胃肠炎、慢性结肠炎、慢性肝炎、早期肝硬化等属中气虚弱，寒热互结者
注 意	主治虚实互见之证，若因气滞或食积所致的心下痞满，不宜使用

考研专题——看未来展宏图

1. 下列方剂中，原方柴胡用量最大的是 （44/2010）

A. 四逆散　　B. 逍遥散　　C. 小柴胡汤　　D. 补中益气汤

答案：C。小柴胡汤（《伤寒论》）组成：柴胡 15 克，黄芩 12 克，人参 9 克，半夏 9 克，炙甘草 6 克，生姜 9 克，大枣 4 枚。逍遥散（《和剂局方》）组成：柴胡 9 克，当归 9 克，白芍药 9 克，白术 9 克，茯苓 9 克，炙甘草 5 克，生姜少许，薄荷少许。四逆散（《伤寒论》）组成：柴胡 12 克，白芍药 12 克，枳实 12 克，甘草 6 克。补中益气汤（《脾胃论》）组成：黄芪 18 克，炙甘草 9 克，人参 6 克，白术 9 克，当归 3 克，陈皮 6 克，升麻 6 克，柴胡 6 克。

2. 逍遥散中配伍薄荷的用意是 （54/2010）

A. 疏散风热　　B. 疏肝散热　　C. 疏肝解郁　　D. 清利头目

答案：C。逍遥散（《太平惠民和剂局方》）组成：柴胡、当归、芍药、茯苓、白术、炙甘草、薄荷、煨生姜。功用：疏肝解郁，养血健脾。主治：血虚脾弱之月经不调证。方解：君：柴胡，疏肝理气而解郁。臣：当归，养血补肝，调血行滞；白芍药，养血敛阴，柔肝缓急。柴胡疏肝气而调肝用，当归、白芍药养阴血而补肝体。佐：白术、茯苓、炙甘草，健脾益气；薄荷，疏达肝气，助柴胡以解肝郁；煨生姜，温胃和中。使：炙甘草（兼），配白芍药以养阴缓急止痛；益气和中调药。

3. A. 黄芩、干姜　　B. 黄连、生姜　　C. 厚朴、陈皮　　D. 人参、茯苓

（1）半夏泻心汤组成中含有的药物是 （99/200）

（2）枳实消痞丸组成中含有的药物是 （100/2010）

答案：（1）A；（2）D。半夏泻心汤（《伤寒论》）组成：半夏、黄芩、干姜、人参、甘草、黄连，大枣。枳实消痞丸组成：干生姜、炙甘草、麦芽曲、白茯苓、白术、半夏曲、人参、厚朴、枳实、黄连。

4. 加味逍遥散的组成是逍遥散加 （47/2009）

A. 牡丹皮、赤芍药　B. 丹参、赤芍药　　C. 牡丹皮、栀子　　D. 丹参、栀子

答案：C。逍遥散属和解剂调肝脾。组成：柴胡（15 g）、当归（15 g）、白芍药（15 g）、白术（15 g）、茯苓（15 g）、生姜（15 g）、薄荷（6 g）、炙甘草（6 g）。加味逍遥散是逍遥散加牡丹皮和栀子各一钱。

5. 体现辛开苦降配伍方法的方剂是 （157/2009）

A. 半夏泻心汤　　B. 枳实消痞丸　　C. 小陷胸汤　　D. 连朴饮

答案：ABC。小陷胸汤：本方以瓜蒌之润制半夏之燥，共清热润燥涤痰；黄连之苦降，半夏之辛散，辛开苦降，清热涤痰，条畅气机，除痰热之结。枳实消痞丸：方中、黄连、半夏曲与干姜辛开苦降、平调寒热，助君臣药（枳实、厚朴）消痞除满。半夏泻心汤：君：半夏，辛开散结以除痞；和胃降逆。臣：干姜，温中散寒（合半夏辛温开结以除寒）；黄连、黄芩，清降泄热（两药苦寒降泄以除热）。君臣配伍，寒热并用以平调寒热，辛开苦降以散结消痞。

6. 应用小柴胡汤，《伤寒论》指出，若"胸中烦而不呕者"，当 (52/2003)

A. "去黄芩，加芍药三两" B. "去大枣，加牡蛎四两"

C. "去黄芩，加茯苓四两" D. "去半夏、人参，加栝蒌实一枚"

E. "去半夏，加人参合前成四两半，加栝蒌根四两"

答案：D。见《伤寒论》："胸中烦而不呕者，去半夏、人参，加栝蒌实一枚。"

7. 痛泻要方的组成药物是 (42/1994)

A. 白芍药、白术、陈皮、甘草 B. 白术、芍药、防风、陈皮

C. 白芍药、白术、陈皮、枳壳 D. 柴胡、白芍药、枳壳、甘草

E. 白芍药、柴胡、枳实、甘草

答案：B。

8. 生姜与干姜同用的方剂是 (44/2001)

A. 半夏泻心汤 B. 生姜泻心汤 C. 甘草泻心汤 D. 生化汤 E. 逍遥散

答案：B。生姜泻心汤组成：生姜、甘草、人参、干姜、黄芩、半夏、黄连、大枣。

9. 下述是对逍遥散配伍意义的分析，其中哪项是不妥当的 (50/2000)

A. 柴胡疏肝解郁，当归、白芍药养血柔肝 B. 白术、茯苓健脾祛湿

C. 薄荷助柴胡疏肝，兼散肝郁所生之热 D. 煨生姜和胃止呕

E. 炙甘草益气和中，兼缓肝急

答案：D。君药柴胡疏肝解郁，使肝气得以条达。白芍药酸苦微寒，养血敛阴，柔肝缓急；臣药当归养血和血，且香气可理气，为血中之气药。佐白术、茯苓、甘草健脾益气，非但实土以抑木，且使营血生化有源；薄荷疏散郁遏之气，透达肝经郁热；生姜降逆和中，且能辛散达郁。另外，柴胡还为肝经引经药，又兼使药之用。

10. 往来寒热，胸胁苦满，郁郁微烦，呕吐不止，心下满痛，大便不解，舌苔黄厚，脉弦有力者，治宜选用 (52/1998)

A. 大承气汤 B. 小承气汤 C. 大柴胡汤 D. 小柴胡汤 E. 调胃承气汤

答案：C。大柴胡汤主治少阳阳明合病，症见往来寒热，胸胁苦满，郁郁微烦，呕吐不止，心下满痛，大便不解，脉弦有力。

11. 白芷在五积散中的主要治疗作用是 (48/1993)

A. 发汗解表 B. 通窍止痛 C. 除湿止带 D. 活血排脓 E. 祛风散结

答案：A。配伍白芷意在发汗解表。

12. 具有疏风解表、泻热通便功用的方剂是 (49/2002)

A. 甘露消毒丹 B. 凉膈散 C. 防风通圣散 D. 大柴胡汤 E. 葛根黄芩黄连汤

答案：C。防风通圣散疏风解表、泻热通便。

13. 痛泻要方中用防风的理论，下列哪一种是错误的 (39/1990)

A. 解表疏风 B. 升发脾中清阳 C. 配白芍药以疏肝 D. 合白术以理脾

E. 补脾胃非防风为引不能行

答案：A。

14. 半夏泻心汤与小柴胡汤两方均含有的药物是 (45/2001)

A. 人参、黄芩、半夏、干姜、甘草 B. 人参、生姜、半夏、甘草、大枣

C. 半夏、黄芩、人参、甘草、大枣 D. 柴胡、人参、黄芩、生姜、甘草

E. 黄连、黄芩、半夏、甘草、大枣

答案：C。半夏泻心汤组成：制半夏、黄芩、人参、甘草、大枣、黄连、干姜组成。小柴胡汤组成：柴胡、半夏、黄芩、人参、甘草、大枣、生姜。

15. 痛泻要方中配伍防风的用意是 (47/1996)

A. 疏风解表 B. 祛风止痛 C. 祛风除湿 D. 散肝舒脾 E. 发散郁火

答案：D。配伍防风意在配白芍药以疏肝，合白术以理脾，升阳胜湿助止泻，并为脾经之引经药。

16. 治疗肝郁化热、脾虚血虚证的最佳选方是 (45/2005)

A. 四逆散 B. 小柴胡汤 C. 逍遥散 D. 加味逍遥散 E. 黑逍遥散

答案：D。四逆散适用于治疗阳郁厥逆证和肝脾不和证；小柴胡汤适用于治疗少阳证；逍遥散适用于治疗肝郁血虚，脾失健运证；黑逍遥散适用于治疗肝脾血虚证，均不是最佳选方。只有加味逍遥散适用于治疗脾虚血虚，又可治疗肝郁化热证。

17. 肝郁血虚，脾失健运，见两胁作痛，神疲食少，脉虚弦者，治宜选用 (35/1991)

A. 一贯煎 B. 越鞠丸 C. 逍遥散 D. 四逆散 E. 以上都不适宜

答案：C。逍遥散主治肝郁血虚脾弱证，症见两胁作痛，头痛目眩，神疲食少，脉虚弦。

18. A. 疏邪透表 B. 解肌清热 C. 疏肝解郁 D. 升阳举陷 E. 透邪舒郁

(1) 柴胡在小柴胡汤中的配伍用意是 (89/1995)

(2) 柴胡在四逆散中的配伍用意是 (90/1995)

答案：(1) A；(2) E。小柴胡汤中配伍柴胡意在疏气机之郁，透少阳之邪。四逆散配伍柴胡意在舒肝解郁，透邪外出。

19. A. 疏肝解郁 B. 疏散风热 C. 清利头目 D. 疏表透疹 E. 散邪利咽

(1) 防风通圣散中配伍薄荷的主要用意是 (91/1995)

(2) 养阴清肺汤中少佐薄荷的主要用意是 (92/1995)

答案：(1) B；(2) E。防风通圣散中配伍薄荷意在疏散风热。养阴清肺汤中少佐薄荷意在疏表利咽。

20. A. 解表清里，升清止泻 B. 疏风解表，清热通便 C. 清热解毒，疏风散邪
D. 发汗祛湿，兼清里热 E. 解表散寒，温肺化饮

(1) 防风通圣散的功用是 (89/1999，83/2004)

(2) 葛根芩连汤的功用是 (90/1999，84/2004)

答案：(1) B；(2) A。

21. A. 温脾汤 B. 凉膈散 C. 大柴胡汤 D. 白头翁汤 E. 新加黄龙汤

(1) 组成药物中含有芍药的方剂是 (89/2002)

(2) 组成药物中含有薄荷的方剂是 (90/2002)

答案：(1) C；(2) B。大柴胡汤组成为柴胡、黄芩、大黄、枳实、芍药、半夏、生姜、大枣。凉膈散组成为朴硝、大黄、栀子、连翘、黄芩、甘草、薄荷。

22. A. 头痛，干呕吐涎沫者 B. 吐利，手足厥冷，烦躁欲死者
C. 两者均可 D. 两者均不可

(1) 四逆散可以用治 (111/1993)

(2) 吴茱萸汤可以用治 (112/1993)

答案：(1) D；(2) C。

23. A. 厥阴头痛 B. 少阴吐利 C. 两者均是 D. 两者均非

(1) 可以用四逆散治疗的病证是 (105/2003)

(2) 可以用吴茱萸汤治疗的病证是 (106/2003)

答案：(1) D；(2) C。四逆散主治阳郁厥逆证及肝脾不和证。吴茱萸汤主治虚寒呕吐；或厥阴头痛，干呕吐涎沫；或少阴吐利，手足厥冷，烦躁欲死。

24. A. 扶正祛邪 B. 益气实里 C. 两者均是 D. 两者均非

(1) 小柴胡汤中配伍人参的用意是 (111/1998)

(2) 龙胆泻肝汤中配伍甘草的用意是 (112/1998)

答案：(1) C；(2) D。小柴胡汤方中人参，一者扶正祛邪，两者益气实里。龙胆泻肝汤中配伍甘草意在，一者缓苦寒之品防其伤胃，两者调和诸药。

25. A. 脾虚气滞 B. 寒热互结 C. 两者均是 D. 两者均非

(1) 半夏泻心汤证的病机是 (113/2002)

(2) 枳实消痞丸证的病机是 (114/2002)

答案：(1) B;(2) C。半夏泻心汤证的病机是，邪在少阳当宜和解，不宜攻下，误下则徒伤其中气。因虚致寒，少阳之邪进一步乘虚内陷，寒热之邪错杂于中焦，影响了气机的升降出入，结于心下而成“痞”，中气即伤，则脾的升清、胃的降浊功能都受到影响。枳实消痞丸证的病机是脾虚气滞，寒热互结。

26. 在四逆散中柴胡的配伍意义是 (147/1992)

A. 和解少阳以退热 B. 透邪升阳以舒郁 C. 合枳实升降调气 D. 合芍药疏肝理脾

答案：BCD。四逆散中配伍柴胡目的：①升发阳气，疏肝解郁；②合枳实升降调气；③合芍药疏肝理脾。

27. 大柴胡汤和小柴胡汤的组成中含有的药物有 (145/1999)

A. 黄芩 B. 半夏 C. 芍药 D. 生姜

答案：ABD。

28. 半夏泻心汤的配伍特点是 (149/1994)

A. 苦辛并用 B. 寒热并用 C. 升降并用 D. 补泻并用

答案：ABD。半夏泻心汤是小柴胡汤去柴胡、生姜加黄连、干姜而成，配伍体现了寒热并用、辛开苦降之法。其半夏、干姜辛开散寒结，温胃止呕；黄连、黄芩苦降泄热结，清肠止泻。

29. 葛根芩连汤的适应证是 (146/1997)

A. 湿热泄泻 B. 湿热痢疾 C. 热利兼表证者 D. 泻利身无热者

答案：ABC。

30. 下列选项中，属于和解剂的有 (130/2006)

A. 痛泻要方 B. 甘露消毒丹 C. 普济消毒饮 D. 四逆散

答案：AD。痛泻要方具有补脾泻肝的功用，四逆散具有透邪解郁、疏肝理脾的功用，二方属于和解剂。甘露消毒丹属于祛湿剂，普济消毒饮属于清热剂。

31. 下列方剂中，组成药物不含干姜的是 (134/2003)

A. 温脾汤 B. 四逆散 C. 理中丸 D. 健脾丸

答案：BD。四逆散组成为柴胡、芍药、枳实、甘草，健脾丸包括四君子汤、焦三仙、肉豆蔻、木香、砂仁、陈皮、黄连。

32. 下列方剂中，组成药物含有人参的是 (132/2003)

A. 小柴胡汤 B. 大建中汤 C. 小青龙汤 D. 小陷胸汤

答案：AB。小柴胡汤组成为柴胡、半夏、黄芩、人参、甘草、大枣、生姜；大建中汤组成为人参、蜀椒、干姜、饴糖。

课后巩固——练知识增考技

一、填空题

1. 痛泻要方的病机是________，方中的君药和臣药分别是________、________。
2. 防风通圣散是集________、________、________、________四法于一方。
3. 葛根芩连汤的功效是________，主治________证。
4. 半夏泻心汤主治________之痞证。
5. 小柴胡汤的四大主证是________、________、________、________。
6. 小柴胡汤与蒿芩清胆汤功效均能________。小柴胡汤善于用治________；蒿芩清胆汤属于用治________。
7. 四逆散用治________之“四逆”证；四逆汤用治________之“四逆”证；当归四逆汤用治________之“四逆”证。

8. 妇人热入血室证，治宜________；肝郁血虚脾弱之月经不调，治宜________；肝脾不和之胁痛、腕腹痛，治宜________。

9. 半夏泻心汤中以________为君药，具有________、________的作用。

10. 蒿芩清胆汤的功效是________，主治________证。

二、名词解释

1. 肝脾不和　　2. 辛开苦降　　3. 和解少阳　　4. 热入血室

三、简答题

1. 半夏泻心汤有什么组方配伍特点？
2. 逍遥散有什么组方配伍特点？
3. 半夏在半夏泻心汤、蒿芩清胆汤、小柴胡汤中各有什么作用？
4. 大柴胡汤有什么组方配伍特点？
5. 痛泻要方的配伍防风的意义是什么？
6. 半夏泻心汤的配伍特点是什么？
7. 柴胡在小柴胡汤、四逆散、逍遥散中各有什么作用？

四、问答题

1. 试述逍遥散的组成原则。
2. 试述蒿芩清胆汤的组成原则。
3. 试述小柴胡汤和蒿芩清胆汤的鉴别应用。
4. 试述小柴胡汤的组成原则。

五、选择题

【单选题】

1. 小柴胡汤中柴胡与黄芩的配伍意义是
   A. 调和营卫　B. 和解少阳　C. 疏肝泄热　D. 理气疏肝　E. 解表燥湿
2. 蒿芩清胆汤的功效是
   A. 清胆利湿，和胃化痰　B. 和解少阳，和胃化痰
   C. 清胆利湿，健脾益气　D. 调和肝脾，行气解郁
   E. 分清化浊，利胆退黄
3. 四逆散组成药物中无
   A. 枳实　B. 柴胡　C. 白芍药　D. 白术　E. 炙甘草
4. 逍遥散中柴胡与白芍药、当归的配伍意义是
   A. 疏肝健脾　B. 疏肝理气　C. 疏肝养血　D. 柔肝止痛　E. 养血健脾
5. 具有透邪解郁，疏肝理气功效的方剂是
   A. 逍遥散　B. 四逆散　C. 小柴胡汤　D. 银翘散　E. 蒿芩清胆汤
6. 小柴胡汤组成药物中无
   A. 半夏　B. 人参　C. 黄芩　D. 茯苓　E. 生姜
7. 蒿芩清胆汤组成药物中无
   A. 竹茹　B. 滑石　C. 青黛　D. 枳壳　E. 人参
8. 患者经行感受外邪，往来寒热，胸胁苦满，咽干，目眩，心烦喜呕，舌苔薄白，脉弦。治宜选用
   A. 逍遥散　B. 蒿芩清胆汤　C. 大柴胡汤　D. 小柴胡汤　E. 半夏泻心汤
9. 大柴胡汤组成药物中无
   A. 大黄　B. 人参　C. 枳实　D. 白芍药　E. 半夏

10. 半夏泻心汤中干姜与黄连、黄芩的配伍意义是
A. 平调寒热 B. 降逆止呕 C. 燥湿和胃 D. 燥湿化痰 E. 化痰消痞
11. 逍遥散组成药物中无
A. 当归 B. 薄荷 C. 枳实 D. 白术 E. 白芍药
12. 患者月经不调，经行头痛，两胁作痛，口燥咽干，神疲食少，目眩，乳房胀痛，舌淡苔白，脉细弦。治宜选用
A. 小柴胡汤 B. 归脾汤 C. 柴胡疏肝散 D. 四物汤 E. 逍遥散
13. 逍遥散与四逆散所共有的药物是
A. 柴胡、白芍药 B. 白术、茯苓 C. 柴胡、当归 D. 枳实、甘草 E. 当归、白芍药
14. 组成药物中同时含有白术、白芍药的方剂是
A. 补中益气汤 B. 逍遥散 C. 小青龙汤 D. 败毒散 E. 大柴胡汤
15. 患者寒热如疟，寒轻热重，口苦胸闷，呕吐酸水，或吐出黄涎，胸胁胀痛，小便短黄，舌红苔白腻，脉弦滑而数。治宜选用
A. 小柴胡汤 B. 蒿芩清胆汤 C. 大柴胡汤 D. 半夏泻心汤 E. 逍遥散
16. 逍遥散与蒿芩清胆汤所共有的药物是
A. 柴胡、白芍药 B. 枳实、陈皮 C. 茯苓、甘草 D. 黄芩、半夏 E. 白术、当归
17. 逍遥散的功效是
A. 疏肝解郁，养血健脾 B. 透邪解郁，理气疏肝 C. 清利肝胆，和胃化痰
D. 疏肝健脾，行气止痛 E. 疏肝理气，活血调经
18. 半夏泻心汤与小柴胡汤所共有的药物是
A. 柴胡、黄芩 B. 半夏、人参 C. 黄连、干姜 D. 生姜、大枣 E. 炙甘草、枳实
19. 痛泻要方的功效是
A. 补脾理气，化湿和胃 B. 补脾柔肝，祛湿止泻
C. 补脾去湿，清肠止泻 D. 清热燥湿，解毒止泻
E. 补脾柔肝，清热止泻
20. 痛泻要方与逍遥散所共有的药物是
A. 陈皮、防风 B. 柴胡、茯苓 C. 白术、白芍药 D. 当归、甘草 E. 薄荷、煨姜
21. 阳郁热厥证，治宜选用
A. 四逆汤 B. 当归四逆汤 C. 四逆散 D. 大承气汤 E. 白虎汤
22. 患者腹痛时发，肠鸣泄泻，泻必腹痛，每于情志不畅时发，两胁疼痛，舌苔薄白，脉弦缓。治宜选用
A. 四逆散 B. 半夏泻心汤 C. 葛根芩连汤 D. 痛泻要方 E. 白头翁汤
23. 半夏泻心汤组成药物中无
A. 柴胡、生姜 B. 人参、干姜 C. 黄芩、黄连 D. 半夏、大枣 E. 炙甘草
24. 患者初见寒热往来，胸胁苦满，因泻后而成心下痞硬，胀满而不痛，时有呕吐，肠鸣泄泻，舌苔微黄而腻，脉弦。治宜选用
A. 半夏泻心汤 B. 小柴胡汤 C. 大柴胡汤 D. 葛根芩连汤 E. 藿香正气散
25. 痛泻要方组成药物中无
A. 白术 B. 枳实 C. 白芍药 D. 陈皮 E. 防风
26. 半夏泻心汤的功效是
A. 和胃降逆，散结消痞 B. 平调寒热，散结除痞
C. 降逆化痰，调和肝脾 D. 平调寒热，理气和胃
E. 补气健脾，散结除痞
27. 小柴胡汤与蒿芩清胆汤所共有的药物是
A. 人参 B. 黄芩 C. 柴胡 D. 青蒿 E. 枳壳
28. 大柴胡汤与小柴胡汤所共有的药物是
A. 黄芩、半夏 B. 人参、生姜 C. 枳实、白芍药 D. 大黄、柴胡 E. 大枣、炙甘草

29. 患者往来寒热，胸胁苦满，呕吐不止，郁郁微烦，心下痞硬，大便秘结，腹中疼痛，舌苔黄，脉弦数有力。治宜选用

A. 小柴胡汤　B. 大柴胡汤　C. 大承气汤　D. 半夏泻心汤　E. 蒿芩清胆汤

30. 大柴胡汤与蒿芩清胆汤所共有的药物是

A. 青蒿、竹茹　B. 大黄、白芍药　C. 陈皮、枳壳　D. 黄芩、半夏　E. 柴胡、大枣

31. 逍遥散中养血柔肝的“药对”是

A. 柴胡与白芍药　B. 当归与白芍药　C. 柴胡与炙甘草　D. 当归与炙甘草　E. 当归与白术

32. 大柴胡汤与逍遥散所共有的药物是

A. 柴胡、白芍药　B. 白术、茯苓　C. 半夏、生姜　D. 大黄、枳实　E. 当归、大枣

33. 和、下合法的方剂是

A. 小柴胡汤　B. 葛根芩连汤　C. 小承气汤　D. 防风通圣散　E. 大柴胡汤

34. 汗、下、清三法合于一方的方剂是

A. 大柴胡汤　B. 防风通圣散　C. 九味羌活汤　D. 葛根芩连汤　E. 调胃承气汤

35. 半夏泻心汤与葛根芩连汤所共有的药物是

A. 黄连、黄芩　B. 半夏、甘草　C. 葛根、白术　D. 人参、大枣　E. 干姜

36. 组成中无黄芩的方剂是

A. 小柴胡汤　B. 大柴胡汤　C. 半夏泻心汤　D. 防风通圣散　E. 痛泻要方

37. 组成中无白芍药的方剂是

A. 逍遥散　B. 蒿芩清胆汤　C. 大柴胡汤　D. 痛泻要方　E. 四逆散

38. 含有碧玉散的方剂是

A. 大柴胡汤　B. 蒿芩清胆汤　C. 防风通圣散　D. 半夏泻心汤　E. 甘草泻心汤

39. 逍遥散中薄荷的作用是

A. 有助解表　B. 条达肝气　C. 清利头目　D. 宣肺利咽　E. 清热解毒

40. 属于小柴胡汤的主治证的是

A. 伤寒少阳证　B. 阳郁厥逆证　C. 黄疸而见大便秘结

D. 少阳湿热证　E. 寒热互结证

41. 大柴胡汤的功效是

A. 透邪解郁，疏肝理脾　B. 和解少阳，内泻热结

C. 疏肝补脾，胜湿止泄　D. 疏风解表，清热通便

E. 和解少阳

【多选题】

42. 逍遥散的功效是

A. 疏肝理气　B. 解郁透热　C. 养血健脾　D. 清热散结　E. 活血止痛

43. 半夏泻心汤的配伍特点是

A. 寒热并用　B. 表里同治　C. 辛开苦降　D. 标本兼治　E. 补泻兼顾

44. 组方中有柴胡、黄芩的方剂是

A. 蒿芩清胆汤　B. 大柴胡汤　C. 小柴胡汤　D. 逍遥散　E. 痛泻要方

45. 痛泻要方中防风的作用是

A. 祛风　B. 散寒　C. 散肝　D. 燥湿　E. 疏脾

46. 四逆散中应用柴胡的作用是

A. 疏肝理气　B. 透少阳邪　C. 透邪解郁　D. 解肌发表　E. 升阳举陷

（选择题答案：1. B　2. A　3. D　4. C　5. B　6. D　7. E　8. D　9. B　10. A　11. C　12. E　13. A　14. B　15. B　16. C　17. A　18. B　19. B　20. C　21. C　22. D　23. A　24. A　25. B　26. B　27. B　28. A　29. B　30. D　31. B　32. A　33. E　34. B　35. A　36. E　37. B　38. B　39. B　40. A　41. B　42. AC　43. ACE　44. BC　45. CE　46. ABC）

第四章 清 热 剂

课堂记录——听要点抓考点

1. 概念：

(1) 组成药物：清热药物为主。

(2) 作用：清热、泻火、凉血、解毒。

(3) 治证：里热证。

2. 分类及适应证：

类 别	适应证	方 剂
清气分热	气分热证	白虎汤、竹叶石膏汤
清营凉血	营血热	清营汤、犀角地黄汤
清热解毒	火热毒盛	黄连解毒汤、凉膈散、普济消毒饮
气血两清	气血两燔	清温败毒饮
清脏腑热	脏腑热证	龙胆泻肝汤、清胃散、芍药汤、泻白散、玉女煎、白头翁汤
清虚热	虚热	青蒿鳖甲汤、当归六黄汤

3. 使用注意：

(1) 辨别热邪所在部位。

(2) 辨别热证真假。

(3) 辨别热证虚实。

(4) 注意保津、护胃。

(5) 寒凉，不宜过用。

4. 立法依据：清热剂主治里热证，里热证根据其临床表现，可以区别其在气分与血分之异，实热、虚热之分，具体脏腑之别。凡此，依据"热者寒之"，"温者清之"理论，皆当如法清之，属八法中的"清法"。

5. 温、热、火三者之间的关系：温、热、火三者同一属性。温盛为热，热极为火，温为热之渐，热为火之极。区别只是程度不同而已，故统称之为"热"。

6. 清虚热方与滋阴清热方的区别：清虚热类方剂有养阴退热作用，适于虚热证。如温病后期，阴液已伤，热留阴分，症见夜热早凉，舌红少苔，脉数者，治宜清透邪热，养阴退热。代表方如青蒿鳖甲汤。而滋阴清热方则针对阴虚所生的内热，症见骨蒸潮热，或盗汗咯血，治宜养阴为主，辅以清热降火者，则非本类方剂之范畴。

第一节 清气分热

方 名	方 源	组 成	功 用	主 治	辨证要点
白虎汤	《伤寒论》	石膏、知母、炙甘草、粳米	清热生津	气分热盛证。壮热面赤，烦渴引饮，汗出恶热，脉洪大有力	治阳明气分热盛证的基础方。临床应用以身大热，汗大出，口大渴，脉洪大为辨证要点

（续表）

方 名	方 源	组 成	功 用	主 治	辨证要点
竹叶石膏汤	《伤寒论》	竹叶、石膏、半夏、麦门冬、人参、粳米、炙甘草	清热生津，益气和胃	伤寒、温病、暑病余热未清，气津两伤证。身热多汗，心胸烦闷，气逆欲呕，口干喜饮，或虚烦不寐，舌红苔少，脉虚数	治疗热病后期，余热未清，气阴耗伤的常用方。临床应用以身热多汗，气逆欲呕，烦渴喜饮，舌红少津，脉虚数为辨证要点

方 名	方 解	加减变化	现代运用	注 意
白虎汤	君：石膏，味辛甘，性大寒，清热泻火，并可止渴除烦。臣：知母，味苦性寒质润，清热养阴，除烦止渴。佐使：粳米、甘草，和中益胃，防君臣药大寒伤中，甘草并能调和诸药。诸药配伍，共成清热生津，止渴除烦之剂，使其热清烦除，津生渴止，由邪热内盛所致之诸证自解	若气血两燔，引动肝风，见神昏谵语、抽搐者，加羚羊角、水牛角以凉肝熄风；若兼阳明腑实，见神昏谵语、大便秘结、小便赤涩者，加大黄、芒硝以泻热攻积；消渴病而见烦渴引饮，属胃热者，可加天花粉、芦根、麦门冬等以增强清热生津之力	常用于感染性疾病，如大叶性肺炎、流行性乙型脑炎，流行性出血热、牙龈炎以及小儿夏季热、糖尿病、风湿性关节炎等属气分热盛者	表证未解的无汗发热，口不渴者；脉见浮细或沉者；血虚发热，脉洪不胜重按者；真寒假热的阴盛格阳证等均不可误用
竹叶石膏汤	竹叶配石膏清透气分余热，除烦止渴为君。人参配麦门冬补气养阴生津为臣。半夏降逆和胃以止呕逆为佐。甘草、粳米和脾养胃以为使。全方清热与益气养阴并用，祛邪扶正兼顾，清而不寒，补而不滞，为本方的配伍特点	若胃阴不足，胃火上逆，口舌糜烂，舌红而干，可加石斛、天花粉等以清热养阴生津；胃火炽盛，消谷善饥，舌红脉数者，可加知母、天花粉以增强清热生津之效；气分热犹盛，可加知母、黄连，增强清热之力	常用于流脑后期、夏季热、中暑等属余热未清，气津两伤者。糖尿病的干渴多饮属胃热阴伤者，亦可应用	清凉质润，如内有痰湿，或阳虚发热，均应忌用

第二节 清营凉血

方 名	方 源	组 成	功 用	主 治	辨证要点
清营汤	《温病条辨》	犀角（现用水牛角）、生地黄、玄参、竹叶心、麦门冬、丹参、金银花、黄连、连翘	清营解毒，透热养阴	热入营分证。身热夜甚，神烦少寐，时有谵语，目常喜开或喜闭，口渴或不渴，斑疹隐隐，脉细数，舌绛而干	治疗热邪初入营分证的常用方。临床应用以身热夜甚，神烦少寐，斑疹隐隐，舌绛而干，脉数为辨证要点
犀角地黄汤（芍药地黄汤）	《小品方》，录自《外台秘要》	犀角（水牛角代）、生地黄、芍药、牡丹皮	清热解毒，凉血散瘀	热入血分证。①热扰心神，身热谵语，舌绛起刺，脉细数。②热伤血络，斑色紫黑、吐血、衄血、便血、尿血等，舌红绛，脉数。③蓄血瘀热，喜忘如狂，漱水不欲咽，大便色黑易解等	是治疗温热病热入血分证的常用方。临床应用以各种失血，斑色紫黑，神昏谵语，身热舌绛为辨证要点

方名	方解	加减变化	现代运用	注意
清营汤	方用苦咸寒之水牛角清解营分之热毒，为君药。热伤营阴，又以生地黄凉血滋阴、麦门冬清热养阴生津、玄参滋阴降火解毒，三药共用，既可甘寒养阴保津，又可助君药清营凉血解毒，共为臣药。君臣相配，咸寒与甘寒并用，清营热而滋营阴，祛邪扶正兼顾。温邪初入营分，故用金银花、连翘、竹叶清热解毒，轻清透泄，使营分热邪有外达之机，促其透出气分而解；黄连苦寒，清心解毒；丹参清热凉血，并能活血散瘀，可防热与血结。此五味均为佐药。本方的配伍特点是以清营解毒为主，配以养阴生津和"透热转气"，使入营之邪透出气分而解，诸症自愈。	若寸脉大，舌干较甚者，可去黄连，以免苦燥伤阴；若热陷心包而窍闭神昏者，可与安宫牛黄丸或至宝丹合用以清心开窍；若营热动风而见痉厥抽搐者，可配用紫雪，或酌加羚羊角、钩藤、地龙以熄风止痉；若兼热痰，可加竹沥、天竺黄、川贝母之属，清热涤痰；营热多系由气分传入，如气分热邪犹盛，可重用金银花、连翘、黄连，或更加石膏、知母，及大青叶、板蓝根、贯众之属，增强清热解毒之力	常用于乙型脑炎、流行性脑脊髓膜炎、败血症、肠伤寒或其他热性病证属热入营分者	使用应注意舌诊，原著说："舌白滑者，不可与也"，并在该条自注中说："舌白滑，不惟热重，湿亦重矣，湿重忌柔润药"，以防滋腻而助湿留邪
犀角地黄汤（芍药地黄汤）	方用苦咸寒之犀角为君，凉血清心而解热毒，使火平热降，毒解血宁。臣以甘苦寒之生地黄，凉血滋阴生津，一以助犀角清热凉血，又能止血；一以复已失之阴血。用苦微寒之赤芍与辛苦微寒之牡丹皮共为佐药，清热凉血，活血散瘀，可收化斑之功。四药相配，共成清热解毒，凉血散瘀之剂。配伍特点：凉血与活血散瘀并用，使热清血宁而无耗血动血之虑，凉血止血又无冰伏留瘀之弊	若见蓄血、喜忘如狂者，系热燔血分，邪热与瘀血互结，可加大黄、黄芩，以清热逐瘀与凉血散瘀同用；郁怒而夹肝火者，加柴胡、黄芩、栀子以清泻肝火；用治热迫血溢之出血证，可酌加白茅根、侧柏炭、小蓟等，以增强凉血止血之功	常用于重症肝炎、肝昏迷、弥漫性血管内凝血、尿毒症、过敏性紫癜、急性白血病、败血症等属血分热盛者	寒凉清滋，对于阳虚失血，脾胃虚弱者忌用

犀角地黄汤与清营汤比较：两者均以水牛角、生地黄为主，以治热入营血证。但清营汤是在清热凉血中伍以金银花、连翘等轻清宣透之品，寓有"透热转气"之意，适用于邪初入营尚未动血之证；配伍赤芍药、牡丹皮泄热散瘀，寓有"凉血散血"之意，用治热入血分而见耗血、动血之证。

第三节 清热解毒

方名	方源	组成	功用	主治	辨证要点
黄连解毒汤	方出《肘后备急方》，名见《外台秘要》引崔氏方	黄连、黄芩、黄柏、栀子	泻火解毒	三焦火毒证。大热烦躁，口燥咽干，错语不眠；或热病吐血、衄血；或热甚发斑，或身热下利，或湿热黄疸；或外科痈疡疔毒，小便黄赤，舌红苔黄，脉数有力	苦寒直折，清热解毒的基础方。临床应用以大热烦躁，口燥咽干，舌红苔黄，脉数有力为辨证要点
凉膈散	《太平惠民和剂局方》	连翘、川大黄、朴硝、甘草、山栀子仁、薄荷、黄芩、竹叶、蜂蜜	泻火通便，清上泄下	中二焦邪郁生热证。烦躁口渴，面赤唇焦，胸膈烦热，口舌生疮，睡卧不宁，谵语狂妄，或咽痛吐衄，便秘溲赤，或大便不畅，舌红苔黄，脉滑数	治疗上、中二焦火热炽盛的常用方。临床应用以胸膈烦热，面赤唇焦，烦躁口渴，舌红苔黄，脉数为辨证要点
普济消毒饮	《东垣试效方》	黄芩、黄连、陈皮、甘草、玄参、柴胡、桔梗、连翘、板蓝根、马勃、牛蒡子、薄荷、僵蚕、升麻	清热解毒，疏风散邪	大头瘟。恶寒发热，头面红肿焮痛，目不能开，咽喉不利，舌燥口渴，舌红苔白兼黄，脉浮数有力	治疗大头瘟的常用方剂。临床应用以头面红肿掀痛，恶寒发热，舌红苔白兼黄，脉浮数为辨证要点

（续表）

方名	方源	组成	功用	主治	辨证要点
仙方活命饮	《校注妇人良方》	金银花、白芷、贝母、防风、赤芍药、当归尾、甘草、皂角刺、穿山甲、天花粉、乳香、没药、陈皮	清热解毒，消肿溃坚，活血止痛	阳证痈疡肿毒初起。红肿焮痛，或身热凛寒，苔薄白或黄，脉数有力	是治疗热毒痈肿的常用方，前人云："此疡门开手攻毒之第一方也"，凡痈肿初起属于阳证者均可运用。临床应用以局部红肿焮痛，甚则伴有身热凛寒，脉数有力为辨证要点

方名	方解	加减变化	现代运用	注意
黄连解毒汤	君：黄连，清心泻火；泻中焦之火。臣：黄芩，清肺泻热，泻上焦之火。佐：黄柏，清下焦之火；栀子，清泻三焦之火；导热下行，引药入三焦，兼为使药	便秘者，加大黄以泻下焦实热；吐血、衄血、发斑者，酌加玄参、生地黄、牡丹皮以清热凉血；发黄者，加茵陈、大黄，以清热祛湿退黄；疔疮肿毒者，加蒲公英、金银花、连翘，增强清热解毒之力	常用于败血症、脓毒血症、痢疾、肺炎、泌尿系感染、流行性脑脊髓膜炎、乙型脑炎以及感染性炎症等属热毒为患者	为大苦大寒之剂，久服或过量易伤脾胃，非火盛者不宜使用
凉膈散	君：连翘，清热解毒。臣：黄芩，清胸膈郁热；栀子，泻三焦之火，导热下行。佐：薄荷、竹叶，轻清疏散，解热于上；大黄、芒硝、甘草（调胃承气汤），泻火通便，导热于下。使：白蜜、甘草，益胃护中，缓和药性	若热毒壅阻上焦，症见壮热、口渴、烦躁、咽喉红肿、大便不燥者，可去朴硝，加石膏、桔梗以增强清热凉膈之功	常用于咽炎、口腔炎、急性扁桃体炎、胆道感染、急性黄疸型肝炎等属上、中二焦火热者	
普济消毒饮	君：黄连、黄芩，清热解毒。臣：连翘、牛蒡子、薄荷、僵蚕，疏散头面风热。佐：玄参、马勃、板蓝根，清热解毒利咽；桔梗、甘草，清利咽喉，清热解毒；升麻、柴胡，疏风散热，引药上行（"火郁发之"）；陈皮，理气疏壅。使：甘草调和诸药，兼作使药	若大便秘结者，可加酒大黄以泻热通便；腮腺炎并发睾丸炎者，可加川楝子、龙胆草以泻肝经湿热	常用于丹毒、腮腺炎、急性扁桃体炎、淋巴结炎伴淋巴管回流障碍等属风热邪毒为患者	
仙方活命饮	君：金银花，清热解毒，消散痈疮。臣：当归尾、赤芍药、没药、乳香，活血散瘀，消肿止痛；陈皮，理气通滞散结。佐：白芷、防风，疏风透邪，散结消肿，透达营卫；穿山甲、皂角刺，通行经络，溃坚决壅；天花粉、贝母，清热化痰，散结排脓。使：甘草，清热解毒，调和诸药	红肿痛甚，热毒重者，可加蒲公英、连翘、紫花地丁、野菊花等以加强清热解毒之力；便秘者，加大黄以泻热通便；血热盛者加牡丹皮以凉血；气虚者加黄芪以补气；不善饮酒者可用酒水各半或用清水煎服。还可根据疮疡肿毒所在部位的不同适当加入引经药，以使药力直达病所。除煎煮取汁内服外，其药渣可捣烂外敷	常用于治疗化脓性炎症，如蜂窝织炎、化脓性扁桃体炎、乳腺炎、脓疱疮、疖肿、深部脓肿等属阳证、实证者	只可用于痈肿未溃之前，若已溃断不可用；性偏寒凉，阴证疮疡忌用；脾胃本虚，气血不足者均应慎用

第四节 清脏腑热

方名	方源	组成	功用	主治	辨证要点
导赤散	《小儿药证直诀》	生地黄、木通、生甘草、竹叶	清心利水养阴	心经火热证。心胸烦热，口渴面赤，意欲饮冷，以及口舌生疮；或心热移于小肠，小便赤涩刺痛，舌红，脉数	治心经火热证的常用方，又是体现清热利水养阴治法的基础方。临床应用以心胸烦热，口渴，口舌生疮或小便赤涩，舌红脉数为辨证要点

（续表）

方名	方源	组成	功用	主治	辨证要点
龙胆泻肝汤	《医方集解》	龙胆草、黄芩、栀子、泽泻、木通、当归、生地黄、车前子、柴胡、生甘草	清泻肝胆实火，清利肝经湿热	①肝胆实火上炎证。头痛目赤，胁痛，口苦，耳聋，耳肿，舌红苔黄，脉弦数有力。②肝经湿热下注证。阴肿，阴痒，筋痿，阴汗，小便淋浊，或妇女带下黄臭等，舌红苔黄腻，脉弦数有力	治肝胆实火上炎，湿热下注的常用方。临床应用以口苦溺赤，舌红苔黄，脉弦数有力为辨证要点
左金丸	《丹溪心法》	黄连、吴茱萸	清泻肝火，降逆止呕	肝火犯胃证。胁肋疼痛，嘈杂吞酸，呕吐口苦，舌红苔黄，脉弦数	是治疗肝火犯胃，肝胃不和证的常用方。临床应用以呕吐吞酸，胁痛口苦，舌红苔黄，脉弦数为辨证要点
苇茎汤	《外台秘要》引《古今录验方》	苇茎、薏苡仁、瓜瓣、桃仁	清肺化痰，逐瘀排脓。	肺痈，热毒壅滞，痰瘀互结证。身有微热，咳嗽痰多，甚则咳吐腥臭脓血，胸中隐隐作痛，舌红苔黄腻，脉滑数	治肺痈的常用方剂，不论肺痈之将成或已成，均可使用。临床应用以胸痛，咳嗽，吐腥臭痰或吐脓血，舌红苔黄腻，脉数为辨证要点
泻白散	《小儿药证直诀》	地骨皮、桑白皮、炙甘草、粳米	清泻肺热，止咳平喘	肺热喘咳证。气喘咳嗽，皮肤蒸热，日晡尤甚，舌红苔黄，脉细数	是治疗肺热喘咳的常用方剂。临床应用以咳喘气急，皮肤蒸热，舌红苔黄，脉细数为辨证要点
清胃散	《脾胃论》	生地黄、当归、牡丹皮、川黄连、升麻、石膏	清胃凉血	胃火牙痛。牙痛牵引头疼，面颊发热，其齿喜冷恶热，或牙宣出血，或牙龈红肿溃烂，或唇舌腮颊肿痛，口气热臭，口干舌燥，舌红苔黄，脉滑数	治胃火牙痛的常用方，凡胃热证或血热火郁者均可使用。临床应用以牙痛牵引头痛，口气热臭，舌红苔黄，脉滑数为辨证要点
葛根黄芩黄连汤	《伤寒论》	葛根、炙甘草、黄芩、黄连	解表清里	胁热下利。身热下利，胸脘烦热，口干作渴，喘而汗出，舌红苔黄，脉数或促	简称葛根芩连汤，是治疗热泻、热痢的常用方。临床应用以身热下利，苔黄脉数为辨证要点
芍药汤	《素问病机气宜保命集》	芍药、当归、黄连、槟榔、木香、甘草、大黄、黄芩、肉桂	清热燥湿，调气和血	湿热痢疾。腹痛，便脓血，赤白相兼，里急后重，肛门灼热，小便短赤，舌苔黄腻，脉弦数	治疗湿热痢疾的常用方。临床应用以痢下赤白，腹痛里急，苔腻微黄为辨证要点
白头翁汤	《伤寒论》	白头翁、黄连、黄柏、秦皮	清热解毒，凉血止痢	热毒痢疾。腹痛，里急后重，肛门灼热，下痢脓血，赤多白少，渴欲饮水，舌红苔黄，脉弦数	治疗热毒血痢之常用方。临床应用以下痢赤多白少，腹痛，里急后重，舌红苔黄，脉弦数为辨证治要点

方名	方解	加减变化	现代运用	注意
导赤散	方中生地黄甘寒而润，入心肾经，凉血滋阴以制心火；木通苦寒，入心与小肠经，上清心经之火，下导小肠之热，两药相配，滋阴制火而不恋邪，利水通淋而不伤阴，共为君药。竹叶甘淡，清心除烦，淡渗利窍，导心火下行，为臣药。生甘草梢清热解毒，尚可直达茎中而止痛，并能调和诸药，还可防木通、生地黄之寒凉伤胃，为方中佐使	若心火较盛，可加黄连以清心泻火；心热移于小肠，小便不通，可加车前子、赤茯苓以增强清热利水之功；阴虚较甚，加麦门冬增强清心养阴之力；小便淋涩明显，加萹蓄、瞿麦、滑石之属，增强利尿通淋之效；出现血淋，可加白茅根、小蓟、墨旱莲凉血止血	常用于口腔炎、鹅口疮、小儿夜啼等属心经有热者；急性泌尿系感染属下焦湿热者，亦可加减治之	方中木通苦寒，生地黄阴柔寒凉，故脾胃虚弱者慎用

（续表）

方名	方解	加减变化	现代运用	注意
龙胆泻肝汤	君：龙胆草，清肝胆实火，泻肝胆湿热。臣：黄芩、栀子，泻火解毒，清热燥湿。泽泻、木通、车前子，清热利湿，导湿热下行。两组药物助君药清肝胆实火、湿热。佐：生地黄、当归，补血养阴，以养肝体（泻中兼补），防止热伤阴血、苦燥渗利药物伤阴；柴胡，疏肝清热，以助肝用，引药入肝胆经（兼使药）。使：甘草，和中调药	若肝胆实火较盛，可去木通、车前子，加黄连以助泻火之力；若湿盛热轻者，可去黄芩、生地黄，加滑石、薏苡仁以增强利湿之功；若玉茎生疮，或便毒悬痈，以及阴囊肿痛，红热甚者，可去柴胡，加连翘、黄连、大黄以泻火解毒	常用于治疗顽固性偏头痛、头部湿疹、高血压、急性结膜炎、虹膜睫状体炎、外耳道疖肿、鼻炎、急性黄疸型肝炎、急性胆囊炎，以及泌尿生殖系炎症、急性肾盂肾炎、急性膀胱炎、尿道炎、外阴炎、睾丸炎、腹股沟淋巴腺炎、急性盆腔炎、带状疱疹等病属肝经实火、湿热者	方中药多苦寒，易伤脾胃，故对脾胃虚寒和阴虚阳亢之证，皆非所宜
左金丸	方中重用黄连为君，清泻肝火，使肝火得清，自不横逆犯胃；黄连亦善清泻胃热，胃火降则其气自和，一药而两清肝胃，标本兼顾。然气郁化火之证，纯用大苦大寒既恐郁结不开，又虑折伤中阳，故又少佐辛热之吴茱萸，一则疏肝解郁，以使肝气条达，郁结得开；一则反佐以制黄连之寒，使泻火而无凉遏之弊；一则取其下气之用，以和胃降逆；一则可引领黄连入肝经。如此一味而功兼四用，以为佐使。二药合用，共收清泻肝火，降逆止呕之效。配伍特点是辛开苦降，肝胃同治，泻火而不至凉遏，降逆而不碍火郁，相反相成，使肝火得清，胃气得降，则诸症自愈。一名回令丸，《医方集解》又名萸连丸	黄连与吴茱萸用量比例为6∶1。吞酸重者，加海螵蛸、煅瓦楞以制酸止痛；胁肋疼甚者，可合四逆散以加强疏肝和胃之功	常用于胃炎、食管炎、胃溃疡等属肝火犯胃者	
苇茎汤	方中苇茎甘寒轻浮，善清肺热，为肺痈必用之品，故用以为君。瓜瓣清热化痰，利湿排脓，能清上彻下，肃降肺气，与苇茎配合则清肺宣壅，涤痰排脓；薏苡仁甘淡微寒，上清肺热而排脓，下利肠胃而渗湿，二者共为臣药。桃仁活血逐瘀，可助消痈，是为佐药	若肺痈脓未成者，宜加金银花、鱼腥草以增强清热解毒之功；脓已成者，可加桔梗、贝母以增强化痰排脓之效	常用于肺脓肿、大叶性肺炎、支气管炎、百日咳等属肺热痰瘀互结者	
泻白散	君：桑白皮，清泻肺热，止咳平喘。臣：地骨皮，清肺中伏火，养阴退热。佐、使：粳米、炙甘草，益气养胃，调和诸药	肺经热重者，可加黄芩、知母等以增强清泄肺热之效；燥热咳嗽者，可加瓜蒌皮、川贝母等润肺止咳；阴虚潮热者，加银柴胡、鳖甲滋阴退热；热伤阴津，烦热口渴者，加天花粉、芦根清热生津	可用于小儿麻疹初期、肺炎或支气管炎等属肺中伏火郁热者	药性平和，尤宜于正气未伤，伏火不甚者。风寒咳嗽或肺虚喘咳者不宜使用
清胃散	方中黄连苦寒泻火，以清胃中积热；生地黄、牡丹皮滋阴凉血清热；当归养血和血；升麻散火解毒，兼为阳明引经之药	若兼肠燥便秘者，可加大黄以导热下行；口渴饮冷者，加重石膏用量，再加玄参、天花粉以清热生津；胃火炽盛之牙衄，可加牛膝导血热下行	常用于口腔炎、牙周炎、三叉神经痛等属胃火上攻者	牙痛属风寒及肾虚火炎者不宜
葛根黄芩黄连汤	君：葛根，解表清热，升清阳而止利。臣：黄芩、黄连，清热燥湿，厚肠止泻。佐使：炙甘草，和中调药。	腹痛者，加炒白芍药以柔肝止痛；热痢里急后重者，加木香、槟榔以行气而除后重；兼呕吐者，加半夏以降逆止呕；夹食滞者，加山楂以消食	常用于急性肠炎、细菌性痢疾、肠伤寒、胃肠型感冒等属表证未解，里热甚者	若虚寒下利者忌用

（续表）

方名	方解	加减变化	现代运用	注意
芍药汤	方中黄芩、黄连性味苦寒，入大肠经，功擅清热燥湿解毒，以除致病之因，为君药。重用芍药养血和营、缓急止痛，配以当归养血活血，体现了"行血则便脓自愈"之义，且可兼顾湿热邪毒熏灼肠络，伤耗阴血之虑；木香、槟榔行气导滞，"调气则后重自除"，四药相配，调和气血，是为臣药。大黄苦寒沉降，合芩连则清热燥湿之功著，合归、芍则活血行气之力彰，其泻下通腑作用可通导湿热积滞从大便而去，体现"通因通用"之法。方以少量肉桂，其辛热温通之性，既可助归、芍行血和营，又可防呕逆拒药，属佐助兼反佐之用。炙甘草和中调药，与芍药相配，又能缓急止痛，亦为佐使	原方后有"如血痢则渐加大黄；汗后脏毒加黄柏半两"，可资临床参考。在运用时，如苔黄而干，热甚伤津者，可去肉桂，加乌梅，避温就凉；如苔腻脉滑，兼有食积，加山楂、神曲以消导；如热毒重者，加白头翁、金银花增强解毒之力；如痢下赤多白少，或纯下血痢，加牡丹皮、地榆凉血止血。	常用于细菌性痢疾、阿米巴痢疾、过敏性结肠炎、急性肠炎等属湿热为患者	痢疾初起有表证者忌用
白头翁汤	君：白头翁，清热解毒，凉血止痢。臣：黄连、黄柏，清热燥湿，厚肠止痢。佐使：秦皮，清热解毒，收敛止痢	若外有表邪，恶寒发热者，加葛根、连翘、金银花以透表解热；里急后重较甚，加木香、槟榔、枳壳以调气；脓血多者，加赤芍药、牡丹皮、地榆以凉血和血；夹有食滞者，加焦山楂、枳实以消食导滞；用于阿米巴痢疾，配合吞服鸦胆子（桂圆肉包裹），疗效更佳	常用于阿米巴痢疾、细菌性痢疾属热毒偏盛者	

左金丸与龙胆泻肝汤的比较：两者皆用于肝经实火、胁痛口苦等证。但左金丸主要用于肝经郁火犯胃之呕吐吞酸等证，有降逆和胃之功，而无清利湿热作用，泻火作用较弱；龙胆泻肝汤主要用于肝经实火上攻之目赤耳聋，或湿热下注之淋浊阴痒等症，有清利湿热之功，而无和胃降逆作用，泻火之力较强。

第五节 清虚热

方名	青蒿鳖甲汤
方源	《温病条辨》
组成	青蒿、鳖甲、细生地、知母、牡丹皮
功用	养阴透热
主治	温病后期，邪伏阴分证。夜热早凉，热退无汗，舌红苔少，脉细数
辨证要点	适用于温热病后期，余热未尽而阴液不足之虚热证。临床应用以夜热早凉，热退无汗，舌红少苔，脉细数为辨证要点
方解	君：青蒿，清热透络，引邪外出；鳖甲，滋阴清热，入络搜邪。鳖甲引药入阴；青蒿透邪外出，两药合用，有"先入后出之妙"。
加减变化	若暮热早凉，汗解渴饮，可去生地黄，加天花粉以清热生津止渴；兼肺阴虚，加沙参、麦门冬滋阴润肺；如用于小儿夏季热，加白薇、荷梗祛暑退热
现代运用	可用于原因不明的发热、各种传染病恢复期低热、慢性肾盂肾炎、肾结核等属阴虚内热，低热不退者
注意	阴虚欲作动风者不宜使用

考研专题——看未来展宏图

1. 泻白散证发热的特征是 (52/2010)

A. 入暮渐热　B. 皮肤蒸热　C. 日晡潮热　D. 夜热早凉

答案：B。泻白散主治：肺热喘咳证。症见：喘咳，气急舌红苔黄，脉细数；肺有伏火郁热，气机上逆；皮肤蒸热，日晡尤甚。热伏阴分，损伤阴液。

2. 下列方剂中，组成药物含石膏、知母的是 (151/2010)

A. 玉女煎　B. 清骨散　C. 消风散　D. 防风通圣散

答案：AC。玉女煎：生石膏、熟地黄、麦门冬、知母、牛膝；清骨散：银柴胡、胡黄连、地骨皮、知母、秦艽、青蒿、鳖甲、甘草；消风散：当归、生地黄、防风、蝉蜕、知母、苦参、胡麻仁、荆芥、苍术、牛蒡子、石膏；防风通圣散：防风、川芎、当归、芍药、大黄、薄荷叶、麻黄、连翘、芒硝、石膏、黄芩、桔梗、滑石、甘草、荆芥、白术、栀子。

3. 下列方剂中，遣药配伍寓"火郁发之"之意的是 (153/2010)

A. 普济消毒饮　B. 清胃散　C. 凉膈散　D. 泻白散

答案：AB。清胃散中配伍升麻清热解毒、能升能散、有"火郁发之"之义。普济消毒饮中配伍升麻、柴胡的用意是疏散风热，寓"火郁发之"之意和引药上行。

4. 龙胆泻肝汤中用以清热利湿的药物是 (159/2010)

A. 泽泻　B. 木通　C. 黄芩　D. 车前子

答案：ABD。龙胆泻肝汤：泻肝胆实火，清下焦湿热。君：龙胆草，清肝胆实火，泻肝胆湿热。臣：黄芩、栀子，泻火解毒，清热燥湿；泽泻、木通、车前子，清热利湿，导湿热下行。佐：生地黄、当归，补血养阴，以养肝体（泻中兼补），防止热伤阴血、苦燥渗利药物伤阴；柴胡疏肝清热，以助肝用，引药入肝胆经（兼使药）。使：甘草，和中调药。

5. 遣药配伍中体现"通因通用"之法的方剂是 (55/2009)

A. 凉膈散　B. 白头翁汤　C. 芍药汤　D. 葛根黄芩黄连汤

答案：C。芍药汤之君：白芍，止痢，缓急止痛，敛阴养血。臣：黄芩、黄连，清热燥湿，泻火解毒，厚肠止痢。佐：当归，补血行血（行血则便脓自愈）；木香、槟榔，行气导滞，消积止痛（调气则后重自除）；大黄，荡涤湿热积滞（通因通用）；大黄配伍黄连、黄芩，清中有泻，导热下行；大黄配伍当归，活血行滞，以除"脓便"；大黄配伍槟榔，消导积滞。肉桂，助当归以行血和血，防止苦寒药物的伤阳或冰伏湿热邪气之弊。使：甘草，调和诸药；合白芍缓急止痛。配伍特点：寒热并用，以寒（清热燥湿）为主；气血并治；"通因通用"。

6. A. 载药上行　B. 祛痰利咽　C. 开上通下　D. 宣肺利气

(1)清瘟败毒饮中配伍桔梗意在 (101/2009)

(2)天王补心丹中配伍桔梗意在 (102/2009)

答案：(1)A；(2)A。清瘟败毒饮：是由白虎汤、黄连解毒汤、犀角地黄汤三方加减而成，即白虎汤（减去粳米）、犀角地黄汤、黄连解毒汤（减去黄柏），加入玄参、连翘、桔梗、竹叶。药物配伍以清气分热为主，辅以泻火解毒、凉血散瘀。桔梗和竹叶取其"载药上行"之用。天王补心丹：君药生地黄，滋阴养血。臣药玄参、天门冬、麦门冬，滋阴养血清热。佐药丹参、当归身，补养心血；人参、茯苓，大补元气，宁心益智；酸枣仁、柏子仁、远志、五味子，补心宁心安神，交通心肾。使药朱砂，镇心安神；桔梗，载药上行；配丹参行气活血，使诸药滋而不腻，补而不滞。

7. 某患者，大热渴饮，吐衄发斑，谵语神昏，视物昏瞀，四肢抽搐，舌绛唇焦，脉沉数有力，治宜选用 (53/2001)

A. 白虎汤　B. 犀角地黄汤　C. 黄连解毒汤　D. 清瘟败毒饮　E. 桃核承气汤

答案：D。清瘟败毒饮主治瘟疫热毒，气血两燔证，症见大热渴饮，吐衄发斑，谵语神昏，视物昏瞀，四肢抽搐，舌绛唇焦，脉沉数有力。

8. 仙方活命饮与普济消毒饮两方均含有的药物是 (46/2000)

A. 贝母　B. 连翘　C. 金银花　D. 陈皮　E. 乳香

答案：D。仙方活命饮组成为金银花、白芷、贝母、防风、赤芍药、归尾、甘草节、皂角刺、穿山甲、天花粉、乳香、陈皮；普济消毒饮组成为黄芩、黄连、陈皮；甘草、玄参、柴胡、桔梗、连翘、板蓝根、马勃、牛蒡子、薄荷、僵蚕、升麻。

9. 下列方剂组成药物中不含大黄的是 (43/1993)

A. 大陷胸汤 B. 三物备急丸 C. 麻子仁丸 D. 舟车丸 E. 泻黄散

答案：E。泻黄散组成：防风、石膏、甘草、栀子、藿香。

10. 身热多汗，心胸烦闷，气逆欲呕，体倦口干，舌红少苔，脉象虚数者，治宜选用 (36/1991)

A. 导赤散 B. 白虎加人参汤 C. 生脉散 D. 竹叶石膏汤 E. 王氏清暑益气汤

答案：D。竹叶石膏汤主治气津两伤证，症见身热多汗，心胸烦闷，气逆欲呕，体倦口干，舌红少苔，脉象虚数。

11. 芍药汤的功用是(46/2005)

A. 调和气血，清热解毒 B. 清热解毒，凉血止痢

C. 清热利湿，升清降浊 D. 清热化湿，理气和中

E. 利湿化浊，清热解毒

答案：A。清热解毒、凉血止痢是白头翁汤的功用；清热利湿、升清降浊是蚕矢汤的功用；清热化湿、理气和中是连朴饮的功用；利湿化浊、清热解毒是甘露消毒丹的功用。惟有调和气血、清热解毒是芍药汤的功用。

12. 体现"以泻为清"治法的方剂是 (49/1994)

A. 葛根黄芩黄连汤 B. 凉膈散 C. 白头翁汤 D. 大柴胡汤 E. 防风通圣散

答案：B。凉膈散清上与泻下并行，泻下为清泄胸膈郁热而设。

13. 组成药物中含有竹叶的方剂是 (43/1997)

A. 黄连解毒汤 B. 普济消毒饮 C. 清瘟败毒饮 D. 龙胆泻肝汤 E. 以上都不是

答案：C。清瘟败毒饮含有犀角地黄汤、白虎汤、黄连解毒汤三方，另外还有桔梗、玄参、连翘、鲜竹叶。

14. 组成药物中不含白芍的方剂是 (44/2002)

A. 羚角钩藤汤 B. 镇肝熄风汤 C. 龙胆泻肝汤 D. 真人养脏汤 E. 大定风珠

答案：C。龙胆泻肝汤组成为龙胆草、栀子、黄芩、木通、泽泻、当归、生地、柴胡、生甘草。

15. 治疗带下色白或淡黄，清稀无臭，面色白，倦怠便溏，舌淡苔白，脉缓的最佳选方是 (47/2005)

A. 龙胆泻肝汤 B. 完带汤 C. 参苓白术散 D. 清带汤 E. 四君子汤

答案：B。根据题干中所描述的主治症状属肝郁乘脾，脾失健运，湿浊下注所致的带下。当以健脾舒肝、化湿止带为治。在备选项中，龙胆泻肝汤适用于肝经湿热下注所致的带下证，重在清利肝胆湿热；参苓白术散适用于脾虚湿盛所致的带下，重在健脾利湿，治本为主；清带汤适用于脾虚湿盛所致带下，重在健脾固涩，治标为主；四君子汤适用于脾胃气虚，湿浊下注所致的带下，重在健脾扶正为主。唯完带汤最适于肝郁脾虚所致的带下证。

16. 肺热咳嗽，甚则气急欲喘，皮肤蒸热，日晡尤甚，舌红苔黄，脉象细数者，治宜选用 (51/2001)

A. 麻杏甘石汤 B. 泻白散 C. 定喘汤 D. 苇茎汤 E. 止嗽散

答案：B。泻白散主治肺热咳喘证，症见气喘咳嗽，皮肤蒸热，日晡尤甚，脉细数。

17. 由石膏、麦门冬、知母、牛膝、熟地黄组成的方剂是 (42/2002)

A. 麦门冬汤 B. 养阴清肺汤 C. 玉液汤 D. 益胃汤 E. 玉女煎

答案：E。玉女煎组成：石膏、麦门冬、知母、牛膝、熟地黄。

18. 导赤散主治心经有热之证，属于下列何种情况者为宜 (54/2000)

A. 气火内郁，暗耗阴血，虚热上炎者 B. 气郁化火，心火内炽，循经上炎者

C. 气郁化火，炼液为痰，痰火内扰者 D. 心火上炎，或下移小肠，水虚火不实者

E. 心火亢盛，烦热谵语，口舌生疮，邪实而正不虚者

答案：D。导赤散主治心经火热证，以心火上炎，或下移小肠，水虚火不实者为宜。

19. 千金苇茎汤配伍苇茎主要治疗作用是 (51/1997)

A. 清肺泄热 B. 生津止渴 C. 化瘀排脓 D. 润肺化痰 E. 利湿消痈

答案：A。千金苇茎汤配伍苇茎意在清肺泄热。

20. 白头翁汤的功用是 (46/1999)

A. 清热燥湿，调和气血 B. 清热解毒，调和气血

C. 清热解毒，凉血止利 D. 清热燥湿，凉血止利 E. 以上都不是

答案：C。

21. 热病过程中,气阴两伤,胃失和降汗出而身热不退者,治宜选用 (50/2001)

A. 清暑益气汤 B. 炙甘草汤 C. 白虎加人参汤 D. 生脉散 E. 竹叶石膏汤

答案:E。竹叶石膏汤的病机是余热未清,气津两伤,胃失和降。

22. 身热夜甚,口不渴,时有谵语,心烦不眠,斑疹隐隐,舌绛而干,脉细数者,治宜选 (41/1990)

A. 清营汤 B. 清瘟败毒饮 C. 竹叶石膏汤 D. 犀角地黄汤 E. 青蒿鳖甲汤

答案:A。清营汤主治热入营分证,症见身热夜甚,口不渴,时有谵语,心烦不眠,斑疹隐隐,舌绛而干,脉细数。

23. 温病后期,夜热早凉,热退无汗,舌红少苔,脉象细数者,治宜选用 (53/1995)

A. 清营汤 B. 清骨散 C. 竹叶石膏汤 D. 青蒿鳖甲汤 E. 秦艽鳖甲散

答案:D。青蒿鳖甲汤主治邪伏阴分证,症见夜热早凉,热退无汗,舌红少苔,脉象细数。

24. "少阴不足,阳明有余",症见烦热干渴,头痛,牙痛,齿龈出血,舌红苔黄而干,或消渴善饮者,治宜选用 (51/1995)

A. 琼玉膏 B. 玉女煎 C. 玉液汤 D. 增液汤 E. 清胃散

答案:B。玉女煎主治胃热阴虚证,症见烦热干渴,头痛,牙痛,齿龈出血,舌红苔黄而干,或消渴善饮。

25. 玉女煎的组成药物是 (42/1998)

A. 生地黄、玄参、麦门冬、知母、牛膝 B. 熟地黄、玄参、麦门冬、知母、牛膝

C. 生地黄、熟地黄、麦门冬、知母、牛膝 D. 生地黄、熟地黄、玄参、麦门冬、知母

E. 以上都不是

答案:E。玉女煎组成为石膏、熟地黄、知母、麦门冬、牛膝。

26. 瓜蒌根在仙方活命饮中的主要治疗作用是 (47/1993)

A. 生津止渴 B. 清热润燥 C. 清热散结 D. 解毒消瘀 E. 消肿散肌

答案:C。配伍瓜蒌根意在清热散结。

27. 组成药物中生地黄、熟地黄同方的方剂是 (42/1996)

A. 天王补心丹 B. 血府逐瘀汤 C. 大补阴丸 D. 炙甘草汤 E. 当归六黄汤

答案:E。当归六黄汤组成:当归、生地黄、熟地黄、黄芩、黄连、黄柏、黄芪。

28. 银花、连翘、当归同用的方剂是 (47/2000)

A. 仙方活命饮 B. 四妙勇安汤 C. 五味消毒饮 D. 凉膈散 E. 以上都不是

答案:E。仙方活命饮和四妙勇安汤中无连翘,五味消毒饮中无连翘、当归,凉膈散中无金银花、当归。

29. 当归六黄汤的功能是 (45/1999)

A. 泻火解毒,滋阴养血 B. 滋阴泻火,养血和血 C. 养血除烦,泻火坚阴

D. 泻火除烦,养血育阴 E. 以上都不是

答案:E。当归六黄汤滋阴泻火,固表止汗。

30. 下列何药不是四妙勇安汤的组成药物 (45/1992)

A. 金银花 B. 连翘 C. 玄参 D. 当归 E. 甘草

答案:B。四妙勇安汤组成为金银花、玄参、当归、甘草。

31. 四妙勇安汤的组成药物是 (42/2003)

A. 金银花、连翘、麦门冬、甘草 B. 金银花、生地黄、栀子、甘草 C. 金银花、牡丹皮、赤芍药、甘草

D. 金银花、玄参、当归、甘草 E. 金银花、乳香、贝母、甘草

答案:D。

32. 牙痛牵引头脑,喜冷恶热,面颊发热,口气热臭,舌红苔黄,脉滑大而数者,治宜选用 (45/1990)

A. 玉女煎 B. 泻黄散 C. 导赤散 D. 清胃散 E. 黄连解毒汤

答案:D。清胃散主治胃火牙痛,症见牙痛牵引头脑,喜冷恶热,面颊发热,舌红苔黄,脉滑大而数。

33. 青蒿鳖甲汤的组成药物中含有 (42/1999)

A. 知母、石膏 B. 石膏、牡丹皮 C. 牡丹皮、生地黄 D. 生地黄、当归 E. 当归、芍药

答案:C。青蒿鳖甲汤组成:青蒿、鳖甲、知母、生地黄、牡丹皮。

34. 一小儿气喘咳嗽，皮肤蒸热，日晡尤甚，舌红苔黄，脉细数，治宜选用何方 （53/1999）

A. 左金丸　B. 苇茎汤　C. 泻白散　D. 麻杏甘石汤　E. 以上都不宜

答案：C。

35. A. 益气健脾　B. 润肺祛痰　C. 缓急止痛　D. 化毒和中　E. 调药缓峻

（1）甘草在仙方活命饮中的主要治疗作用是 （89/1992）

（2）甘草在当归四逆汤的主要治疗作用是 （90/1992）

答案：（1）D；（2）A。仙方活命饮中配伍甘草，且生用其节，生用解毒，用其节者，有散结之义，因而意在化毒。当归四逆汤中配伍甘草意在益气健脾。

36. A. 芍药、当归　B. 当归、生地黄　C. 生地黄、木通　D. 木通、黄芩　E. 黄芩、栀子

（1）龙胆泻肝汤与清胃散的组成药物中含 （89/1998）

（2）龙胆泻肝汤与凉膈散的组成药物中含 （90/1998）

答案：（1）B；（2）E。龙胆泻肝汤组成为龙胆草、栀子黄、黄芩、木通、泽泻、当归、生地黄、柴胡、生甘草；清胃散组成为升麻、黄连、当归、生地黄、牡丹皮；凉膈散组成为朴硝、大黄、栀子、连翘、黄芩、甘草、薄荷、竹叶。

37. A. 泄热泻结　B. 破瘀泻热　C. 泻下攻积　D. 泻热逐水　E. 通便泻火

（1）大黄在凉膈散中的用意是 （91/1998）

（2）大黄在大黄牡丹汤中的用意是 （92/1998）

答案：（1）E；（2）B。凉膈散中配伍大黄意在通便泻火；大黄牡丹汤中配伍大黄意在破瘀泻热。

38. A. 黄连、黄芩、黄柏　B. 黄芩、黄连、栀子　C. 黄芩、连翘、甘草　D. 黄芩、黄柏、栀子　E. 黄芩、栀子、连翘

（1）黄连解毒汤与清瘟败毒饮中均含有的药物是 （87/2000）

（2）普济消毒饮与凉膈散中均含有的药物是 （88/2000）

答案：（1）B；（2）D。黄连解毒汤组成：黄连、栀子、黄芩、黄柏，清瘟败毒饮较黄连解毒汤少黄柏而另包括白虎汤、犀角地黄汤。二方都含黄芩、黄连、栀子。普济消毒饮由黄芩、黄连、陈皮、甘草、玄参、柴胡、桔梗、连翘、板蓝根、马勃、牛蒡子、薄荷、僵蚕、升麻组成，凉膈散由朴硝、大黄、栀子、连翘、黄芩、甘草、薄荷、竹叶组成。二方都含黄芩、黄柏、栀子。

39. A. 芍药汤加味　B. 白头翁汤加味　C. 神犀散　D. 连理汤　E. 葛根芩连汤加味

（1）下痢赤白，肛门灼热，腹痛，里急后重，舌质红，苔黄腻，脉滑数，宜选用 （93/2000）

（2）发病急骤，壮热烦躁，下痢鲜紫脓血，腹痛如绞，里急后重，舌红绛，苔黄燥，脉滑数，宜选用 （94/2000）

答案：（1）A；（2）B。芍药汤主治湿热痢疾。症见下痢赤白，肛门灼热，腹痛，里急后重，舌质红，苔黄腻，脉滑数。白头翁汤主治热毒痢疾，与芍药汤同为治痢之方，其不同有：①本方所治之痢是热毒深陷肠道血分，而芍药汤则偏治于湿热内蕴肠道气分的痢疾。②本方以痢下赤多白少或纯为鲜血为主，其舌红苔黄；芍药汤以痢下赤白相兼为主，其舌苔多黄腻。③本方的特点是清解中兼涩止，芍药汤是通调中兼清化。

40. A. 黄连、黄柏　B. 黄芩、栀子　C. 黄连、连翘　D. 石膏、知母　E. 生地黄、当归

（1）黄连解毒汤与凉膈散中均含有的药物是 （87/2001）

（2）龙胆泻肝汤与血府逐瘀汤中均含有的药物是 （88/2001）

答案：（1）B；（2）E。黄连解毒汤组成为黄连、栀子、黄芩、黄柏；凉膈散组成为朴硝、大黄、栀子、连翘、黄芩、甘草、薄荷、竹叶。龙胆泻肝汤组成为龙胆草、栀子、黄芩、木通、泽泻、当归、生地黄、柴胡、生甘草；血府逐瘀汤组成为桃仁、红花、川芎、当归、赤芍药、生地黄、枳壳、柴胡、桔梗、牛膝、甘草。

41. A. 生津止渴　B. 清热化痰　C. 清热散结　D. 消瘀散结　E. 生肌续伤

（1）天花粉在仙方活命饮中的主要治疗作用是 （83/2003）

（2）天花粉在贝母瓜蒌散中的主要治疗作用是 （84/2003）

答案：（1）C；（2）B。仙方活命饮中配伍天花粉意在清热散结，化痰排脓。贝母瓜蒌散中配伍天花粉意在清热化痰，润燥生津。

42. A. 升麻　B. 柴胡　C. 两者均有　D. 两者均无

（1）清胃散的组成药物中含有 （111/1996）

（2）清骨散的组成药物中含有 （112/1996）

答案：(1) A；(2) D。清胃散组成为升麻、黄连、当归、生地黄、牡丹皮。清骨散组成为银柴胡、胡黄连、秦艽、鳖甲、青蒿、地骨皮、知母、甘草。

43. A. 升麻　B. 柴胡　C. 两者皆有　D. 两者皆无

(1) 清胃散的组成药物中含有　(111/1999)

(2) 玉女煎的组成药物中含有　(112/1999)

答案：(1) A；(2) D。玉女煎组成为石膏、麦冬、知母、牛膝、熟地黄。

44. A. 滋阴疏肝　B. 补脾泻肝　C. 两者均是　D. 两者均非

(1) 龙胆泻肝汤具有的治疗作用是　(113/2000)

(2) 蒿芩清胆汤具有的治疗作用是　(114/2000)

答案：(1) D；(2) D。龙胆泻肝汤的功用是清肝胆实火，泻下焦湿热。蒿芩清胆汤的功用是清胆利湿，和胃化痰。

45. 黄芩、黄连、黄柏同用的方剂是　(145/1994)

A. 安宫牛黄丸　B. 普济消毒饮　C. 清瘟败毒饮　D. 当归六黄汤

答案：D。当归六黄汤的组成为当归、生地黄、黄芩、黄连、黄柏、熟地黄、黄芪。

46. 用犀角地黄汤治蓄血证“喜忘如狂者”，原方注明应加　(149/1992,150/1997)

A. 大黄　B. 芒硝　C. 桂枝　D. 黄芩

答案：AD。用犀角地黄汤治蓄血证“喜忘如狂者”，加大黄、黄芩。

47. 下列选项中，含有生地黄、木通的方剂有　(132/2005)

A. 导赤散　B. 龙胆泻肝汤　C. 八正散　D. 小蓟饮子

答案：ABD。八正散的组成是车前子、瞿麦、萹蓄、滑石、山栀子、炙甘草、木通及大黄，方中只有木通，并无生地黄。导赤散的组成是生地黄、木通、生甘草梢；龙胆泻肝汤的组成是龙胆草、黄芩、栀子、泽泻、木通、车前子、当归、生地黄、柴胡及生甘草；小蓟饮子的组成是生地黄、小蓟、滑石、木通、蒲黄、藕节、淡竹叶、当归、山栀子及炙甘草。三方中均含有生地黄、木通。

48. 泻黄散中配伍藿香的意义在于　(146/1993)

A. 芳香醒脾　B. 解表化湿　C. 振复脾胃气机　D. 升散脾胃浮火

答案：ACD。泻黄散中配伍藿香意在于芳香醒脾，振复脾胃气机和升散脾胃浮火。

49. 白虎汤中配伍炙甘草用意是　(148/1999)

A. 扶正　B. 护中　C. 缓峻　D. 补虚

答案：BC。白虎汤中配伍炙甘草用意是益胃和中、缓君臣药之峻烈。

50. 黄连解毒汤与茵陈蒿汤的组成药物中均含有　(145/2002)

A. 黄柏　B. 大黄　C. 黄芩　D. 栀子

答案：D。黄连解毒汤组成为黄连、栀子、黄柏、黄芩；茵陈蒿汤由茵陈、栀子、大黄组成。

51. 普济消毒饮中配伍升麻、柴胡的用意是　(150/1999)

A. 解肌发表　B. 疏散风热　C. 引药上行　D. 发散郁火

答案：BCD。普济消毒饮中配伍升麻、柴胡用意是疏散风热，寓“火郁发之”之意和引药上行。

52. 方药配伍寓“火郁发之”之义的方剂是　(137/2003)

A. 凉膈散　B. 清胃散　C. 泻白散　D. 普济消毒饮

答案：BD。清胃散中配伍升麻清热解毒，能升能散，有“火郁发之”之义。普济消毒饮中配伍升麻、柴胡的用意是疏散风热，寓“火郁发之”之意和引药上行。

53. 黄芩、大黄、连翘、栀子四药同用的方剂是　(146/1992)

A. 龙胆泻肝汤　B. 凉膈散　C. 清温败毒饮　D. 防风通圣散

答案：BD。凉膈散组成为朴硝、大黄、栀子、连翘、黄芩、甘草、薄荷、竹叶；防风通圣散组成为防风、川芎、当归、芍药、大黄、薄荷叶、麻黄、连翘、芒硝、石膏、黄芩、桔梗、滑石、甘草、荆芥、白术、栀子。

54. 下列选项中，属于清骨散组成的药物有　(132/2006)

A. 秦艽　B. 知母　C. 鳖甲　D. 黄连

答案：ABC。清骨散由银柴胡、胡黄连、秦艽、鳖甲、地骨皮、青蒿、知母及甘草所组成。

55. 组成药物中含牡丹皮的方剂是 (148/1996)

A. 秦艽鳖甲汤 B. 青蒿鳖甲汤 C. 犀角地黄汤 D. 清瘟败毒饮

答案：BCD。青蒿鳖甲汤组成为青蒿、鳖甲、知母、生地黄、牡丹皮；犀角地黄汤组成为犀角、地黄、芍药、牡丹皮；清瘟败毒饮包括犀角地黄汤。

56. 清营汤中配伍银花、连翘的用意是 (149/1999)

A. 清热解毒 B. 凉血散血 C. 散结消肿 D. 透热转气

答案：AD。

57. 五味消毒饮的功用是 (135/2004)

A. 清热解毒 B. 活血止痛 C. 化腐生肌 D. 消散疔疮

答案：AD。

58. 生地黄、麦门冬、玄参同用的方剂是 (145/1992)

A. 清营汤 B. 新加黄龙汤 C. 养阴清肺汤 D. 百合固金汤

答案：ABCD。清营汤组成为犀角、生地黄、玄参、丹参、麦门冬、黄连、竹叶、金银花、连翘；新加黄龙汤组成为大黄、芒硝、甘草、玄参、海参、当归、人参、生姜汁、生地、麦门冬；养阴清肺汤组成为玄参、生地、麦冬、丹皮、白芍、贝母、薄荷、甘草；百合固金汤为百合、生熟地、芍药、玄参、麦门冬、桔梗、贝母、当归身、甘草。

59. 不可误投白虎汤的脉证是 (149/1997)

A. 身热脉浮弦而细者 B. 身热而脉沉者

C. 身热脉洪而不任重按者 D. 身热无汗而口渴者

答案：ABCD。白虎汤清热力强，应用时以身大热、汗大出、口大渴、脉洪大为辨证要点。

60. 普济消毒饮中配伍升麻、柴胡的用意是 (149/1995)

A. 疏散发热 B. 举陷升提 C. 火郁发之 D. 引药上行

答案：ACD。

61. 左金丸中黄连的治疗作用是 (146/1998)

A. 泻心火 B. 泻肝火 C. 清胃热 D. 清肺热

答案：BC。

课后巩固——练知识增考技

一、填空题

1. 白虎汤，竹叶石膏汤均具有________功用。白虎汤用________；竹叶石膏汤用治________。
2. 黄芩在普济消毒饮中的作用是________；在芍药汤的作用________；在凉膈散中的作用是________。
3. 柴胡在龙胆泻肝汤中的作用是________；在普济清毒饮中的作用________；在小柴胡汤中的作用是________。
4. 阳明气分热盛证治宜________；阳明腑实证治宜________；伤寒温病后期，余热未清证治宜________。
5. 湿热痢治宜________；热毒痢治宜________ 协热下利治宜________。
6. 清营汤主治________ 证，其治法中除了清营分之热外，还体现________的治疗方法。
7. 黄连解毒汤组成药物有________；功效是________；该方体现了________之法。
8. 普济消毒饮的功效是________；其功用是________；升麻柴胡在方中的配伍作用是________。
9. 导赤散由________组成；其功用是________；主治证是________。

二、名词解释

1. 大头瘟 2. 苦寒直折法 3. 透热转气 4. 热入血分 5. 透热养阴

三、简答题

1. 试述黄芩在小柴胡汤、蒿芩清胆汤、黄连解毒汤、龙胆泻肝汤、芍药汤中的配伍意义。
2. 普济消毒饮中，配伍升麻、柴胡的意义何在？
3. 白虎汤的主治病证及禁忌证有哪些？
4. 犀角地黄汤治疗热伤血络所致出血证，为何配伍活血之牡丹皮，意义何在？
5. 左金丸主治肝火犯胃证，为何配伍辛热之吴茱萸，意义何在？
6. 芍药汤治疗痢疾为何配伍泻下之大黄，意义何在？

四、论述题

1. 论述清胃散中黄连与升麻的配伍意义。
2. 论述青蒿鳖甲汤中清蒿鳖甲的配伍意义。
3. 清营汤的组方原则
4. 试述芍药汤与白头翁汤功效、主治异同？
5. 结合主治证病机试述龙胆泻肝汤中配伍生地、当归的意义。

五、选择题

【单选题】

1. 金银花、连翘在清营汤中的作用是
   A. 清热解毒，透热转气　B. 疏散风热，清泄里热
   C. 清热解毒，消痈散结　D. 清热解暑，生津止渴　E. 以上都不是
2. 具有清热解毒，凉血散瘀功用的方剂是
   A. 清营汤　B. 犀角地黄汤　C. 竹叶石膏汤　D. 黄连解毒汤　E. 普济消毒饮
3. 黄连解毒汤组成中无
   A. 栀子　B. 黄芩　C. 黄连　D. 黄柏　E. 金银花
4. 具有清热除烦，生津止渴功用的方剂是
   A. 黄连解毒汤　B. 竹叶石膏汤　C. 清暑益气汤　D. 清营汤　E. 白虎汤
5. 白虎汤与竹叶石膏汤的共有药物是
   A. 人参、炙甘草　B. 竹叶、半夏　C. 麦门冬、半夏　D. 石膏、粳米　E. 知母、黄连
6. 清营汤治证的表现无
   A. 身热夜甚　B. 斑疹紫黑　C. 心烦少寐　D. 时有谵语　E. 舌绛脉细数
7. 普济消毒饮与黄连解毒汤的共有药物是
   A. 玄参、连翘　B. 柴胡、升麻　C. 黄芩、黄连　D. 连翘、山栀子　E. 板蓝根、桔梗
8. 患者身热夜甚，心烦少寐，时有谵语，目常喜开或喜闭，口渴，斑疹隐隐，舌绛而干，脉数。治宜
   A. 犀角地黄汤　B. 普济消毒饮　C. 黄连解毒汤　D. 导赤散　E. 清营汤
9. 养阴透热法的代表方是
   A. 清营汤　B. 四逆散　C. 大补阴丸　D. 当归六黄汤　E. 青蒿鳖甲汤
10. 凉膈散与大承气汤的共有药物是
    A. 山栀子、黄芩　B. 大黄、芒硝　C. 厚朴、枳实　D. 连翘、薄荷　E. 甘草、竹叶
11. 患者胸膈烦热，面赤唇焦，烦躁口渴，口舌生疮，咽痛吐衄，大便秘结，小便短黄，舌红苔黄，脉滑数。治宜
    A. 白虎汤　B. 黄连解毒汤　C. 大承气汤　D. 凉膈散　E. 犀角地黄汤
12. 清营汤与导赤散的共有药物是
    A. 玄参、麦门冬　B. 生地黄、竹叶　C. 木通、甘草　D. 金银花、连翘　E. 丹参、黄连
13. 具有清心利水功用，又能养阴的方剂是
    A. 清营汤　B. 泻白散　C. 猪苓汤　D. 导赤散　E. 五苓散

14. 龙胆泻肝汤与逍遥散的共有药物是
A. 柴胡、当归 B. 白术、白芍药 C. 茯苓、泽泻 D. 生地黄、木通 E. 薄荷、甘草
15. 患者经常头痛目赤，耳肿疼痛，心烦易怒，胁痛，口苦咽干，小便短黄，舌红苔黄，脉弦数有力。治宜
A. 龙胆泻肝汤 B. 导赤散 C. 四逆散 D. 黄连解毒汤 E. 镇肝熄风汤
16. 泻白散的功用是
A. 清泻肺热，平喘止咳 B. 清热宣肺，化痰平喘 C. 清气化痰，降气平喘
D. 泻肺利水，平喘止咳 E. 养阴润肺，敛气止咳
17. 体现“入营犹可透热转气”理论的方剂是
A. 仙方活命饮 B. 清营汤 C. 凉膈散 D. 败毒散 E. 普济消毒饮
18. 组成中含有增液汤药物的方剂是
A. 竹叶石膏汤 B. 清营汤 C. 普济消毒饮 D. 玉女煎 E. 清燥救肺汤
19. 清胃散的功用是
A. 清胃泻火 B. 清胃燥湿 C. 清胃凉血 D. 凉血化瘀 E. 泻火止痛
20. 患者腹痛下痢，便下脓血，赤白相兼，里急后重，肛门灼热，小便短赤，舌苔黄腻，脉弦数。治宜
A. 葛根芩连汤 B. 槐花散 C. 芍药汤 D. 真人养脏汤 E. 乌梅丸
21. 患者身大热，口大渴、汗大出、脉洪大。治宜
A. 白虎汤 B. 黄连解毒汤 C. 大承气汤 D. 凉膈散 E. 犀角地黄汤
22. 龙胆泻肝汤与导赤散的共有药物是
A. 黄芩、栀子 B. 泽泻、车前子 C. 生地黄、木通 D. 柴胡、当归 E. 龙胆草、竹叶
23. 龙胆泻肝汤组成中无
A. 泽泻 B. 白芍药 C. 黄芩 D. 生地黄 E. 柴胡
24. 患者心胸烦热，口渴面赤，常欲冷饮，口舌生疮，小便短赤，时有涩痛，舌尖红，脉数。治宜
A. 清暑益气汤 B. 白虎汤 C. 导赤散 D. 黄连解毒汤 E. 六一散
25. 患者阴肿、阴痒、筋痿、阴汗，小便淋浊，舌红苔黄腻。治宜
A. 龙胆泻肝汤 B. 导赤散 C. 四逆散 D. 黄连解毒汤 E. 镇肝熄风汤
26. 丹参在清营汤中的作用是
A. 活血化瘀，养心安神 B. 清心凉血，活血化瘀 C. 养血清心，透邪外出
D. 清热解毒，消痈散结 E. 清热凉血，透热养阴
27. 患者咳嗽，气喘，口渴欲饮，皮肤蒸热，日晡尤甚，舌红苔黄，脉细数。治宜
A. 麻杏甘石汤 B. 定喘汤 C. 桑菊饮 D. 泻白散 E. 清气化痰丸
28. 芍药汤与白头翁共有的药物是
A. 黄连 B. 黄芩 C. 黄连、黄芩 D. 黄连、黄柏 E. 黄芩、大黄
29. 地骨皮在泻白散中的作用是
A. 养阴生津 B. 清肺养阴 C. 透热养阴 D. 清肺化痰 E. 敛肺止咳
30. 清胃散与龙胆泻肝汤的共有药物是
A. 牡丹皮、黄连 B. 生地黄、当归 C. 升麻、赤芍药 D. 山栀子、黄芩 E. 泽泻、车前子
31. 患者牙痛，痛连头部，面颊发热，其齿喜冷而恶热，时流牙血，牙龈红肿，口气热臭，口干舌燥，舌红苔黄，脉滑数。治宜
A. 玉女煎 B. 白虎汤 C. 黄连解毒汤 D. 消胃散 E. 升麻葛根汤
32. 升麻在清胃散中的作用是
A. 清热解毒，升散郁热，兼以引经 B. 清热泻火，凉血化斑，兼以止血
C. 清胃泻火，消肿止痛，兼以调胃 D. 清胃凉血，泻火消肿，兼以调药
E. 以上都不是
33. 玉女煎与白虎汤的共有药物是
A. 麦门冬、牛膝 B. 知母、石膏 C. 熟地黄、甘草 D. 竹叶、粳米 E. 麦门冬、知母

34. 玉女煎与竹叶石膏汤的共有药物是
A. 石膏、麦门冬 B. 石膏、知母 C. 麦门冬、知母 D. 甘草、粳米 E. 熟地黄、牛膝
35. 治疗阴虚盗汗证的代表方是
A. 清营汤 B. 四逆散 C. 大补阴丸 D. 当归六黄汤 E. 青蒿鳖甲汤
36. 青蒿鳖甲汤组成中无
A. 生地黄 B. 地骨皮 C. 牡丹皮 D. 知母 E. 鳖甲

【多选题】

37. 下列方剂中石膏、知母同用的有
A. 玉女煎 B. 白虎汤 C. 凉膈散 D. 竹叶石膏汤 E. 桂苓甘露饮
38. 下列方剂中麦门冬、生地黄同用的有
A. 竹叶石膏汤 B. 清营汤 C. 犀角地黄汤 D. 增液承气汤 E. 青蒿鳖甲汤
39. 黄连解毒汤的主治病证包括
A. 热病吐血、衄血 B. 热甚发斑 C. 湿热黄疸 D. 外科痈疡 E. 身热下利
40. 体现“火郁发之”的方剂有
A. 麻杏甘石汤 B. 清胃散 C. 普济消毒饮 D. 凉膈散 E. 小青龙汤
41. 犀角地黄汤的组成药物有
A. 犀角 B. 生地黄 C. 赤芍药 D. 丹参 E. 牡丹皮
42. 可治疗牙痛的方剂有
A. 导赤散 B. 龙胆泻肝汤 C. 清胃散 D. 左金丸 E. 玉女煎
43. 清热剂适用于
A. 阳明经热盛证 B. 热入营血证 C. 气阴虚内热证
D. 阳明腑实证 E. 热伏阴分，久热不退证
44. 犀角地黄汤与青蒿鳖甲汤共有的药物是
A. 生地黄 B. 芍药 C. 知母 D. 鳖甲 E. 牡丹皮
45. 可治疗下利的方剂有
A. 葛根芩连汤 B. 芍药汤 C. 痛泻要方 D. 白虎汤 E. 小承气汤
46. 导赤散与龙胆泻肝汤共有的药物是
A. 生地黄 B. 黄芩 C. 竹叶 D. 木通 E. 甘草

（选择题答案：1. A 2. B 3. E 4. E 5. D 6. B 7. C 8. E 9. E 10. B 11. B 12. B 13. D 14. A 15. A 16. A 17. B 18. B 19. C 20. C 21. A 22. C 23. B 24. C 25. A 26. B 27. D 28. C 29. C 30. B 31. D 32. A 33. B 34. A 35. D 37. AB 38. AD 39. ABCDE 40. BC 41. ABCE 42. CE 43. ABDE 44. AE 45. ABCE 46. ADE）

第五章 祛 暑 剂

课堂记录——听要点抓考点

1. 组成：祛暑清热药或祛暑化湿药为主。
2. 作用：祛除暑邪。
3. 主治证：暑病。

4. 暑邪致病的特点：具有季节性；易兼挟风寒；易挟湿邪；易耗气伤津。

5. 分类与适应证

	(1) 祛暑清热	(2) 祛暑解表	(3) 祛暑利湿	(4) 清暑益气
主治证	感冒暑热	夏季乘凉饮冷，外感风寒	暑湿证	暑热气津两伤证
代表方	清络饮	香薷散	六一散	清暑益气汤(王孟英)

6. 使用注意

(1) 治疗暑热证时辨别暑与湿的主次轻重。

(2) 暑热耗气伤津者配伍益气养阴之品。

方 名	方 源	组 成	功 用	主 治	辨证要点
香薷散	《太平惠民和剂局方》	香薷、厚朴、白扁豆	祛暑解表，化湿和中	阴暑。恶寒发热，头重身痛，无汗，腹痛吐泻，胸脘痞闷，舌苔白腻，脉浮	是夏月乘凉饮冷，外感风寒，内伤湿滞的常用方。临床应用以恶寒发热，头重身痛，无汗，胸闷，苔白腻，脉浮为辨证要点
清暑益气汤	《温热经纬》	西洋参、石斛、麦门冬、黄连、竹叶、荷梗、知母、甘草、粳米、西瓜翠衣	清暑益气，养阴生津	暑热气津两伤证。身热汗多，口渴心烦，小便短赤，体倦少气，精神不振，脉虚数	用于夏月伤暑，气阴两伤之证。临床应用以体倦少气，口渴汗多，脉虚数为辨证要点

方 名	方 解	加减变化	现代运用	注 意
香薷散	香薷辛温芳香，解表散寒，祛暑化湿，是夏月解表之要药，为君药；厚朴苦辛而温，行气除满，燥湿行滞，为臣药；更用甘平之扁豆以消暑和中，兼能化湿，为佐使药。三药合用，既能解表寒、祛暑邪，又能化内湿、和脾胃，实为祛暑解表，化湿和中之良方	若兼内热者，加黄连以清热；湿盛于里者，加茯苓、甘草以利湿和中；素体脾虚，中气不足者，可再加人参、黄芪、白术、橘红以益气健脾燥湿	常用于夏季感冒、急性胃肠炎等属外感风寒夹湿者	若属表虚有汗或中暑热汗出，心烦口渴者，则不宜使用
清暑益气汤	西洋参苦甘凉，益气生津；西瓜翠衣甘凉清透，解暑清热，共为君药。黄连苦寒，竹叶辛淡甘寒，均能清心除烦；荷梗苦平，清热解暑，通气宽胸；知母苦寒质润，滋阴清热，以上均为佐药。甘草、粳米益胃和中，为使药	若暑热较高，可加石膏以清热解暑；暑热挟湿、苔白腻者，可去阴柔之麦门冬、石斛、知母，加藿香、六一散等，以增强祛湿之功；黄连味苦质燥，若暑热不盛者可去之；用于小儿夏季发热者，可去黄连、知母，加白薇、地骨皮等	可用于小儿夏季热属气津不足者	因有滋腻之品，故暑病挟湿者不宜使用

考研专题——看未来展宏图

下列方剂中，组成药物含有黄连、知母的是 (48/2009)

A. 青蒿鳖甲汤　　B. 清暑益气汤　　C. 连朴饮　　D. 玉女煎

答案：B。清暑益气汤组成：西洋参、石斛、麦门冬、黄连、竹叶、荷梗、知母、甘草、粳米、西瓜翠衣。

课后巩固——练知识增考技

一、填空题

1. 香薷散的组成药物有________；功效是________；主治证是________。
2. 六一散的组成药物有________；功效是________；主治证是________。
3. 清暑益气汤功效是________；主治是________；方中的君药是________。
4. 祛暑剂分为________；________；________；________四类。

二、名词解释

1. 祛暑剂　　2. 阴暑　　3. 清暑益气

三、简答题

1. 简述祛暑剂配伍用药的特点。
2. 知母在白虎汤、清暑益气汤、青蒿鳖甲汤中分别起什么作用？

四、论述题

1. 试述清暑益气汤的组方原则
2. 试述香薷饮与六一散功效主治的异同。

五、选择题

【单选题】

1. 祛暑利湿法的代表方是
   A. 香薷散　B. 六一散　C. 清暑益气汤　D. 五苓散　E. 竹叶石膏汤
2. 组成中含有六一散药物的方剂是
   A. 清暑益气汤　B. 藿香正气散　C. 蒿芩清胆汤　D. 温胆汤　E. 导赤散
3. 清暑益气汤组成中无
   A. 石膏　B. 西洋参　C. 竹叶　D. 知母　E. 黄连
4. 清暑益气汤与清营汤的共有药物是
   A. 金银花、连翘、竹叶　B. 竹叶、黄连、知母　C. 知母、黄连、石斛
   D. 竹叶、黄连、连翘　E. 石斛、竹叶、麦门冬
5. 清暑益气汤除清暑益气的功用外，尚有
   A. 敛阴止汗　B. 利水化湿　C. 和胃止呕　D. 化湿止泻　E. 养阴生津
6. 清暑益气汤治证的表现无
   A. 体倦少气　B. 身热汗多　C. 心烦口渴　D. 神疲谵语　E. 脉虚数
7. 清暑益气汤与竹叶石膏汤的共有药物是
   A. 石膏、石斛　B. 麦门冬、竹叶　C. 黄连、知母　D. 知母、粳米　E. 半夏、麦门冬
8. 患者感暑后身热汗多，心烦口渴，体倦少气，精神不振，小便短赤，脉虚数。治宜
   A. 六一散　B. 竹叶石膏汤　C. 清暑益气汤　D. 桂苓甘露饮　E. 生脉散
9. 香薷饮主治证为
   A. 阴暑证　B. 阳暑证　C. 暑湿证　D. 寒暑证　E. 以上都不是
10. 六一散方中滑石与甘草的比例是
   A. 6∶1　B. 1∶6　C. 3∶1　D. 1∶3　E. 5∶1

【多选题】

11. 清暑益气汤组成药物中有
A. 石膏　B. 西洋参　C. 竹叶　D. 知母　E. 黄连

12. 清暑益气汤的主治证中包括下列哪些症状
A. 身热汗多　B. 体倦少气　C. 精神不振　D. 心烦口渴　E. 小便清长

13. 六一散的主治证中包括下列哪些症状
A. 身热　B. 小便不利　C. 泄泻　D. 小便清长　E. 烦渴

14. 香薷散的主治证中包括下列哪些症状
A. 恶寒发热　B. 无汗　C. 胸闷　D. 腹痛吐泻　E. 头重身疼

15. 桂苓甘露饮的主治证中包括下列哪些症状
A. 发热头痛　B. 烦渴引饮　C. 小便不利　D. 霍乱吐泻　E. 大便秘结

16. 清络饮的主治证中包括下列哪些症状
A. 烦渴引饮　B. 口渴不甚　C. 头目不清　D. 腹痛吐泻　E. 头重身疼

17. 香薷散的功用是
A. 解表散寒　B. 祛暑解表　C. 化湿和中　D. 发汗祛湿　E. 温肺化饮

（选择题答案：1. B　2. E　3. A　4. B　5. E　6. D　7. D　8. C　9. D　10. A　11. ABCDE　12. ABCD　13. ABCE　14. ABCDE　15. ABCD　16. BC　17. BC）

第六章 温 里 剂

课堂记录——听要点抓考点

1. 组成：温里药为主。
2. 功效：温里助阳，散寒通脉。
3. 立法依据："寒者温之"。
4. 主治证：里寒证。
5. 分类与适应证

	（1）温中祛寒	（2）回阳救逆	（3）温经散寒
主　治	中焦脾胃虚寒证	真阳衰微，阴寒内盛证	寒凝经脉证
代表方	理中丸、吴茱萸汤、小建中汤	四逆汤、参附汤	当归四逆汤、黄芪桂枝五物汤

6. 使用注意
（1）辨别寒热真假。
（2）辨别寒证所在部位。
（3）因人、因时、因地制宜；素体阳虚者，温补并用。
（4）本类方剂易耗伤津液，中病即止，不宜于阴虚证。

第一节 温中祛寒

方名	方源	组成	功用	主治	辨证要点
理中丸	《伤寒论》	人参、干姜、炙甘草、白术	温中祛寒，补气健脾	①脾胃虚寒证。脘腹绵绵作痛，喜温喜按，呕吐，大便稀溏，脘痞食少，畏寒肢冷，口不渴，舌淡苔白润，脉沉细或沉迟无力。②阳虚失血证。便血、吐血、衄血或崩漏等，血色暗淡，质清稀。③脾胃虚寒所致的胸痹；或病后多涎唾；或小儿慢惊等	是治疗中焦脾胃虚寒证的基础方。临床应用以脘腹绵绵作痛，呕吐便溏，畏寒肢冷，舌淡，苔白，脉沉细为辨证要点
小建中汤	《伤寒论》	芍药、桂枝、炙甘草、生姜、大枣、饴糖	温中补虚，和里缓急	中焦虚寒，肝脾不和证。腹中拘急疼痛，喜温喜按，神疲乏力，虚怯少气；或心中悸动，虚烦不宁，面色无华；或伴四肢酸楚，手足烦热，咽干口燥。舌淡苔白，脉细弦	既是温中补虚，缓急止痛之剂，又为调和阴阳，柔肝理脾之常用方。临床应用以腹中拘急疼痛，喜温喜按，舌淡，脉细弦为辨证要点
吴茱萸汤	《伤寒论》	吴茱萸、人参、大枣、生姜	温中补虚，降逆止呕	肝胃虚寒，浊阴上逆证。食后泛泛欲呕，或呕吐酸水，或干呕，或吐清涎冷沫，胸满脘痛，巅顶头痛，畏寒肢凉，甚则伴手足逆冷，大便泄泻，烦躁不宁，舌淡苔白滑，脉沉弦或迟	是治疗肝胃虚寒，浊阴上逆的常用方。临床应用以食后欲吐，或巅顶头痛，干呕吐涎沫，畏寒肢凉，舌淡苔白滑，脉弦细而迟为辨证要点

方名	方解	加减变化	现代运用	注意
理中丸	方中干姜为君，大辛大热，温脾阳，祛寒邪，扶阳抑阴。人参为臣，性味甘温，补气健脾。君臣相配，温中健脾。脾为湿土，虚则易生湿浊，故用甘温苦燥之白术为佐，健脾燥湿。甘草与诸药等量，寓意有三：一为合参、术以助益气健脾；二为缓急止痛；三为调和药性，是佐药而兼使药之用	若虚寒甚者，可加附子、肉桂以增强温阳祛寒之力；呕吐甚者，可加生姜、半夏降逆和胃止呕；下利甚者，可加茯苓、白扁豆健脾渗湿止泻；阳虚失血者，可将干姜易为炮姜，加艾叶、灶心土温涩止血；胸痹，可加薤白、桂枝、枳实振奋胸阳，舒畅气机	常用于急慢性胃肠炎、胃及十二指肠溃疡、胃痉挛、胃下垂、胃扩张、慢性结肠炎等属脾胃虚寒者	湿热内蕴中焦或脾胃阴虚者禁用
小建中汤	方中重用甘温质润之饴糖为君，温补中焦，缓急止痛。臣以辛温之桂枝温阳气，祛寒邪；酸甘之白芍药养营阴，缓肝急，止腹痛。佐以生姜温胃散寒，大枣补脾益气。炙甘草益气和中，调和诸药，是为佐使之用。其中饴糖配桂枝，辛甘化阳，温中焦而补脾虚；芍药配甘草，酸甘化阴，缓肝急而止腹痛	若中焦寒重者，可加干姜以增强温中散寒之力；若兼有气滞者，可加木香行气止痛；便溏者，可加白术健脾燥湿止泻；面色萎黄、短气神疲者，可加人参、黄芪、当归以补养气血	常用于胃及十二指肠溃疡、慢性肝炎、慢性胃炎、神经衰弱、再生障碍性贫血、功能性发热等属中焦虚寒，肝脾不和者	呕吐或中满者不宜使用；阴虚火旺之胃脘疼痛忌用
吴茱萸汤	吴茱萸辛温，《神农本草经》谓："温中下气、止痛、除湿血痹。"伍以生姜、人参、大枣健胃止呕之品	若呕吐较甚者，可加半夏、陈皮、砂仁等以增强和胃止呕之力；头痛较甚者，可加川芎以加强止痛之功。肝胃虚寒重证，可加干姜、小茴香等温里祛寒	适用于慢性胃炎、妊娠呕吐、神经性呕吐、神经性头痛、耳源性眩晕等属肝胃虚寒者	胃热呕吐，阴虚呕吐，或肝阳上亢之头痛均禁用

第二节 回阳救逆

方名	四逆汤
方源	《伤寒论》
组成	附子(原书生用)、干姜、炙甘草

（续表）

功用	回阳救逆
主治	心肾阳衰寒厥证。四肢厥逆，恶寒蜷卧，神衰欲寐，面色苍白，腹痛下利，呕吐不渴，舌苔白滑，脉微细
辨证要点	是回阳救逆的基础方。临床应用以四肢厥逆，神衰欲寐，面色苍白，脉微细为辨证要点
方解	君：附子，大辛大热，温肾祛寒，回阳救逆。臣：干姜，温阳散寒。两药相须为用，回阳救逆之力尤大。佐使：炙甘草，益气温中，调和诸药，助干姜制约附子毒性。现代运用：常用于心肌梗死、心力衰竭、急性胃肠炎吐泻过多、或某些急证大汗而见休克属阳衰阴盛者
使用注意	若服药后出现呕吐拒药者，可将药液置凉后服用。纯用辛热之品，中病手足温和即止，不可久服。真热假寒者忌用

第三节 温经散寒

方名	方源	组成	功用	主治	辨证要点
当归四逆汤	《伤寒论》	当归、桂枝、芍药、细辛、炙甘草、通草、大枣	温经散寒，养血通脉	血虚寒厥证。手足厥寒，或腰、股、腿、足、肩臂疼痛，口不渴，舌淡苔白，脉沉细或细而欲绝	是养血温经散寒的常用方。临床应用以手足厥寒，舌淡苔白，脉细欲绝为辨证要点
阳和汤	《外科证治全生集》	熟地黄、白芥子、鹿角胶、肉桂、姜炭、麻黄、生甘草	温阳补血，散寒通滞	阴疽。如贴骨疽、脱疽、流注、痰核、鹤膝风等，患处漫肿无头，皮色不变，酸痛无热，口中不渴，舌淡苔白，脉沉细或迟细	是治疗阴疽的常用方。临床应用以患处漫肿无头，皮色不变，酸痛无热为辨证要点

方名	方解	加减变化	现代运用	注意
当归四逆汤	君：当归，温肝补血，温通血脉；桂枝，温阳散寒，温通经脉。臣：芍药，养血和营。配当归补益营血；配桂枝调和气血。细辛，散寒止痛，合桂枝温通经脉。佐：通草，通利血脉。使：大枣、炙甘草，补中调药	治腰、股、腿、足疼痛属血虚寒凝者，可酌加川断、牛膝、鸡血藤、木瓜等活血祛瘀之品；若加吴茱萸、生姜，又可治证内有久寒，兼有水饮呕逆者；若用治妇女血虚寒凝之经期腹痛，及男子寒疝、睾丸掣痛、牵引少腹冷痛、肢冷脉弦者，可酌加乌药、茴香、良姜、香附等理气止痛；若血虚寒凝所致的手足冻疮，不论初期未溃或已溃者，均可以加减运用	常用于血栓闭塞性脉管炎、无脉症、雷诺氏病、小儿麻痹、冻疮、妇女痛经、肩周炎、风湿性关节炎等属血虚寒凝者	
阳和汤	方中重用熟地黄，滋补阴血，填精益髓；配以血肉有情之鹿角胶，补肾助阳，强壮筋骨，两者合用，养血助阳，以治其本，共为君药。寒凝湿滞，非温通而不足以化，故方用姜炭、肉桂温热之品为臣。脾主肌肉，姜炭温中，破阴通阳；寒在营血，肉桂入营，温通血脉。佐以麻黄，辛温达卫，宣通经络，引阳气，开寒结；白芥子祛寒痰湿滞，可达皮里膜外，两味合用，既能使血气宣通，又可令熟地黄、鹿胶补而不滞。甘草生用为使，解毒而调诸药。全方配伍特点是补血药与温阳药合用，辛散与滋腻之品相伍，宣化寒凝而通经络，补养精血而扶阳气	若兼气虚不足者，可加党参、黄芪等甘温补气。阴寒重者，可加附子温阳散寒；肉桂亦可改桂枝，加强温通血脉，和营通滞作用	常用于治疗骨结核、腹膜结核、慢性骨髓炎、骨膜炎、慢性淋巴结炎、类风湿关节炎、血栓闭塞性脉管炎、肌肉深部脓疡等属阴寒凝滞者	阳证疮疡红肿热痛，或阴虚有热，或疽已溃破者，不宜使用。马培之云："此方治阴证，无出其右，用之得当，应手而愈。乳岩万不可用，阴虚有热及破溃日久者，不可沾唇。"（《重校外科证治全生集》卷四）

考研专题——看未来展宏图

1. 大建中汤的功用是 (47/2010)

A. 温中补虚,益气健脾　B. 温中补虚,和里缓急
C. 温中补虚,降逆止痛　D. 温中补虚,降逆止呕

答案:C。

2. A. 回阳救急汤　B. 大建中汤　C. 当归四逆汤　D. 理中丸

(1) 治疗寒邪直中三阴,真阳衰微证,宜首选 (99/2009)

(2) 治疗中阳虚衰,阴寒内盛证,宜首选 (100/2009)

答案:(1) A;(2) B。①回阳救急汤组成:附子、干姜、肉桂、人参、白术、茯苓、陈皮、甘草、五味子、半夏、麝香。主治:寒邪直中三阴,真阳衰微证。全方诸药共用,共奏破阴回阳,生脉救急之功。②大建中汤组成:蜀椒、干姜、饴糖、人参。主治:中阳虚衰,阴寒内盛证。全方温补并施,以温为主,温中以除阴寒,补中土以建中阳。

3. 阳和汤的组成药物中含有 (43/1999)

A. 桂枝　B. 鹿茸　C. 阿胶　D. 荆芥　E. 麻黄

答案:E。阳和汤组成:熟地黄、鹿角胶、肉桂、麻黄、白芥子、甘草、姜炭。

4. 小建中汤的组成是 (35/1990)

A. 桂枝汤加饴糖　B. 桂枝汤倍桂枝加饴糖
C. 桂枝汤倍芍药加饴糖　D. 桂枝汤倍生姜加饴糖
E. 桂枝汤去芍药加饴糖

答案:C。小建中汤由桂枝汤倍芍药加饴糖组成。

5. 患者腹中雷鸣彻痛,胸胁苦满,呕吐,舌苔白,脉沉紧。治疗宜选 (54/2004)

A. 乌头桂枝汤　B. 金匮肾气丸　C. 附子粳米汤　D. 通脉四逆汤　E. 暖肝煎

答案:C。"腹中寒气,雷鸣彻痛,胸胁苦满,呕吐。附子粳米汤主之。"

6. 犀黄丸的功用是 (33/1991)

A. 清热解毒,消肿溃坚,活血止痛　B. 清热解毒,化酸软坚,消散瘿瘤
C. 解毒消痈,化痰散结,活血祛瘀　D. 疏风清热,化痰散结,凉血消肿
E. 行气活血,祛湿化痰,软坚消癥

答案:C。

7. 吴茱萸汤与小建中汤的组成药物中均含有 (44/1999)

A. 人参　B. 生姜　C. 桂枝　D. 芍药　E. 炙甘草

答案:B。吴茱萸汤组成为吴茱萸、生姜、人参、大枣;小建中汤组成为饴糖、桂枝、芍药、生姜、大枣、甘草。

8. 吴茱萸汤《伤寒论》原方生姜的用量是 (46/2002)

A. 三两　B. 四两　C. 五两　D. 六两　E. 半斤

答案:D。吴茱萸汤重用生姜,原方用到六两。

9. 回阳救急汤治疗"寒邪直中三阴,真阳衰微"之证,若症见"呕吐涎沫,或少腹痛者",原方注明当加用 (48/2004)

A. 生姜汁　B. 盐炒吴茱萸　C. 高良姜　D. 炒蜀椒　E. 盐炒小茴香

答案:B。加用盐炒吴茱萸,取其温胃暖肝,下气止呕之功。

10. 寒邪直中三阴,真阳衰微,症见恶寒蜷卧,四肢厥冷,吐泻腹痛,口不渴,神疲欲寐,脉沉微者,治宜选用 (44/1990)

A. 四逆汤　B. 回阳救急汤　C. 黑锡丹　D. 当归四逆汤　E. 肾气丸

答案:B。回阳救急汤主治寒邪直中三阴,真阳衰微证,症见恶寒蜷卧,四肢厥冷,叶泻腹痛,口不渴,神疲欲寐,脉沉微。

11. 吴茱萸汤、小建中汤、理中丸三方均具有的功用是 (48/1998)

A. 温中化湿 B. 温中补虚 C. 温中降逆 D. 健脾止泻 E. 缓急止痛

答案：B。吴茱萸汤温中补虚，降逆止呕；小建中汤温中补虚，和胃缓急；理中丸温中散寒，补气健脾。

12. 原方用法要求药后“饮粥二升”并“当一日食糜粥”的是 (43/1995)

A. 吴茱萸汤 B. 小建中汤 C. 大建中汤 D. 小柴胡汤 E. 大承气汤

答案：C。

13. 犀黄丸的组成药物中含有 (44/1993)

A. 犀角、牛黄 B. 麝香、冰片 C. 雄黄、蟾酥 D. 铜绿、枯矾 E. 乳香、没药

答案：E。犀黄丸由牛黄、麝香、乳香、没药组成。

14. 黄芪桂枝五物汤的功用是 (47/1998)

A. 益气生脉，温经散寒 B. 益气温经，散寒止痛 C. 益气养血，温经通脉

D. 温经散寒，养血通脉 E. 益气温经，和血通痹

答案：E。

15. A. 附子粳米汤 B. 乌头桂枝汤 C. 通脉四逆汤 D. 桂枝加黄芪汤 E. 暖肝煎

(1) 脐中痛不可忍，喜温喜按，面赤，手足厥冷，脉微欲绝者，宜选用 (89/1991)

(2) 腹中冷痛，手足厥冷，身体疼痛者，宜选用 (90/1991，94/1996)

答案：(1) C；(2) B。通脉四逆汤主治少阴病，下利清谷，里寒外热，手足厥冷，脉微欲绝，面赤，或腹痛。“寒疝腹中痛，逆冷，手足不仁，若身疼痛……乌头桂枝汤主之。”

16. A. 吴茱萸 B. 生姜 C. 人参 D. 白术 E. 大枣

(1) 吴茱萸汤原方重用的药物是 (89/1996)

(2) 吴茱萸汤原方组成中不含有的药物是 (90/1996)

答案：(1) B；(2) D。吴茱萸汤组成为吴茱萸、生姜、人参、大枣。吴茱萸汤重用生姜温胃散寒，降逆止呕，以助吴茱萸之力。

17. A. 桂枝汤 B. 归脾汤 C. 小建中汤 D. 当归补血汤 E. 补中益气汤

(1) 劳倦内伤，气血俱虚，营卫失调，手足烦热，咽干口燥，舌淡苔白，脉细弦者，治宜选用 (91/1996)

(2) 产后血虚，发热头痛，肌热面赤，烦渴欲饮，脉大而虚者，治宜选用 (92/1996)

答案：(1) C；(2) D。小建中汤主治虚劳里急证，症见手足烦热，舌淡苔白，脉细弦。当归补血汤主治血虚发热证，症见肌热面赤，烦渴欲饮，脉大而虚，亦治产后血虚，发热头痛。

18. A. 麝香 B. 牛黄 C. 两者均是 D. 两者均非

(1) 小金丹的组成中含有的药物是 (103/2003)

(2) 至宝丹的组成中含有的药物是 (104/2003)

答案：(1) A；(2) C。小金丹组成为白胶香、制草乌、五灵脂、地龙、木鳖、乳香、没药、归身、麝香、墨炭。至宝丹组成为朱砂、麝香、安息香、玳瑁、犀角、雄黄、牛黄、琥珀、金箔、银箔、龙脑。

19. 当归为君药的方剂是 (135/2003)

A. 当归四逆汤 B. 当归补血汤 C. 生化汤 D. 温经汤

答案：AC。当归四逆汤中以当归、桂枝共为君药，当归归经入肝，补血和血；生化汤重用当归补血活血，化瘀生新为君药。

20. 回阳救急汤中配伍五味子的用意是 (148/1997)

A. 合干姜以温阳散寒化饮 B. 合白术以健脾涩肠止泻

C. 合人参以益气生脉 D. 合麝香以防虚阳散越

答案：CD。

21. 四逆汤中炙甘草的作用是 (136/2003)

A. 解毒 B. 缓峻 C. 益气 D. 调和诸药

答案：ABCD。四逆汤用大辛大热之附子为君药，以温肾壮阳，祛寒救逆；干姜助附子，温散内盛之阴寒，复脾肾之阳气；用炙甘草，一解生附子毒，二缓姜、附燥烈之性，三益气守中。

22. 四逆汤中配伍炙甘草的用意是 (150/1995)

A. 解生附子之毒　　B. 缓生附子、干姜之峻

C. 益气守中　　D. 调和诸药

答案：ABCD。

23. 吴茱萸汤的主治证可见 (137/2005)

A. 食谷欲吐，胸膈满闷　　B. 四肢厥逆，恶寒蜷卧

C. 头痛，干呕吐涎　　D. 吐利，烦躁欲死

答案：ACD。吴茱萸汤主治：①胃中虚寒，食谷欲吐，胸膈满闷，或胃脘痛，吞酸嘈杂；②厥阴头痛，干呕吐涎沫；③少阴吐利，手足逆冷，烦躁欲死。

24. 吴茱萸汤具有的治疗作用是 (147/1998)

A. 温中散寒　B. 暖肝降逆　C. 益气补虚　D. 和胃止呕

答案：ABCD。吴茱萸汤温中补虚，降逆止呕。

25. 下列方剂中，含有干姜的是 (133/2004)

A. 小柴胡汤　B. 大建中汤　C. 小青龙汤　D. 小陷胸汤

答案：BC。大建中汤组成为蜀椒、干姜、人参、饴糖；小青龙汤组成为麻黄、桂枝、干姜、细辛、五味子、甘草、半夏、芍药。

课后巩固——练知识增考技

一、填空题

1. 温里剂可分为________、________、________。

2. 当归四逆汤为桂枝汤________，倍________，加________而成。

3. 温里剂的立法原则是________、________，属于八法中________法。

4. 中焦虚寒之腹疼，宜用________；虚劳里急之腹疼，宜用________；厥阴虚寒之腹疼，宜用________。

5. 小建中汤的君药是________，体现了辛甘化阳作用的配伍是________；体现了酸甘化阴的配伍是________。

6. 小建中汤的功效是________；主治证是________；组成药物中桂枝、芍药之比是________。

7. 吴茱萸汤是由________组成；其功用________；方中用量最大的药物是________。

8. 当归四逆汤主治________，其功用________；方中的君药是________。

9. 理中丸的君药是________；在方中的作用是________。四逆汤的君药是________；在方中的作用是________。

10. 白芍药在桂枝汤的作用是________；在小建中汤的作用是________；在当归四逆汤中的作用是________。

二、名词解释

1. 甘温除热　2. 温里剂　3. 回阳救逆　4. 温阳止血法

三、简答题

1. 简述吴茱萸汤治疗呕吐，配伍甘补之人参、大枣的原因。

2. 温里剂的临床使用要注意什么？

3. 写出四首治疗“厥逆”的方剂，并答出其病机及药物配伍意义有何不同。

4. 四逆汤附子配干姜的意义。

四、论述题

1. 试述小建中汤的组方原则。
2. 试述理中丸与小建中汤在组成、功用、主治及药物配伍方面的异同。
3. 在温里剂中写出三首桂枝、芍药同用的方剂,并答出其用药比例及在方中的配伍意义。

五、选择题

【单选题】

1. 吴茱萸汤的功用是
   A. 温阳祛寒,益气健脾　B. 益气健脾,温化痰涎
   C. 温中祛寒,补气健脾　D. 温中补虚,降逆止呕　E. 以上都不是
2. 患者腹痛月余,时有发作,喜温喜按,按之痛减,舌淡苔白,脉细弦。治当首选
   A. 理中汤　B. 小建中汤　C. 吴茱萸汤　D. 香砂六君子汤　E. 逍遥散
3. 吴茱萸汤的组成是
   A. 吴茱萸 人参 干姜 大枣　B. 吴茱萸 人参 生姜 甘草　C. 吴茱萸 人参 生姜 大枣
   D. 吴茱萸 人参 白术 大枣　E. 吴茱萸 人参 白术 甘草
4. 吴茱萸汤中君药吴茱萸的作用,哪一项是错误的
   A. 开郁化滞　B. 散寒救逆　C. 降浊止呕　D. 中暖脾胃　E. 下暖肝肾
5. 具有温中祛寒,补气健脾功用的方剂是
   A. 桂枝汤　B. 四君子汤　C. 理中丸　D. 归脾中汤　E. 黄芪桂枝五物汤
6. 理中丸的组成是
   A. 人参 茯苓 白术 炙甘草　B. 人参 茯苓 白术 生姜　C. 人参 白术 干姜 炙甘草
   D. 人参 茯苓 白术 大枣　E. 陈皮 人参 茯苓 甘草
7. 下列除哪一项外,均为理中丸主治证范畴
   A. 小儿慢惊,胸痹由中焦虚寒所致　B. 阳虚失血
   C. 脾胃虚寒的呕吐　D. 脾胃寒湿,气机阻滞之脘腹胀痛
   E. 脾胃虚寒之下利
8. 下列哪一项与小建中汤的主治证无关
   A. 虚劳腹痛　B. 中阳虚弱,手足烦热　C. 虚劳盗汗,五心烦热
   D. 中焦虚寒,面色无华　E. 虚劳心悸,烦躁不宁
9. 当归四逆汤的组成是
   A. 桂枝汤去大枣,倍生姜,加当归、细辛、通草
   B. 桂枝汤去生姜,倍大枣,加当归、细辛、通草
   C. 桂枝汤去大枣,加黄芪、当归
   D. 桂枝汤去生姜,加当归、细辛、通草
   E. 桂枝汤去生姜,加当归、黄芪
10. 当归四逆汤所治厥逆的病机是
    A. 肝郁气滞　B. 阳气内郁不达四末
    C. 元气大亏,阳气善脱　D. 肾阳衰微,阴阳之气不相须接
    E. 血虚寒凝,阳气不得温煦四末
11. 当归四逆汤的功效是
    A. 温经散寒,养血通脉　B. 活血化瘀,温经通脉　C. 温经散瘀,活血止痛
    D. 温经补血,散寒通滞　E. 活血化瘀,四阳救逆
12. 下列除哪一项外,均为当归四逆汤主治证表现
    A. 手足厥冷　B. 肢体痹痛　C. 腹痛下利　D. 舌淡苔白　E. 脉象沉细

13. 肝寒犯胃，胃中虚冷所致胃脘疼痛，呕逆嘈杂，治宜选用
A. 良附丸 B. 理中丸 C. 丁香柿蒂汤 D. 吴茱萸汤 E. 厚朴温中汤
14. 小建中汤的组成是
A. 桂枝汤去生姜，加饴糖 B. 桂枝汤易桂枝为肉桂，加饴糖 C. 桂枝汤倍桂枝，加饴糖
D. 桂枝汤倍芍药，加饴糖 E. 以上均非
15. 四逆汤的君药是
A. 干姜 B. 生姜 C. 附子 D. 甘草 E. 人参
16. 小建中汤中芍药的作用是
A. 养血敛阴，温中散寒 B. 敛阴和营，缓急止痛 C. 养血敛阴，降气平喘
D. 敛阴和营，温中散寒 E. 养血敛阴，利水消肿
17. 小建中汤的君药是
A. 芍药 B. 人参 C. 黄芪 D. 桂枝 E. 饴糖
18. 方中组成中无姜的方是
A. 理中丸 B. 小建中汤 C. 四逆汤 D. 当归四逆汤 E. 吴茱萸汤
19. 配伍中体现“辛甘化阳”及“酸甘化阴”的方剂是
A. 理中丸 B. 阳和汤 C. 小建中汤 D. 吴茱萸汤 E. 四逆汤
20. 黄芪桂枝五物汤的主治证是
A. 行痹 B. 寒痹 C. 血痹 D. 湿痹 E. 热痹
21. 黄芪桂枝五物汤中无
A. 大枣 B. 生姜 C. 芍药 D. 甘草 E. 桂枝
22. 下列哪项不是吴茱萸汤的主治证
A. 胃中虚寒，浊阴上逆 B. 肝寒犯胃，浊阴上逆 C. 肝胃虚寒，浊阴上逆
D. 少阴虚寒吐利 E. 以上均不是
23. 桂枝与白芍药用量比例为 1∶2 的方剂是
A. 桂枝汤 B. 小青龙汤 C. 小建中汤
D. 黄芪桂枝五物汤 E. 当归四逆汤
24. 理中丸与四君子汤组成中相同的药物是
A. 人参、白术、炙甘草 B. 人参、茯苓、炙甘草 C. 白术、生姜、茯苓
D. 生姜、茯苓、炙甘草 E. 人参、生姜、白术
25. 小建中汤与补中益气汤均可用治
A. 中焦虚寒 B. 虚劳发热 C. 阴虚发热
D. 中气下陷 E. 营卫不和
26. 吴茱萸汤与当归四逆汤共有药物是
A. 干姜 B. 桂枝 C. 炙甘草 D. 芍药 E. 大枣
27. 理中丸的君药是
A. 干姜 B. 人参 C. 白术 D. 桂枝 E. 炙甘草
28. 大建中汤的功效是
A. 温中散寒，和里缓急 B. 温中散寒，降逆止痛 C. 温中散寒，回阳救逆
D. 温中散寒，降逆止呕 E. 温中散寒，理气止痛
29. 黄芪桂枝五物汤的功效是
A. 温中散寒，和营通痹 B. 温中散寒，益气温经 C. 益气温经，和营通痹
D. 温中散寒，降逆止呕 E. 温中散寒，理气止痛
30. 黄芪桂枝五物汤所治血痹证的病机是
A. 血虚受寒，寒客肝脉 B. 表虚受风，邪客血脉 C. 素体阳虚，寒凝湿滞
D. 气血不足，外感风寒湿邪 E. 以上都不是

【多选题】

31. 理中丸主治病证是
A. 中焦虚寒证 B. 阳虚失血 C. 小儿慢惊 D. 病后喜唾涎沫 E. 霍乱吐泻

32. 主治病证中吐、利并见的是
A. 理中丸 B. 小建中汤 C. 吴茱萸汤 D. 四逆汤 E. 回阳救急汤

33. 可治疗霍乱的方剂是
A. 香薷散 B. 桂苓甘露饮 C. 清暑益气汤 D. 六一散 E. 理中丸

34. 小建中汤与桂枝汤共有的药物是
A. 芍药 B. 桂枝 C. 甘草 D. 生姜 E. 大枣

35. 小建中汤主治证的表现有
A. 腹中时痛 B. 心中悸动 C. 手足心热 D. 久泻久痢 E. 崩中漏下

36. 吴茱萸汤主治病证是
A. 虚寒呕吐 B. 虚劳里急 C. 厥阴头痛 D. 阳虚寒厥 E. 少阴吐利

37. 下列方剂中附子、干姜共用的是
A. 理中丸 B. 四逆汤 C. 温脾汤 D. 麻黄附子细辛汤 E. 小建中汤

38. 当归四逆汤与桂枝汤共有的药物是
A. 桂枝 B. 生姜 C. 大枣 D. 甘草 E. 芍药

39. 当归四逆汤的功效包括
A. 温经散寒 B. 益气温经 C. 养血通脉 D. 和里缓急 E. 理气止痛

40. 小建中汤主治证包括
A. 中焦虚寒之虚劳里急证 B. 虚劳发热证 C. 虚劳心中悸动
D. 中阳虚寒，阴寒内盛证 E. 虚劳下利证

（选择题答案：1. D 2. A 3. C 4. B 5. C 6. C 7. D 8. B 9. B 10. E 11. A 12. C 13. D 14. D 15. C 16. B 17. E 18. D 19. C 20. C 21. D 22. C 23. C 24. A 25. B 26. E 27. A 28. B 29. C 30. B 31. ABCDE 32. BE 33. AE 34. ABCDE 35. ABC 36. ACE 37. BC 38. ACE 39. AC 40. ABC）

第七章 补 益 剂

课堂记录——听要点抓考点

1. 组成：补益药物为主。
2. 作用：补益、滋养人体气血阴阳不足，补益脏腑功能，增强体质。
3. 立法依据：“虚则补之。”
4. 主治证：各种虚证。
5. 分类与适应证

	功 用	主治证	代表方
补 气	补气	气虚证	四君子汤、参苓白术散、补中益气汤等

（续表）

补　血	补血	血虚证	四物汤、归脾汤、当归补血汤等
气血双补	补益气血	气血两虚证	八珍汤、泰山磐石散
补　阴	补阴（滋补肝肾为主）	阴虚证	六味地黄丸、大补阴丸、左归丸等
补　阳	补阳（温补肾阳为主）	阳虚证	肾气丸、右归丸等
阴阳并补	补益阴阳	阴阳两虚证	地黄饮子

6. 使用注意

（1）辨别虚实真假；辨别缓急轻重。

（2）治疗时注意气血、阴阳关系，以及母子、先后天关系。

（3）注意调整脾胃功能。

（4）文火久煎，空腹服用。

第一节　补　气

方　名	方　源	组　成	功　用	主　治	辨证要点
四君子汤	《太平惠民和剂局方》	人参、白术、茯苓、甘草	益气健脾	脾胃气虚证。面色苍白，语声低微，气短乏力，食少便溏，舌淡苔白，脉虚弱	治疗脾胃气虚证的基础方，后世众多补脾益气方剂多从此方衍化而来。临床应用以面白食少，气短乏力，舌淡苔白，脉虚弱为辨证要点
参苓白术散	《太平惠民和剂局方》	莲子肉、薏苡仁、缩砂仁、桔梗、白扁豆、白茯苓、人参、炙甘草、白术、山药（枣汤调下）	益气健脾，渗湿止泻	脾虚湿盛证。饮食不化，胸脘痞闷，肠鸣泄泻，四肢乏力，形体消瘦，面色萎黄，舌淡苔白腻，脉虚缓	药性平和，温而不燥，是治疗脾虚湿盛泄泻的常用方。临床应用以泄泻，舌苔白腻，脉虚缓为辨证要点
补中益气汤	《内外伤辨惑论》	黄芪、炙甘草、人参、升麻、当归、陈皮、柴胡、白术	补中益气，升阳举陷	①脾虚气陷证。饮食减少，体倦肢软，少气懒言，面色萎黄，大便稀溏，舌淡脉虚；以及脱肛，子宫脱垂，久泻久痢，崩漏等。②气虚发热证。身热自汗，渴喜热饮，气短乏力，舌淡，脉虚大无力	补气升阳，甘温除热的代表方。临床应用以体倦乏力，少气懒言，面色萎黄，脉虚软无力为辨证要点
生脉散	《医学启源》	人参、麦门冬、五味子	益气生津，敛阴止汗	①温热、暑热，耗气伤阴证。汗多神疲，体倦乏力，气短懒言，咽干口渴，舌干红少苔，脉虚数。②久咳伤肺，气阴两虚证。干咳少痰，短气自汗，口干舌燥，脉虚细	是治疗气阴两虚证的常用方。临床应用以体倦，气短，咽干，舌红，脉虚为辨证要点
玉屏风散	《医方类聚》	防风、黄芪、白术	益气固表止汗	表虚自汗。汗出恶风，面色㿠白，舌淡苔薄白，脉浮虚。亦治虚人腠理不固，易感风邪	治疗表虚自汗的常用方剂。临床应用以自汗恶风，面色㿠白，舌淡脉虚为辨证要点
完带汤	《傅青主女科》	白术、山药、人参、苍术、白芍药、车前子、陈皮、柴胡、荆芥穗、甘草	补脾疏肝，化湿止带	脾虚肝郁，湿浊带下。带下色白，清稀如涕，面色㿠白，倦怠便溏，舌淡苔白，脉缓或濡弱	治脾虚肝郁，湿浊下注带下之常用方。临床应用以带下清稀色白舌淡苔白，脉濡缓为辨证要点

方名	方解	加减变化	现代运用	注意
四君子汤	本方以人参为主，补气健脾养胃；配白术健脾燥湿以加强人参补气健脾之力；再加茯苓健脾渗湿则其补脾之功更加明显；配炙甘草也有增强补气健脾的作用，并能协调诸药而使它们共同发挥补气健脾的功效	若呕吐者，加半夏以降逆止呕；胸膈痞满者，加枳壳、陈皮以行气宽胸；心悸失眠者，加酸枣仁以宁心安神；兼畏寒肢冷、脘腹疼痛者，加干姜、附子以温中祛寒	常用于慢性胃炎、胃及十二指肠溃疡等属脾气虚者	
参苓白术散	君：人参、白术、茯苓、甘草，益气补中，健脾运湿。臣：山药、莲子肉，补益脾气，固涩止泻；白扁豆、薏苡仁，健脾渗湿。佐：砂仁，行气化滞，芳香化湿，醒脾和胃；大枣，补脾养胃；桔梗，开宣肺气，与渗利药配伍，降中寓升，宣肺利气化痰。使（兼）：桔梗载药上行入肺，甘草和中调药，兼作使药	若兼里寒而腹痛者，加干姜、肉桂以温中祛寒止痛	常用于慢性胃肠炎、贫血、慢性支气管炎、慢性肾炎以及妇女带下病等属脾虚湿盛者	
补中益气汤	君：黄芪，补中益气，升阳举陷，固表止汗。臣：人参、白术、炙甘草，补气健脾，以助黄芪。佐：陈皮，理气和中，使诸药补而不滞；当归，养血补虚，使气有所依；升麻、柴胡，升阳举陷，引药上行。使（兼）：升麻、柴胡，引药上行；炙甘草和中调药，兼作使药	若兼腹中痛者，加白芍药以柔肝止痛；头痛者，加蔓荆子、川芎；头顶痛者，加藁本、细辛以疏风止痛；咳嗽者，加五味子、麦门冬以敛肺止咳；兼气滞者，加木香、枳壳以理气解郁。亦可用于虚人感冒，加苏叶少许以增辛散之力	常用于内脏下垂、久泻、久痢、脱肛、重症肌无力、乳糜尿、慢性肝炎等；妇科之子宫脱垂、妊娠及产后癃闭、胎动不安、月经过多；眼科之眼睑下垂、麻痹性斜视等属脾胃气虚或中气下陷者	阴虚发热及内热炽盛者忌用
生脉散	君：人参，味甘性平，归脾、肺二经，能补脾益肺，健运中气，鼓舞清阳，生津止渴。臣：麦门冬，甘寒质润，入肺、胃、心经，养阴生津，清心除烦，与人参合用，可使气旺津生，脉气得复。佐：五味子，敛肺宁心，止汗生津。三药配合，一补、一清、一敛，共奏益气复脉，养阴生津之功	方中人参性味甘温，若属阴虚有热者，可用西洋参代替；病情急重者全方用量宜加重	常用于肺结核、慢性支气管炎、神经衰弱所致咳嗽和心烦失眠，以及心脏病心律不齐属气阴两虚者。生脉散经剂型改革后制成的生脉注射液，经药理研究证实，具有毒性小、安全度大的特点，临床常用于治疗急性心肌梗死、心源性休克、中毒性休克、失血性休克及冠心病、内分泌失调等病属气阴两虚者	若属外邪未解，或暑病热盛，气阴未伤者，均不宜用。久咳肺虚，亦应在阴伤气耗，纯虚无邪时，方可使用
玉屏风散	君：黄芪，大补肺脾之气，固表止汗。臣：白术，益气健脾，固表止汗。黄芪、白术相须为用，增强益气实卫、固表止汗之力。佐：防风，辛散疏风而御邪	自汗较重者，可加浮小麦、煅牡蛎、麻黄根，以加强固表止汗之效	常用于过敏性鼻炎、上呼吸道感染属表虚不固而外感风邪者，以及肾小球肾炎易于伤风感冒而诱致病情反复者	若属外感自汗或阴虚盗汗，则不宜使用
完带汤	君：白术、山药，补脾祛湿，（山药）补肾固带脉。臣：人参，补中益气，以助君药；苍术，燥湿运脾，祛湿化浊；白芍药，柔肝理脾；车前子，利湿清热，使湿浊从小便而出。佐：陈皮，行气化湿，且可使君药补而不滞；柴胡、荆芥穗，助白术升发脾胃清阳；助白芍药疏肝解郁。使：甘草，和中调药	若兼湿热，带下兼黄色者，加黄柏、龙胆草以清热燥湿；兼有寒湿，小腹疼痛者，加炮姜、盐茴香以温中散寒；腰膝酸软者，加杜仲、续断以补益肝肾；日久病滑脱者，加龙骨、牡蛎以固涩止带	常用于阴道炎、宫颈糜烂、盆腔炎而属脾虚肝郁，湿浊下注者	带下证属湿热下注者，非所宜

记忆处方——重理解活思维

类方比较

1. 理中丸与四君子汤

(1) 均具有益气健脾之功，均可治脾胃气虚之证。临证均可见气短体倦、食减便溏或泄泻、舌淡苔白、脉虚之症。

(2) 理中丸以干姜为君，侧重于温中祛寒，兼以益气健脾，为治中焦脾胃虚寒证的代表方。亦主治阳虚失血、小儿慢惊、病后喜唾涎沫、胸痹等病症属中焦虚寒者。临证以脘腹冷痛、畏寒肢冷、不欲饮食、便溏泄泻、脉沉细等为特征。

(3) 四君子汤以人参为君，重在补脾益气，为补气的基础方剂。主治脾胃气虚，运化乏力证。临证以面色㿠白、气短体倦、食少便溏、舌淡脉虚等为特征。

2. 四君子汤、补中益气汤与参苓白术散

(1) 均具有益气补中，健脾养胃之功。用治脾胃气虚而见面色萎白、少气体倦、食少便溏、舌淡苔白、脉虚弱者。

(2) 四君子汤重在益气补中，并能健运脾胃，为补气的基础名方。是治脾胃气虚证的代表方。

(3) 补中益气汤功善益气升阳，"甘温除热"，临证尤多用治气虚下陷之脏器下垂证、久泻痢证、崩漏证，以及气虚发热证。

(4) 参苓白术散在益气健脾中培土生金，功善渗湿止泻，为"益气渗湿"代表方，临证多用治泄泻或咳嗽咯痰色白，气虚挟湿泄泻或咳喘。

第二节 补 血

方名	方源	组成	功用	主治	辨证要点
四物汤	《仙授理伤续断秘方》	当归、川芎、白芍药、熟地黄	补血调血	营血虚滞证。头晕目眩，心悸失眠，面色无华，妇人月经不调，量少或经闭不行，脐腹作痛，甚或瘕块硬结，舌淡，口唇、爪甲色淡，脉细弦或细涩	是补血调经的基础方。临床应用以面色无华，唇甲色淡，舌淡，脉细为辨证要点
当归补血汤	《内外伤辨惑论》	黄芪、当归	补气生血	血虚阳浮发热证。肌热面赤，烦渴欲饮，脉洪大而虚，重按无力。亦治妇人经期、产后血虚发热头痛；或疮疡溃后，久不愈合者	补气生血之基础方，也是体现李东垣"甘温除热"治法的代表方。临床应用时除肌热、口渴喜热饮、面赤外，以脉大而虚，重按无力为辨证要点
归脾汤	《正体类要》	白术、当归、白茯苓、黄芪、龙眼肉、远志、酸枣仁、人参、木香、炙甘草	益气补血，健脾养心	①心脾气血两虚证。心悸怔忡，健忘失眠，盗汗，体倦食少，面色萎黄，舌淡，苔薄白，脉细弱。②脾不统血证。便血，皮下紫癜，妇女崩漏，月经超前，量多色淡，或淋漓不止，舌淡，脉细弱	是治疗心脾气血两虚证的常用方。临床应用以心悸失眠，体倦食少，便血或崩漏，舌淡，脉细弱为辨证要点

方 名	方 解	加减变化	现代运用	注 意
四物汤	君：熟地黄，滋阴养血，填精益髓。臣：当归，补血养肝，活血调经。熟地黄、当归，相须为用，补益阴血，活血行滞。佐：白芍药，养血和营，助熟地黄补血；缓急止痛。川芎，活血行气，助当归和血；调经止痛	若兼气虚者，加人参、黄芪，以补气生血；以血滞为主者，加桃仁、红花，白芍药易为赤芍药，以加强活血祛瘀之力；血虚有寒者，加肉桂、炮姜、吴茱萸，以温通血脉；血虚有热者，加黄芩、牡丹皮，熟地黄易为生地黄，以清热凉血；妊娠胎漏者，加阿胶、艾叶，以止血安胎	常用于妇女月经不调、胎产疾病、荨麻疹以及过敏性紫癜等属营血虚滞者	对于阴虚发热，以及血崩气脱之证，则非所宜
当归补血汤	君：黄芪，大补脾肺元气，以资生血之源；臣：当归，养血和营	若妇女经期，或产后感冒发热头痛者，加葱白、豆豉、生姜、大枣以疏风解表；若疮疡久溃不愈，气血两虚而又余毒未尽者，可加金银花、甘草以清热解毒；若血虚气弱出血不止者，可加煅龙骨、阿胶、山茱萸以固涩止血	可用于妇人经期、产后发热等属血虚阳浮者，以及各种贫血、过敏性紫癜等属血虚气弱者	阴虚发热证忌用
归脾汤	君：人参，补脾益气；龙眼肉，补益心脾，养血安神。二药合用，益气健脾，补养心血，心脾两调。臣：黄芪、白术，益气补中，健脾养胃；当归，补血和营，助龙眼肉补血养心。佐：酸枣仁，养心血，安心神；远志，安神益志；白茯苓，健脾宁心安神；木香，理气醒脾，使诸药补而不滞。使：炙甘草，益气和中，调和诸药	崩漏下血偏寒者，可加艾叶炭、炮姜炭，以温经止血；偏热者，加生地炭、阿胶珠、棕榈炭，以清热止血	常用于胃及十二指肠溃疡出血、功能性子宫出血、再生障碍性贫血、血小板减少性紫癜、神经衰弱、心脏病等属心脾气血两虚及脾不统血者	

记忆处方——重理解活思维

类方比较：

1. 归脾汤与固冲汤

(1) 均重用补气药，意在补气健脾，以复统摄之权，用治脾气虚，气不摄血之崩漏或月经过多，舌淡脉细弱等证。

(2) 固冲汤在补气健脾摄血之外，更配以固冲养血收敛止血，去瘀止血，补气固冲以治其本，收涩化瘀以治其标，以奏固崩止血之功。用治脾气虚弱，冲脉不固执血崩月经过多证，伴见量多色淡质清稀，心悸，眩晕，舌淡脉细弱等症者。

(3) 归脾汤重在补气健脾摄血之外，更配以养血安神之品，以达心脾同治，气血并补。但重用补气，意在生血，以复其生血统血之职。用治心脾气血两虚之心悸怔忡，健忘失眠，体倦食少，及脾不统血之便血、崩漏等证。

2. 归脾汤与天王补心丹

(1) 均有补心血安心神之功，皆可用于心血不足的心神不安证，症见心悸、健忘、失眠多梦等。

(2) 天王补心丹：重在滋养心肾之阴血兼清虚热，用于心肾阴血虚少、心肾不交的心神不安证，症见失眠多梦、健忘心慌、伴手足心热、口舌生疮、舌红少苔、脉细数等。

(3) 归脾汤：重在益气健脾兼以养心，用于心脾气血两虚之心神不安证，症见食失眠多梦神疲食少、体倦乏力、面色萎黄；亦用于脾不统血之便血、崩漏等。

第三节 气血双补

方名	炙甘草汤
方源	《伤寒论》
组成	炙甘草、生姜、人参、生地黄、桂枝、阿胶、麦门冬、麻仁、大枣
功用	益气滋阴，通阳复脉
主治	①阴血阳气虚弱，心脉失养证。脉结代，心动悸，虚羸少气，舌光少苔，或质干而瘦小者。②虚劳肺痿。干咳无痰，或咳吐涎沫，量少，形瘦短气，虚烦不眠，自汗盗汗，咽干舌燥，大便干结，脉虚数
辨证要点	阴阳气血并补之剂。临床应用以脉结代，心动悸，虚羸少气，舌光色淡少苔为辨证要点
方解	方中重用炙甘草益气补心，生地黄滋阴养血，共为君药。人参、大枣助炙甘草补气，阿胶、麦门冬、胡麻仁助生地黄养血，同为臣药。桂枝、生姜温心阳，通血脉，为佐药。炙甘草调和药性，兼为使药
加减变化	方中可加酸枣仁、柏子仁以增强养心安神定悸之力，或加龙齿、磁石重镇安神；偏于心气不足者，重用炙甘草、人参；偏于阴血虚者重用生地黄、麦门冬；心阳偏虚者，易桂枝为肉桂，加附子以增强温心阳之力；阴虚而内热较盛者，易人参为南沙参，并减去桂、姜、枣、酒，酌加知母、黄柏，则滋阴液降虚火之力更强
现代运用	常用于功能性心律不齐、期外收缩、冠心病、风湿性心脏病、病毒性心肌炎、甲状腺功能亢进等而有心悸、气短、脉结代等属阴血不足，阳气虚弱者

第四节 补 阴

方名	方源	组成	功用	主治	辨证要点
六味地黄丸（地黄丸）	《小儿药证直诀》	熟地黄、山茱萸、山药、泽泻、牡丹皮、茯苓	滋补肝肾	肝肾阴虚证。腰膝酸软，头晕目眩，耳鸣耳聋，盗汗，遗精，消渴，骨蒸潮热，手足心热，口燥咽干，牙齿动摇，足跟作痛，小便淋漓，以及小儿囟门不合，舌红少苔，脉沉细数	是治疗肝肾阴虚证的基础方。临床应用以腰膝酸软，头晕目眩，口燥咽干，舌红少苔，脉沉细数为辨证要点
大补阴丸（大补丸）	《丹溪心法》	熟地黄、龟版、黄柏、知母、猪脊髓	滋阴降火	阴虚火旺证。骨蒸潮热，盗汗遗精，咳嗽咯血，心烦易怒，足膝疼热，舌红少苔，尺脉数而有力	治疗阴虚火旺证的基础方，又是体现朱丹溪补阴学派学术思想及其滋阴降火治法的代表方。临床应用以骨蒸潮热，舌红少苔，尺脉数而有力为辨证要点
一贯煎	《续名医类案》	北沙参、麦门冬、当归、生地黄、枸杞子、川楝子	滋阴疏肝	肝肾阴虚，肝气郁滞证。胸脘胁痛，吞酸吐苦，咽干口燥，舌红少津，脉细弱或虚弦。亦治疝气瘕聚	是治疗阴虚肝郁，肝胃不和所致脘胁疼痛的常用方。临床应用以脘胁疼痛，吞酸吐苦，舌红少津，脉虚弦为辨证要点

方 名	方 解	加减变化	现代运用	注 意
六味地黄丸（地黄丸）	方中重用熟地黄滋阴补肾，填精益髓，为君药。山茱萸补养肝肾，并能涩精，取“肝肾同源”之意；山药补益脾阴，亦能固肾，共为臣药。三药配合，肾、肝、脾三阴并补，是为“三补”，但熟地黄用量是山茱萸与山药之和，故仍以补肾为主。泽泻利湿而泄肾浊，并能减熟地黄之滋腻；茯苓淡渗脾湿，并助山药之健运，与泽泻共泻肾浊，助真阴得复其位；牡丹皮清泄虚热，并制山茱萸之温涩。三药称为“三泻”，均为佐药。六味合用，三补三泻，其中补药用量重于“泻药”，是以补为主；肝、脾、肾三阴并补，以补肾阴为主	若虚火明显者，加知母、玄参、黄柏等以加强清热降火之功；兼脾虚气滞者，加白术、砂仁、陈皮等以健脾和胃	常用于慢性肾炎、高血压病、糖尿病、肺结核、肾结核、甲状腺功能亢进、中心性视网膜炎及无排卵性功能性子宫出血、更年期综合征等属肾阴虚弱为主者	脾虚泄泻者慎用
大补阴丸（大补丸）	方中重用熟地黄、龟版滋阴潜阳，壮水制火，即所谓培其本，共为君药。继以黄柏苦寒泻相火以坚阴；知母苦寒而润，上能清润肺金，下能滋清肾水，与黄柏相须为用，苦寒降火，保存阴液，平抑亢阳，即所谓清其源，均为臣药。应用猪脊髓、蜂蜜为丸，此乃血肉甘润之品，填精益髓，既能助熟地黄、龟版以滋阴，又能制黄柏之苦燥，俱为佐使。本方滋阴药与清热降火药相配，培本清源，两相兼顾。其中龟版、熟地黄用量较重，与知、柏的比例为3:2，表明以滋阴培本为主，降火清源为辅	若阴虚较重者，可加天门冬、麦门冬以润燥养阴；阴虚盗汗者，可加地骨皮以退热除蒸；咯血、吐血者，加仙鹤草、旱莲草、白茅根以凉血止血；遗精者，加金樱子、芡实、桑螵蛸、山茱萸以固精止遗	常用于甲状腺功能亢进、肾结核、骨结核、糖尿病等属阴虚火旺者	若脾胃虚弱、食少便溏，以及火热属于实证者不宜使用。大补阴丸与六味地黄丸虽均能滋阴降火，但后者偏于补养肾阴，而清热之力不足；前者则滋阴与降火之力较强，故对阴虚而火旺明显者，选用该方为宜
一贯煎	君：生地黄，滋阴养血，补益肝肾。臣：北沙参、麦门冬，养阴补肺，资水上之源；清金益胃。枸杞子、当归，滋肾益精，养血补肝，和血调肝。君臣合用，滋阴血，补肝肾，滋水涵木。佐：川楝子，疏肝理气，清泄郁热	若大便秘结，加瓜蒌仁；有虚热或汗多，加地骨皮；痰多，加川贝母；舌红而干，阴亏过甚，加石斛；胁胀痛，按之硬，加鳖甲；烦热而渴，加知母、石膏；腹痛，加芍药、甘草；两足痿软，加牛膝、薏苡仁；不寐，加酸枣仁；口苦燥，少加黄连	常用于慢性肝炎、慢性胃炎、胃及十二指肠溃疡、肋间神经痛、神经官能症等属阴虚肝郁者	因制方重在滋补，虽可行无形之气，但不能祛有形之邪，且药多甘腻，故有停痰积饮而舌苔白腻、脉沉弦者，不宜使用

第五节 补 阳

方 名	肾气丸
方 源	《金匮要略》
组 成	干地黄、山茱萸、山药、泽泻、茯苓、牡丹皮、桂枝、附子
功 用	补肾助阳
主 治	肾阳不足证。腰痛脚软，身半以下常有冷感，少腹拘急，小便不利，或小便反多，入夜尤甚，阳痿早泄，舌淡而胖，脉虚弱，尺部沉细，以及痰饮，水肿，消渴，脚气，转胞等
辨证要点	补肾助阳的常用方。临床应用以腰痛脚软，小便不利或反多，舌淡而胖，脉虚弱而尺部沉细为辨证要点
方 解	君：干地黄，滋阴补肾。臣：山茱萸、山药，补益肝脾，益精养血；附子、桂枝，温肾助阳，化气行水。佐：泽泻、茯苓，渗湿泄浊；牡丹皮，清泄肝火

（续表）

加减变化	方中干地黄，现多用熟地黄；桂枝改用肉桂，如此效果更好；若夜尿多者，宜肾气丸加五味子；小便数多，色白体羸，为真阳亏虚，宜加补骨脂、鹿茸等，加强温阳之力；若用于阳痿，证属命门火衰者，酌加淫羊藿、补骨脂、巴戟天等以助壮阳起痿之力
现代运用	常用于慢性肾炎、糖尿病、醛固酮增多症、甲状腺功能低下、神经衰弱、肾上腺皮质功能减退、慢性支气管哮喘、更年期综合征等属肾阳不足者
注　意	若咽干口燥、舌红少苔属肾阴不足，虚火上炎者，不宜应用。此外，肾阳虚而小便正常者，为纯虚无邪，不宜使用。吴仪洛称："此亦为虚中夹邪滞而设尔，若纯虚之证，而兼以渗利，未免减去药力，当用右归丸或右归饮。"（《成方切用》）

第六节　阴阳双补

方　名	地黄饮子（地黄饮）
方　源	《圣济总录》
组　成	熟地黄、巴戟天、山茱萸、石斛、肉苁蓉、附子、五味子、官桂、白茯苓、麦门冬、石菖蒲、远志、生姜、大枣
功　用	滋肾阴，补肾阳，开窍化痰
主　治	下元虚衰，痰浊上泛之喑痱证。舌强不能言，足废不能用，口干不欲饮，足冷面赤，脉沉细弱
辨证要点	治疗肾虚喑痱的常用方。临床应用以舌喑不语，足废不用，足冷面赤，脉沉细弱为辨证要点
方　解	方用熟地黄、山茱萸滋补肾阴，肉苁蓉、巴戟天温壮肾阳，四味共为君药。配伍附子、肉桂之辛热，以助温养下元，摄纳浮阳，引火归源；石斛、麦门冬、五味子滋养肺肾，金水相生，壮水以济火，均为臣药。石菖蒲与远志、茯苓合用，是开窍化痰，交通心肾的常用组合，是为佐药。姜、枣和中调药，功兼佐使。综观全方，标本兼治；阴阳并补，滋阴药与温阳药的药味及用量相当，补阴与补阳并重，上下同治，而以治本治下为主。诸药合用，使下元得以补养，浮阳得以摄纳，水火既济，痰化窍开则"喑痱"可愈。原名地黄饮，《黄帝素问宣明论方》在原方基础上加少许薄荷，名"地黄饮子"，薄荷疏郁而轻清上行，清利咽喉窍道，对痰阻窍道更为适合
加减变化	若属痱而无喑者，减去石菖蒲、远志等宣通开窍之品；喑痱以阴虚为主，痰火偏盛者，去附、桂，酌加川贝母、竹沥、胆南星、天竺黄等以清化痰热；兼有气虚者，酌加黄芪、人参以益气
现代运用	常用于晚期高血压病、脑动脉硬化、中风后遗症、脊髓炎等慢性疾病过程中出现的阴阳两虚者
注　意	偏于温补，故对气火上升，肝阳偏亢而阳热之象明显者，不宜应用

考研专题——看未来展宏图

1. 炙甘草汤与生脉散均具有的治疗作用是　(50/2010)

A. 益心气，敛心阴　B. 补肺气，养心血　C. 补肺气，养肺阴　D. 温心阳，补肺气

答案：C。炙甘草汤：滋阴养血，益气温阳，复脉定悸；滋阴益气补肺。生脉散：益气养阴，敛汗生脉。两者都能益气和滋阴，都是针对肺气和肺阴。

2. 骨蒸潮热，盗汗遗精，咳嗽咯血，心烦易怒，足膝痛热，舌红少苔，尺脉数而有力者，治宜选用　(52/1999)

A. 百合固金汤　B. 清骨散　C. 大补阴丸　D. 六味地黄丸　E. 以上都不适宜

答案：C。大补阴丸主治阴虚火旺证，症见骨蒸潮热，盗汗遗精，咳嗽咯血，舌红少苔，尺脉数而有力。

3. 下列何药不是一贯煎的组成药物　(43/1992)

A. 北沙参　B. 天门冬　C. 麦门冬　D. 生地黄　E. 枸杞子

答案：B。一贯煎组成：生地黄、枸杞、北沙参、麦门冬、当归、川楝子。

4. 表虚自汗及易感风邪者,治宜首选 (40/1990)

A. 补中益气汤 B. 牡蛎散 C. 玉屏风散 D. 四君子汤 E. 桂枝汤

答案:C。玉屏风散主治表虚自汗,也治虚人腠理不固,易感风邪者。

5. 胸脘胁痛,咽干口燥,舌红,脉虚弦者,治宜选用 (42/1990)

A. 柴胡疏肝散 B. 左金丸 C. 六味地黄丸 D. 丹栀逍遥散 E. 一贯煎

答案:E。一贯煎主治肝肾阴虚,肝气不舒证。症见胸脘胁痛,咽干口燥,舌红,脉虚弦。

6. 以滋阴疏肝为主要功用的方剂是 (47/1994)

A. 二至丸 B. 左金丸 C. 玉女煎 D. 一贯煎 E. 芍药汤

答案:D。一贯煎滋阴疏肝。

7. 舌绝不能言,足废不能用,口干不欲饮,脉沉细弱者,治宜选用 (54/1994)

A. 虎潜丸 B. 大补阴丸 C. 地黄饮子 D. 大秦艽汤 E. 金匮肾气丸

答案:C。地黄饮子主治阴阳两虚之喑痱。症见舌绝不能青,足废不能用,口干不欲饮,足冷面赤,脉沉细弱。

8. 久病自汗、盗汗,病及肺肾,以阴亏为主而火热不甚者,应选用 (56/2000)

A. 黄连阿胶汤 B. 当归六黄汤 C. 知柏地黄丸 D. 麦味地黄丸 E. 清燥救肺汤

答案:D。麦味地黄丸主治肺肾阴虚证。

9. 百合固金汤中的玄参是 (40/2003)

A. 君药 B. 臣药 C. 佐药 D. 使药 E. 佐使药

答案:B。百合固金汤中配伍玄参,助二地滋阴壮水,以清虚火,为臣药。

10. 骨蒸潮热,盗汗遗精,咳嗽咯血,舌红少苔,尺脉数而有力者,治宜选用 (49/1993)

A. 六味地黄丸 B. 一贯煎 C. 当归六黄丸 D. 大补阴丸 E. 百合固金汤

答案:D。

11.《医方集解》香砂六君子汤的组成是四君子汤加 (48/2006)

A. 木香、砂仁、陈皮、半夏 B. 香附、砂仁、陈皮、半夏 C. 藿香、砂仁、陈皮、半夏

D. 香附、砂仁、陈皮、桔梗 E. 木香、砂仁、橘皮、半夏曲

答案:B。四君子汤为补气健脾的基础方剂,《小儿药证直诀》之异功散、《妇人良方》之六君子汤、《医方集解》香砂六君子汤、《和剂局方》之参苓白术散等均由本方化裁而来。四君子汤加陈皮即异功散,再加半夏即六君子汤。《医方集解》香砂六君子汤系在六君子汤的基础上再加香附、砂仁而成,虽然现代临床多用木香而不用香附,但题干限定《医方集解》原方。

12. 气阴不足,症见体倦气短,口渴多汗,舌燥咽干,脉虚细者,治宜选用 (54/1998)

A. 生脉散 B. 清暑益气汤 C. 当归补血汤 D. 竹叶石膏汤 E. 白虎加人参汤

答案:A。生脉散主治温热、暑热耗气伤阴证,症见体倦气短,口渴多汗,舌燥咽干,脉虚细。

13. 既可用以治疗脾不统血所致的便血、崩漏或月经超前,量多色淡,淋漓不止;又可用以治疗脾不健运所致的食少体倦、神疲少寐的方剂是 (37/1991)

A. 温脾汤 B. 健脾丸 C. 清脾饮 D. 实脾散 E. 归脾汤

答案:E。归脾汤主治心脾气血两虚证,症见心悸怔忡,健忘失眠,盗汗虚热,食少体倦;亦治脾不统血证。

14. 甘温除热的代表方剂是 (55/1997)

A. 小建中汤 B. 补中益气汤 C. 四君子汤 D. 黄芪桂枝五物汤 E. 升阳益胃汤

答案:B。补中益气汤补气结合升阳,重用甘温的黄芪为君药,又臣以人参、白术、甘草增强益气健脾的作用,佐以升麻、柴胡升阳举陷。

15. 下列方剂的组成药物中含有生地黄的是 (31/1991)

A. 阳和汤 B. 炙甘草汤 C. 六味地黄丸 D. 泰山磐石散 E. 玉女煎

答案:B。炙甘草汤组成为炙甘草、人参、大枣、生地黄、阿胶、麻子仁、麦门冬、桂枝、生姜。

16. 下列方剂,组成药物中含有地黄的是 (43/1998)

A. 一贯煎 B. 芍药汤 C. 归脾汤 D. 当归补血汤 E. 当归四逆汤

答案:A。

17. 治疗胸脘胁痛，吐苦吞酸，咽干口燥，舌红少苔，脉细弱的最佳选方是 (48/2005)

A. 一贯煎 B. 大补阴丸 C. 左金丸 D. 泻黄散 E. 玉女煎

答案：A。肝肾阴虚，肝气横逆之证，当以滋阴疏肝为治。大补阴丸适用于肝肾阴虚、虚火上炎所致的心烦易怒等症；左金丸适用于肝火犯胃所致的嘈杂吞酸之等症；泻黄散适用于脾胃伏火所致的口臭烦渴等症；玉女煎适用于胃热阴虚所致的烦热干渴，头痛牙痛等症，均不是最佳选方。惟一贯煎适用于肝肾阴虚、血燥气郁所致的吐苦吞酸症。

18. 胶艾汤主治 (52/1992)

A. 阴虚内热、冲脉不固之崩漏 B. 脾气虚弱、冲脉不固之崩漏

C. 冲任虚寒、瘀血阻滞之崩漏 D. 冲任虚损、阴血不守之崩漏

E. 少腹瘀阻、血不循经之崩漏

答案：D。胶艾汤主治冲任虚损，阴血不守之崩漏；或妊娠胞阻，胎漏。

19. 治疗阴虚火旺之郁证的最佳方剂是 (53/2004)

A. 知柏地黄丸 B. 当归六黄汤 C. 黄连阿胶汤 D. 滋水清肝饮 E. 百合固金汤

答案：A。知柏地黄丸主治阴虚火旺证。

20. 炙甘草汤中用量最大的药物是 (45/1993)

A. 炙甘草 B. 人参 C. 桂枝 D. 干地黄 E. 阿胶

答案：D。炙甘草汤的组成中重用生地黄，用量一斤。

21. 大补阴丸的功用是 (46/1992)

A. 滋阴补肾 B. 滋阴疏肝 C. 滋阴降火 D. 滋阴潜阳 E. 滋阴熄风

答案：C。

22. A. 四君子汤 B. 补中益气汤 C. 生脉散 D. 当归补血汤 E. 小建中汤

(1) 治疗气虚发热的方剂是 (90/1990)

(2) 治疗血虚发热的方剂是 (91/1990)

答案：(1) B；(2) D。

23. A. 生地黄 B. 香附 C. 川楝子 D. 熟地黄 E. 柴胡

(1) 一贯煎的君药是 (91/1999)

(2) 越鞠丸的君药是 (92/1999)

答案：(1) A；(2) B。一贯煎中重用生地黄为君，滋阴养血，补益肝肾；而越鞠丸中以香附为君药，用以行气解郁，以重治气郁。

24. A. 培土抑水 B. 培土生金 C. 滋水涵木 D. 补火生土 E. 清金制木

(1) 参苓白术散治疗肺虚久咳，体现的治法是 (85/2004)

(2) 一贯煎治疗肝郁胁痛，体现的治法是 (86/2004)

答案：(1) B；(2) C。参苓白术散本为益气健脾、渗湿止泻之方，配伍桔梗宣利肺气，通调水道，载药上行，以益肺气，体现了“培土生金”之法。一贯煎滋水涵木、佐金平木、扶土制水，以“滋水涵木”为主。

25. A. 1∶1 B. 2∶1 C. 3∶1 D. 5∶1 E. 7∶1

(1) 当归六黄汤中黄芪与当归配伍用量的比例是 (96/2006)

(2) 当归补血汤中黄芪与当归配伍用量的比例是 (97/2006)

答案：(1) B；(2) D。

26. A. 温中补虚，降逆止呕 B. 温中补虚，降逆止痛 C. 温中祛寒，补气健脾

D. 温中补虚，和胃缓急 E. 温中行气，燥湿除满

(1) 厚朴温中汤的功用是 (94/2005)

(2) 大建中汤的功用是 (95/2005)

答案：(1) E；(2) B。具有温中补虚、降逆止呕功用的方剂是吴茱萸汤；具有温中祛寒、补气健脾功用的方剂是理中丸；具有温中补虚、和胃缓急功用的方剂是小建中汤。而厚朴温中汤的功用是温中行气，燥湿除满；大建中汤的功用是温中补虚，降逆止痛。

27. A. 真阴亏损　B. 虚火上炎　C. 两者均是　D. 两者均非

(1) 六味地黄丸证的病机是　(113/1994)

(2) 左归丸证的病机是　(114/1994)

答案：(1) C；(2) A。六味地黄丸证的病机是肝肾阴亏，虚热内扰；左归丸证的病机是真阴不足，精髓亏损。

28. A. 生地黄　B. 熟地黄　C. 两者均有　D. 两者均无

(1) 当归补血汤的组成药物中含有　(113/1995)

(2) 百合固金汤的组成药物中含有　(114/1995)

答案：(1) D；(2) C。当归补血汤组成为当归、黄芪；百合固金汤由百合、生地黄、熟地黄、芍药、玄参、麦门冬、桔梗、贝母、当归身、甘草组成。

29. A. 生地黄　B. 熟地黄　C. 两者均是　D. 两者均非

(1) 炙甘草汤的君药是　(111/2002)

(2) 一贯煎的君药是　(112/2002)

答案：(1) A；(2) A。炙甘草汤中重用生地黄滋阴养血为君。

30. A. 阿胶　B. 艾叶　C. 两者均是　D. 两者均非

(1) 用四物汤治疗"妊娠胎动不安，下血不止者"，原方注明宜加入的药物是　(103/2004)

(2) 用四物汤治疗"血脏虚冷，崩漏，去血过多者"，原方注明宜加入的药物是　(104/2004)

答案：(1) C；(2) D。四物汤加阿胶、艾叶，以止血安胎，若属血虚有寒者，加肉桂、炮姜、吴茱萸，以温通血脉。

31. 当归补血汤重用黄芪为君的目的是　(147/1997)

A. 补气升阳　B. 补气固表　C. 补气生血　D. 补气行血

答案：BC。

32. 下列方剂中，组成药物含有当归的是　(148/2001)

A. 补中益气汤　B. 百合固金汤　C. 苏子降气汤　D. 酸枣仁汤

答案：ABC。补中益气汤由黄芪、人参、白术、炙甘草、升麻、柴胡、当归、陈皮组成；百合固金汤由百合、生地黄、熟地黄、芍药、玄参、麦门冬、桔梗、贝母、当归身、甘草组成；苏子降气汤由紫苏子、当归、肉桂、甘草、半夏、前胡、厚朴、紫苏叶、生姜、大枣组成。

33. 下列方剂中含有山茱萸、附子的是　(132/2004)

A. 地黄饮子　B. 肾气丸　C. 右归丸　D. 回阳救急汤

答案：ABC。地黄饮子组成为熟地黄、山茱萸、麦门冬、五味子、石斛、肉苁蓉、巴戟天、附子、官桂、石菖蒲、茯苓、远志、薄荷、生姜、大枣；肾气丸由干地黄、山药、山茱萸、附子、肉桂、泽泻、茯苓、牡丹皮组成；右归丸由熟地黄、附子、肉桂、山药、山茱萸、菟丝子、当归、杜仲、鹿角胶、枸杞子组成。

34. 当归补血汤主治　(150/2000)

A. 肌热面赤，烦渴欲饮，脉洪大而虚者　B. 妇人行经或产后血虚发热头痛者

C. 疮疡溃后，久不愈合者　D. 脉洪大，口渴思饮，发热面赤心烦者

答案：ABC。当归补血汤主治血虚发热证，症见肌热面赤，烦渴欲饮，脉洪大而虚，重按无力，也治妇人行经或产后血虚发热头痛，或疮疡溃后久不愈合者。

35. 生脉散的功用有　(148/2002)

A. 敛肺止咳　B. 补血养阴　C. 益气生津　D. 敛阴止汗

答案：CD。

36. 地黄饮子的君药是　(137/2004)

A. 熟地黄　B. 山茱萸　C. 肉苁蓉　D. 巴戟天

答案：ABCD。地黄饮子以熟地黄、山茱萸相配补肾填精；肉苁蓉、巴戟天相配温肾壮阳，四药共为君药。

37. 地黄饮子具有的治疗作用是　(150/1996)

A. 温补下元　B. 摄纳浮阳　C. 开窍化痰　D. 交通心肾

答案：ABCD。地黄饮子是滋肾阴，补肾阳，从而温补下元，摄纳浮阳，交通心肾，并有开窍化痰之功效。

38. 组成药物中含有川楝子的方剂是 (147/2001)

A. 一贯煎 B. 金铃子散 C. 天台乌药散 D. 镇肝熄风汤

答案：ABCD。一贯煎由生地黄、枸杞子、北沙参、麦门冬、当归、川楝子组成；金铃子散由金铃子(川楝子)、延胡索组成；天台乌药散由天台乌药、青皮、高良姜、巴豆、槟榔、木香、小茴香、川楝子组成；镇肝熄风汤由芍药、天门冬、玄参、甘草、龟版、代赭石、茵陈、龙骨、牡蛎、麦芽、牛膝、川楝子组成。

39. 归脾汤的功用是 (146/1994)

A. 益气健脾 B. 补血养心 C. 益气生津 D. 益气摄血

答案：ABD。归脾汤的功用是益气补血，健脾养心，并可补气摄血，治疗脾不统血证。

40. 下列选项中，含有黄芪、白术的方剂有 (133/2005)

A. 玉屏风散 B. 牡蛎散 C. 防己黄芪汤 D. 补中益气汤

答案：ACD。牡蛎散的组成是黄芪、牡蛎、麻黄根；玉屏风散的组成是防风、黄芪、白术；防己黄芪汤的组成是防己、黄芪、甘草及白术；补中益气汤的组成是黄芪、甘草、人参、当归、陈皮、升麻、柴胡及白术。

41. 参苓白术散中配伍桔梗的用意是 (151/1995)

A. 载药上行以益肺 B. 升清举陷以止泻 C. 开肺以利渗湿 D. 开肺以利通畅

答案：AC。参苓白术散配伍桔梗的用意在于宣肺利气，通调水道，以利渗湿和载药上行以益肺。

42. 组成药物中含有人参、甘草、大枣的方剂是 (144/2000)

A. 炙甘草汤 B. 半夏泻心汤 C. 旋覆代赭汤 D. 橘皮竹茹汤

答案：ABCD。炙甘草汤组成为炙甘草、人参、大枣、生地黄、阿胶、麻子仁、麦门冬、桂枝、生姜；半夏泻心汤组成为制半夏、黄芩、黄连、干姜、人参、甘草、大枣；旋覆代赭汤组成为旋覆花、代赭石、生姜、半夏、人参、甘草、大枣；橘皮竹茹汤组成为橘皮、竹茹、生姜、大枣、人参、甘草。

43. 地黄饮子的功用是 (148/1995)

A. 滋阴 B. 补阳 C. 开窍 D. 化痰

答案：ABCD。地黄饮子滋肾阴，补肾阳，开窍化痰。

44. 下列选项中，具有补阴功用的方剂有 (136/2005)

A. 左归饮 B. 炙甘草汤 C. 麦门冬汤 D. 补肺阿胶汤

答案：ABCD。左归饮具有补益肾阴的功用，炙甘草汤具有滋阴养血的功用，麦门冬汤具有润肺益胃的功用，补肺阿胶汤具有养阴补肺的功用。

课后巩固——练知识增考技

一、填空题

1. 益气渗湿法的代表方是________；益气升阳法的代表方是________；益气固表法的代表方是________；益气解表法的代表方是________。

2. 补中益气汤功能________，善治________发热证；当归补血汤功能________，善治________发热证；小建中汤功能________，善治________发热证。

3. 月经不调证，属于冲任虚损，营血虚滞者，治宜选用________；属于气血不足，心脾两虚者，治宜选用________；属于肝气郁结，血虚脾弱者，治宜选用________。

4. “虚则补其母”的治法：肺虚宜补________，体现了________法；脾虚宜补________，体现了________法；肝虚宜补________，体现了________法。

5. 补益剂的立论依据是：(1)________，(2)________，(3)________。

6. 组成中含有四君子汤药物的方剂有：(1)________，(2)________，(3)________ (4)________。

7. 体现王冰所谓“壮水之主，以制阳光”理论的方剂是________；体现王冰所谓“益火之源，以消阴翳”理论的方剂是________；体现张景岳所谓：“善补阳者，必于阴中求阳”理论的方剂是________。

8. 咳嗽痰血证，属于肺肾阴虚，虚火上炎者，治宜选用________；属于真阴不足，相火妄动者，治宜选用________；属于肺气虚弱，气阴亏虚为主者，治可选用________。

9. 胁痛之证，属于肝肾阴虚，肝气不舒而致者，治宜选用________；属于肝气郁结，血虚脾弱者，治宜选用________；属于肝脾不和，气机郁滞者，治宜选用________。

10. 滋阴疏肝法的代表方是________；清胃滋阴法的代表方是________；滋阴解表法的代表方是________。

11. 补中益气汤中黄芪配升麻、柴胡的作用是________；玉屏风散中黄芪、白术配防风的作用是________；当归补血汤中黄芪配当归的作用是________。

12. 柴胡在补中益气汤中的作用是________；在小柴胡汤中的作用是________；在败毒散中的作用是________；在逍遥散中的作用是________。

13. 五味子在生脉散中的作用是________；在小青龙汤中的作用是________。桂枝在肾气丸中的作用是________；在当归四逆汤中的作用是________；在小建中汤中的作用是________。

14. 肾气丸中附子配桂枝的作用是________；四逆汤中附子配干姜的作用是________；四物汤中熟地黄配当归的作用是________；阳和汤中熟地黄配鹿角胶的作用是________

15. 炙甘草汤的君药是________，其在方中的作用________。一贯煎的君药是________，其在方中的作用是________。四物汤的君药是________ 其在方中的作用是________。

16. 参苓白术散与补中益气汤均具有________的功效，但其中参苓白术散并能________，而补中益气汤则善于________。

17. 六味地黄丸与肾气丸均具有________的功效，其中六味地黄丸并能________而肾气丸则重在________。

18. 四物汤的君药________，臣药________，佐药________，使药________。六味地黄丸的君药________，臣药________，佐药________。

19. 玉屏风散中配伍防风的作用为________；一贯煎中配伍川楝子的作用为________；归脾汤中配伍木香的作用为________；逍遥散中配伍薄荷的作用为________。

20. 补益剂常配伍理气药以调整脾胃功能，使补而不滞。其中参苓白术散中所配伍的理气药是________；补中益气汤中配伍的理气药是________；归脾汤中配伍的理气药是________。

21. 善治气阴两虚证的方剂是________；善治营血虚滞证的方剂是________；善治阴虚肝郁证的方剂是________。

22. 补中益气汤中应用黄芪的作用是________，玉屏风散中应用黄芪的作用是________；当归补血汤中应用黄芪的作用是________。

23. 补中益气汤主治病证是 (1)________，(2)________，(3)________。

24. 生脉散主治：(1)________，(2)________。泰山磐石散主治：________。

25. 左归丸的组成是由六味地黄丸去“三泻”药物再加________而成；右归丸的组成是由肾气丸去“三泻”药物再加________而成。

二、名词解释

1. 滋水涵木
2. 滋阴疏肝
3. 甘温除热
4. 培土生金
5. 益气升阳
6. 滋阴降火
7. 益气摄血
8. 补气生血
9. 壮水之主，以制阳光
10. 喑痱
11. 益火之源，以消阴翳

三、简答题

1. 试简述补益剂的使用注意事项。
2. 试简述补益剂中补气与补血、补阴与补阳等各类方剂之间的配伍关系。
3. 试简述补益剂的概念。
4. 试简述补益剂的分类与适应证。
5. 试简述黄芪在补中益气汤、玉屏风散、当归补血汤、黄芪桂枝五物汤、归脾汤中的作用特点。

6. 试简述生地黄在肾气丸、炙甘草汤、一贯煎、百合固金汤中的作用特点。
7. 六味地黄丸中配伍泽泻、茯苓、牡丹皮“三泻”药物有何意义？
8. 补中益气汤中配伍升麻、柴胡的意义何在？
9. 归脾汤为补血之剂，方中配伍人参、黄芪等补气约有何意义？
10. 肾气丸为补阳之剂，方中配伍补阴的“六味地黄丸”有何意义？
11. 简述玉屏风散中黄芪、防风的配伍意义。
12. 桂枝汤与玉屏风散均可用于表虚自汗，二方证有何不同？
13. 简述一贯煎中川楝子的配伍意义。

四、论述题

1. 试述四物汤的组成原则，并说明其功效、主治。
2. 试述归脾汤的组成原则。（并注意方中配伍补气药的作用）
3. 试述六味地黄丸的组成原则。
4. 试述四君子汤的组成原则，并说明其功效。
5. 试述参苓白术散的组成原则。
6. 试述补中益气汤的组成原则。
7. 试述一贯煎的组成原则。
8. 试述生脉散的组成原则。
9. 试述炙甘草汤的组成原则。
10. 试从治证病机、主治以及药物配伍上分析炙甘草汤中为何重用生地黄为君？
11. 试比较四君子汤与补中益气汤两方功效、主治的异同。
12. 试比较四物汤与逍遥散两方功效、主治的异同。
13. 试比较六味地黄丸与左归丸两方功效、主治的异同。
14. 试比较四物汤与归脾汤两方功效、主治的异同。
15. 试比较一贯煎与逍遥散两方功效、主治的异同。
16. 试比较六味地黄丸与大补阴丸两方功效、主治的异同。
17. 试比较肾气丸与右归丸两方功效、主治的异同。
18. 何谓“培本清源”法？大补阴丸是如何体现这一法则的？
19. 何渭“甘温除热”法？补中益气汤是如何体现这一法则的？

五、选择题

【单选题】

1. 益气渗湿法的代表方是
   A. 补中益气汤　B. 玉屏风散　C. 败毒散　D. 参苓白术散　E. 四君子汤
2. 下列除哪一项外，均属四君子汤的主治证候
   A. 面色苍白　B. 气短懒言　C. 食少体倦　D. 腹胀肠鸣　E. 舌淡脉虚弱
3. 下列除哪一项外，组成中均含有四君子汤的药物
   A. 补中益气汤　B. 参苓白术散　C. 异功散　D. 六君子汤　E. 香砂六君子汤
4. 参苓白术散组成药物中无
   A. 桔梗　B. 砂仁　C. 薏苡仁　D. 扁豆　E. 木香
5. 脾胃气虚，湿浊阻滞之泄泻证，治宜选用
   A. 补中益气汤　B. 四君子汤　C. 参苓白术散　D. 理中丸　E. 痛泻要方
6. 参苓白术散的功效是
   A. 益气补中，健脾养胃　B. 益气补中，升阳举陷　C. 益气健脾，渗湿止泻
   D. 健脾和胃，行气消痞　E. 以上均非

7. 四君子汤的功效是
A. 益气健脾,行气化滞 B. 益气健脾,燥湿化痰 C. 益气健脾,行气化湿
D. 益气补中,健脾养胃 E. 益气补中,升阳举陷
8. 补中益气汤组成药物中无
A. 陈皮 B. 当归 C. 柴胡 D. 枳壳 E. 升麻
9. 补中益气汤中最能体现"益气升阳"的药物配伍是
A. 黄芪—人参 B. 人参—白术 C. 黄芪—炙甘草 D. 人参—柴胡、升麻
E. 黄芪—升麻、柴胡
10. 下列除哪一项外,均属补中益气汤主治之中气下陷证
A. 久泻外痢 B. 脱肛 C. 胃下垂 D. 子宫下垂 E. 肺痿
11. 患者发热,汗出,渴喜热饮,少气懒言,面色㿠白,便溏食少,舌质淡,苔薄白,脉虚弱。治宜首选
A. 参苓白术散 B. 生脉散 C. 补中益气汤 D. 桂枝汤 E. 当归补血汤
12. 下列除哪一项外,均属参苓白术散的主治证候
A. 胸脘闷胀 B. 食少泄泻 C. 面色萎黄 D. 心悸失眠 E. 苔白腻脉虚缓
13. 生脉散的功效是
A. 清热生津,益气和胃 B. 清热涤暑,益气生津 C. 益气生津,敛阴止汗
D. 益气养阴,清燥润肺 E. 以上均非
14. 生脉散应用五味子的主要作用是
A. 敛肺止咳 B. 敛心安神 C. 敛阴止汗 D. 收敛止泻 E. 以上均非
15. 益气固表法的代表方是
A. 补中益气法 B. 生脉散 C. 桂枝汤 D. 玉屏风散 E. 败毒散
16. 对玉屏风散的论述,下列哪一项是不正确的
A. 本方为益气固表法的代表方
B. 具有益气固表止汗的功效
C. 方中黄芪配白术相须为用,增强益气健脾,实卫固表之力
D. 用防风以辛散风寒,发汗解表
E. 本方寓散于补,补散兼施。
17. 患者眩晕心悸,唇爪无华,月经量少,少腹作痛,舌淡,脉细。治宜选用
A. 归脾汤 B. 逍遥散 C. 四物汤 D. 当归补血汤 E. 以上均非
18. 当归补血汤中黄芪配当归的作用是
A. 益气生血 B. 益气摄血 C. 益气活血 D. 益气通便 E. 以上均非
19. 当归补血汤中黄芪与当归的用量比例是
A. 5∶1 B. 5∶2 C. 5∶3 D. 5∶4 E. 以上均非
20. 组成药物中含木香的方剂是
A. 补中益气汤 B. 参苓白术散 C. 加味香苏散 D. 归脾汤 E. 蒿芩清胆汤
21. 患者心悸征忡,健忘失眠,体倦食少,面色萎黄,舌淡苔薄白,脉细弱。治宜选用
A. 归脾汤 B. 小建中汤 C. 生脉散 D. 逍遥散 E. 以上均非
22. 善治气血虚弱,胞胎失养所致胎动不安证的方剂是
A. 四物汤 B. 归脾汤 C. 泰山磐石散 D. 当归补血汤 E. 八珍汤
23. 组成中含有四物汤药物的方剂是
A. 百合固金汤 B. 泰山磐石散 C. 归脾汤 D. 逍遥散 E. 以上均非
24. 炙甘草汤中应用桂枝的作用是
A. 温经散寒 B. 温阳化气 C. 和胃降逆 D. 温阳通脉 E. 解肌发表
25. 炙甘草汤的君药是
A. 炙甘草 B. 桂枝 C. 人参 D. 生地黄 E. 麦门冬

26. 四物汤组成药物中无
A. 熟地黄 B. 首乌 C. 白芍药 D. 川芎 E. 当归
27. 体现“壮水之主,以制阳光”理论的方剂是
A. 百合固金汤 B. 二至丸 C. 一贯煎 D. 六味地黄丸 E. 肾气丸
28. 六味地黄丸的方义,下列哪一项是错误的
A. 熟地黄滋肾阴,益精髓 B. 山茱萸、山药滋肾阴、补肺气
C. 泽泻配熟地黄泻肾降泄 D. 牡丹皮配山茱萸以泻肝火
E. 茯苓配山药以益脾
29. 六味地黄丸组成药物中无
A. 生地黄 B. 茯苓 C. 牡丹皮 D. 泽泻 E. 山茱萸
30. 大补阴丸的功效是
A. 滋阴敛肺 B. 滋阴补肾 C. 滋阴降火 D. 滋阴疏肝 E. 滋阴明目
31. 大补阴丸主治咳嗽咯血证是因
A. 肝火上炎,灼伤肺络 B. 肺肾阴虚,虚火上炎 C. 真阴不足,相火妄动
D. 热蕴肺中,迫血妄行 E. 以上均非
32. 大补阴丸组成药物中无
A. 熟地黄 B. 知母 C. 黄柏 D. 山茱萸 E. 龟版
33. 六味地黄丸中最能体现滋肾阴,泄肾火的药对是
A. 山茱萸—牡丹皮 B. 山药—泽泻 C. 山药—茯苓 D. 熟地黄—泽泻 E. 熟地黄—牡丹皮
34. 患者胸脘胁痛,吞酸吐苦,咽干口燥,舌红少津,脉细弦。治宜选用
A. 四逆散 B. 逍遥散 C. 一贯煎 D. 半夏泻心汤 E. 以上均非
35. 一贯煎体现的治法是
A. 滋阴清胃法 B. 滋阴和营法 C. 滋阴疏肝法 D. 养血疏肝 E. 滋阴降火法
36. 主治肺肾阴虚,虚火上炎之咳嗽痰血证的方剂是
A. 大补阴丸 B. 百合固金汤 C. 炙甘草汤 D. 六味地黄丸 E. 以上均非
37. 下列除哪一项外,均属炙甘草汤治证病机的各个方面
A. 血少 B. 阴亏 C. 阳弱 D. 气虚 E. 瘀阻
38. 患者常感腰痛脚软,下半身冷感,少腹拘急,小便不利,舌淡胖,脉沉细。治宜选用
A. 四逆汤 B. 当归四逆汤 C. 六味地黄丸 D. 肾气丸 E. 以上均非
39. 体现王冰所谓:“益火之源,以消阴翳”理论的方剂是
A. 左归丸 B. 六味地黄丸 C. 地黄饮子 D. 肾气丸 E. 以上均非
40. 肾气丸中配用“三补三泻”的主要意义在于
A. 制约附子、桂枝之温燥 B. 治疗腰痛脚软之证
C. 滋补肾阴,使阴生阳长 D. 滋补肾阳之不足
E. 以上均非
41. 组成药物中含肉桂的方剂是
A. 肾气丸 B. 地黄饮子 C. 炙甘草汤 D. 小青龙汤 E. 以上均非
42. 善治久泻久痢证的方剂是
A. 补中益气汤 B. 参苓白术散 C. 理中丸 D. 小建中汤 E. 以上均非
43. 归脾汤与四物汤均能养血补虚,但归脾汤的功效重在
A. 固冲摄血 B. 益气健脾 C. 养心安神 D. 活血调经 E. 以上均非
44. 四物汤与逍遥散均能养血补肝,但其中四物汤并能
A. 疏肝解郁 B. 益气健脾 C. 温经散寒 D. 活血调经 E. 以上均非
45. 功善温补肾阳的方剂是
A. 地黄饮子 B. 阳和汤 C. 肾气丸 D. 左归丸 E. 以上均非

46. 补益剂的分类中无
A. 阴阳并补 B. 回阳救逆 C. 气血双补 D. 补阳 E. 补阴
47. 具温补肾阳,填精补髓功效的方剂是
A. 左归丸 B. 右归丸 C. 肾气丸 D. 地黄饮子 E. 以上均非
48. 参苓术散与补中益气汤的共同药物是
A. 黄芪、人参 B. 升麻、柴胡 C. 人参、茯苓 D. 白术、茯苓 E. 人参、白术
49. 补中益气汤与黄龙汤的共同药物是
A. 人参、当归 B. 枳实、厚朴 C. 白术、陈皮 D. 黄芪、炙甘草 E. 柴胡、升麻
50. 补中益气汤与玉屏风散的共同药物是
A. 防风、白术 B. 升麻、当归 C. 白术、黄芪 D. 党参、黄芪 E. 陈皮、炙甘草
51. 以上哪方无黄芪
A. 当归补血汤 B. 归脾汤 C. 补阳还五汤 D. 参苓白术散 E. 牡蛎散
52. 补气生血法的代表方是
A. 补中益气汤 B. 四物汤 C. 八珍汤 D. 四君子汤 E. 当归补血汤
53. 益气养阴法的代表方是
A. 六味地黄丸 B. 生脉散 C. 归脾汤 D. 清暑益气汤 E. 大补阴丸
54. 益气升阳法的代表方是
A. 升麻葛根汤 B. 补中益气汤 C. 玉屏风散 D. 四君子汤 E. 参苓白术散
55. 以下哪方无茯苓
A. 真武汤 B. 补中益气汤 C. 异功散 D. 独活寄生汤 E. 败毒散
56. 四物汤与归脾汤的共同药物是
A. 人参 B. 熟地黄 C. 当归 D. 黄芪 E. 白术
57. 泰山磐石散组成中无
A. 当归 B. 杜仲 C. 黄芩 D. 续断 E. 川芎
58. 泰山磐石散与参苓白术散的共同药物是
A. 白术、砂仁 B. 人参、黄芪 C. 怀山药、薏苡仁 D. 熟地黄、当归 E. 白芍药、陈皮
59. 六味地黄丸与肾气丸的共同药物是
A. 泽泻、山茱萸 B. 熟地黄、怀山药 C. 桂枝、附子 D. 牡丹皮、干地黄 E. 知母、茯苓
60. 左归丸与六味地黄丸的共同药物是
A. 山药、枸杞子 B. 熟地黄、龟版 C. 山茱萸、熟地黄 D. 枸杞子、菟丝子 E. 泽泻、牡丹皮
61. 炙甘草汤与桂枝汤的共同药物是
A. 白芍药、炙甘草 B. 人参、阿胶 C. 麦门冬、大枣 D. 桂枝、炙甘草 E. 麻仁、生地黄
62. 炙甘草汤与生脉散的共同药物是
A. 人参、麦门冬 B. 五味子、麦门冬 C. 桂枝、人参 D. 炙甘草、人参 E. 阿胶、干地黄
63. 滋阴疏肝法的代表方是
A. 柴胡疏肝散 B. 百合固金汤 C. 一贯煎 D. 大补阴丸 E. 逍遥散
64. 功善滋阴降火的方剂是
A. 一贯煎 B. 大补阴丸 C. 六味地黄丸 D. 青蒿鳖甲汤 E. 左归丸
65. 功善滋肾补阳的方剂是
A. 四逆汤 B. 四神丸 C. 肾气丸 D. 地黄饮子 E. 真武汤
66. 金水相生法的代表方是
A. 一贯煎 B. 左归丸 C. 地黄饮子 D. 生脉散 E. 百合固金汤
67. 百合固金汤与清营汤的共同药物是
A. 麦门冬、熟地黄 B. 生地黄、玄参 C. 白芍药、牡丹皮 D. 贝母、桔梗 E. 当归、丹参

68. 百合固金汤组成中无
A. 知母　B. 贝母　C. 麦门冬　D. 当归　E. 桔梗
69. 肾气丸与右归丸的共同药物是
A. 泽泻、牡丹皮　B. 桂枝、熟地黄　C. 山茱萸、附子　D. 山药、枸杞子　E. 茯苓、当归

【多选题】

70. 组成药物中含有肉桂的方剂是
A. 地黄饮子　B. 肾气丸　C. 阳和汤　D. 当归四逆汤　E. 芍药汤
71. 地黄饮子的功效包括
A. 滋补肾阴　B. 交通心肾　C. 温补肾阳　D. 养心安神　E. 开窍化痰
72. 百合固金汤的君药是
A. 百合　B. 生地黄　C. 贝母　D. 熟地黄　E. 玄参
73. 组成药物中含有熟地黄的方剂是
A. 肾气丸　B. 阳和汤　C. 四物汤　D. 泰山磐石散　E. 百合固金汤
74. 肾气丸中配伍附子、桂枝的意义是
A. 温阳益火　B. 回阳救逆　C. 微微生火　D. 温中祛寒　E. 鼓舞肾气
75. 归脾汤主治
A. 心阴虚证　B. 心脾两虚证　C. 脾不统血证　D. 脾阳虚证　E. 心肾不足证
76. 肾气丸可用治
A. 转胞　B. 水肿　C. 痰饮　D. 消渴　E. 脚气
77. 肾气丸体现以下的哪些理论
A. "善补阳者，必于阴中求阳"　B. "善补阴者，必于阳中求阴"　C. "壮水之主，以制阳光"
D. "益火之源，以消阴翳"　E. "骤补真阴，承制相火"
78. 方中含有陈皮的方剂是
A. 补中益气汤　B. 归脾汤　C. 仙方活命饮　D. 止嗽散　E 六君子汤
79. 体现"甘温除热法"的方剂有
A. 补中益气汤　B. 玉屏风散　C. 小建中汤　D. 桂枝汤　E. 当归补血汤

（选择题答案：1. D　2. D　3. A　4. E　5. C　6. C　7. D　8. D　9. E　10E　11. C　12. D　13. C　14. C　15. D　16. D　17. C　18. A　19. A　20. D　21. A　22. C　23. B　24. D　25. D　26. B　27. D　28. B　29. A　30. C　31. C　32. D　33. D　34. C　35. C　36. B　37. E　38. D　39. D　40. C　41. B　42. A　43. B　44. D　45. C　46. B　47. B　48. E　49. A　50. C　51. D　52. E　53. B　54. B　55. B　56. C　57. B　58. A　59. A　60. C　61. D　62. A　63. C　64. B　65. D　66. E　67. B　68. A　69. CCDE　70. ACE　71. ACE　72. ABD　73. BCDE　74. ACE　75. BC　76. ABCDE　77. AD　78. ACDE　79. ACE）

第八章　固　涩　剂

课堂记录——听要点抓考点

1. 组成：收敛固涩药为主。
2. 作用：收敛固涩。

3. 立法依据："涩可固脱"。

4. 主治证：气、血、精、津滑脱耗散之证。

5. 分类与适应证

	主治证	代表方
固表止汗	自汗、盗汗	牡蛎散
敛肺止咳	久咳肺虚、气阴两伤证	九仙散
涩肠固脱	滑脱不禁证	真人养脏汤、四神丸
涩精止遗	遗精、滑泄或尿频、遗尿	金锁固精丸、桑螵蛸散
固崩止带	崩漏或带下病	固冲汤、完带汤

6. 使用注意

(1) 热病汗出、痰饮咳嗽、火动遗精、伤食泻痢或血热崩漏，均不宜使用本类方剂。

(2) 外邪未尽者，不宜过早应用本类方剂。

(3) 在用收涩药治标的同时，配伍相应的补益药，标本兼顾。

第一节 固表止汗

方 名	牡蛎散
方 源	《太平惠民和剂局方》
组 成	黄芪、麻黄根、牡蛎、小麦
功 用	敛阴止汗，益气固表
主 治	体虚自汗、盗汗证。常自汗出，夜卧更甚，心悸惊惕，短气烦倦，舌淡红，脉细弱
辨证要点	治体虚卫外不固，又复心阳不潜所致自汗、盗汗的常用方。临床应用以汗出，心悸，短气，舌淡，脉细弱为辨证要点
方 解	君：煅牡蛎，敛阴潜阳，固涩止汗，益气实卫。臣：黄芪，益气实卫，固表止汗。佐：麻黄根，收敛止汗；小麦，养心阴，养心气，清心除烦
加减变化	气虚自汗者，加党参、白术，并重用黄芪；兼阴虚潮热者，加生地黄、白芍药、五味子；盗汗甚者，加糯稻根、山茱萸；偏于阳虚者，加附子、桂枝
现代运用	病后、手术后及产后自汗、盗汗，属卫外不固，阴液外泄者

第二节 敛肺止咳

方 名	九仙散
方 源	《医学正传》
组 成	罂粟壳、人参、款冬花、桑白皮、五味子、阿胶、乌梅、贝母、桔梗
功 用	敛肺止咳，益气养阴
主 治	久咳肺虚证。久咳不已，咳甚则气喘自汗，痰少而黏，脉虚数
辨证要点	以久咳不止，气喘自汗，脉虚数为证治要点

（续表）

方　解	君：罂粟壳（重用），其味酸涩，善能敛肺止咳。臣：五味子、乌梅，酸涩，收敛肺气，加强敛肺止咳之效。佐：人参，补益肺气；阿胶，滋养肺阴；款冬花、桑白皮，降气化痰，止咳平喘；贝母，止咳化痰，合桑白皮清肺热。使：桔梗，宣肺祛痰，载药上行
加减变化	哮喘甚者，加胡桃仁、蛤蚧、苦杏仁；气虚明显，加黄芪、白术；阴虚火旺者，加北沙参、麦门冬；咳痰时带有血丝者，加白及、白茅根、木蝴蝶
现代运用	常用于治疗支气管炎、支气管哮喘、百日咳等见有上述证侯者
注　意	久咳而内多痰涎，或咳嗽而外有表证者忌用，以免邪留不去。方中罂粟壳不宜多服、久服。故方后注曰："嗽住止后服"

第三节　涩肠固脱

方　名	方　源	组　成	功　用	主　治	辨证要点
真人养脏汤（纯阳真人养脏汤）	《太平惠民和剂局方》	人参、当归、白术、肉豆蔻、肉桂、炙甘草、白芍药、木香、诃子、罂粟壳	涩肠固脱，温补脾肾	久泻久痢，脾肾虚寒证。泻痢无度，滑脱不禁，甚至脱肛坠下，脐腹疼痛，喜温喜按，倦怠食少，舌淡苔白，脉迟细	治泻痢日久，脾肾虚寒的常用方。临床应用以大便滑脱不禁，腹痛喜温喜按，食少神疲，舌淡苔白，脉迟细为辨证要点
四神丸	《内科摘要》	肉豆蔻、五味子、补骨脂、吴茱萸、生姜、大枣	温肾暖脾，固肠止泻	脾肾阳虚之肾泄证。五更泄泻，不思饮食，食不消化，或久泻不愈，腹痛喜温，腰酸肢冷，神疲乏力，舌淡，苔薄白，脉沉迟无力	治命门火衰，火不暖土所致五更泄泻或久泻的常用方。临床应用以五更泄泻，不思饮食，舌淡苔白，脉沉迟无力为辨证要点

方　名	方　解	加减变化	现代运用	注　意
真人养脏汤（纯阳真人养脏汤）	方中重用罂粟壳涩肠止泻，为君药。臣以肉豆蔻温中涩肠；诃子苦酸温涩，功专涩肠止泻。君臣相须为用，体现"急则治标"，"滑者涩之"之法。然固涩之品仅能治标塞流，不能治本，故佐以肉桂温肾暖脾，人参、白术补气健脾，三药合用温补脾肾以治本。泻痢日久，每伤阴血，甘温固涩之品，易壅滞气机，故又佐以当归、白芍药养血和血，木香调气醒脾，共成调气和血，既治下痢腹痛后重，又使全方涩补不滞。甘草益气和中，调和诸药，且合参、术补中益气，合芍药缓急止痛，为佐使药	脾肾虚寒、手足不温者，可加附子以温肾暖脾；脱肛坠下者，加升麻、黄芪以益气升陷	常用于慢性肠炎、慢性结肠炎、肠结核、慢性痢疾、痢疾综合征等日久不愈属脾肾虚寒者	若泻痢虽久，但湿热积滞未去者，忌用
四神丸	君：补骨脂，补肾壮阳，温脾止泻。臣：肉豆蔻，温脾暖胃，涩肠止泻。两药相配，加强温肾暖脾、固肠止涩之力。佐：五味子，涩肠止泻；吴茱萸，温暖肝脾肾，以散阴寒。使：生姜、大枣—温胃散寒，补益脾胃；调和诸药	合理中丸，可增强温中止泻之力。若腰酸肢冷较甚者，加附子、肉桂以增强温阳补肾之功	常用于慢性结肠炎、肠结核、肠道易激综合征等属脾肾虚寒者	

第四节　涩精止遗

方　名	桑螵蛸散
方　源	《本草衍义》
组　成	桑螵蛸、远志、石菖蒲、龙骨、人参、茯神、当归、龟版

（续表）

功 用	调补心肾，涩精止遗
主 治	心肾两虚证。小便频数，或尿如米泔色，或遗尿，或遗精，心神恍惚，健忘，舌淡苔白，脉细弱
辨证要点	治心肾两虚，水火不交证的常用方。临床应用以尿频或遗尿，心神恍惚，舌淡苔白，脉细弱为辨证要点
方 解	虚则便数，故以螵蛸、龙骨固之。热则便欠，故以当归、龟版滋之。人参补心气；石菖蒲开心窍；茯苓能通心气于肾；远志能通肾气于心；并能清心解热
加减变化	方中加入益智仁、覆盆子等，可增强涩精缩尿止遗之力。若健忘心悸者，可加酸枣仁、五味子以养心安神；兼有遗精者，可加沙苑子、山茱萸以固肾涩精
现代运用	常用于小儿尿频、遗尿以及糖尿病、神经衰弱等属心肾两虚，水火不交者
注 意	下焦湿热或相火妄动所致之尿频、遗尿或遗精滑泄，非所宜

第五节 固崩止带

方 名	方 源	组 成	功 用	主 治	辨证要点
固冲汤	《医学衷中参西录》	白术、生黄芪、龙骨、牡蛎、山茱萸、生杭芍、茜草、海螵蛸、棕边炭、五倍子	固冲摄血，益气健脾	脾肾亏虚，冲脉不固证。猝然血崩或月经过多，或漏下不止，色淡质稀，头晕肢冷，心悸气短，神疲乏力，腰膝酸软，舌淡，脉微弱	治脾肾亏虚，冲脉不固之血崩、月经过多的常用方。临床应用以出血量多，色淡质稀，腰膝酸软，舌淡，脉微弱为辨证要点
固经丸	《丹溪心法》	黄芩、白芍药、龟版、黄柏、椿根皮、香附	滋阴清热，固经止血	阴虚血热之崩漏。月经过多，或崩中漏下，血色深红或紫黑稠黏，手足心热，腰膝酸软，舌红，脉弦数。	治阴虚血热之月经过多及崩漏的常用方。临床应用以血色深红甚或紫黑稠黏，舌红，脉弦数为辨证要点
易黄汤	《傅青主女科》	山药、芡实、黄柏(盐水)、车前子(酒)、白果	固肾止带，清热祛湿	肾虚湿热带下。带下黏稠量多，色黄如浓茶汁，其气腥秽，舌红，苔黄腻者	治肾虚湿热带下的常用方。临床应用以带下色黄，其气腥秽，舌苔黄腻为辨证要点

方 名	方 解	加减变化	现代运用	注 意
固冲汤	君：白术、黄芪，补气健脾，固冲摄血。臣：山茱萸、白芍药，补益肝肾，敛阴养血，以补冲任。佐：煅龙骨、煅牡蛎、棕边炭、五倍子，收涩止血；海螵蛸、茜草，化瘀止血	若兼肢冷汗出、脉微欲绝者，为阳气虚衰欲脱之象，需加重黄芪用量，并合参附汤以益气回阳	常用于功能性子宫出血、产后出血过多等属脾气虚弱，冲任不固者	血热妄行崩漏者忌用
固经丸	君：龟版，咸甘性平，益肾滋阴而降火；白芍药，苦酸微寒，敛阴益血以养肝；黄芩，苦寒，清热止血。三药用量偏大。臣：以黄柏苦寒泻火坚阴，既助黄芩以清热，又助龟版以降火。佐：椿根皮，苦涩而凉，固经止血；香附，辛苦微温，调气活血。	阴虚甚者，可酌加女贞子、墨旱莲以养阴凉血止血；出血日久者，再加龙骨、牡蛎、海螵蛸、茜草炭以固涩止血	常用于功能性子宫出血或慢性附件炎而致经行量多、淋漓不止属阴虚血热者	
易黄汤	君：炒山药、炒芡实，补脾益肾，固涩止带。臣：白果，收涩止带，兼除湿热。佐：黄柏，苦寒入肾，清热燥湿；车前子，甘寒，清热利湿	湿甚者，加土茯苓、薏苡仁以祛湿；热甚者，可加苦参、败酱草、蒲公英以清热解毒；带下不止，再加鸡冠花、墓头回以止带	常用于宫颈炎、阴道炎等属肾虚湿热下注者	

考研专题——看未来展宏图

1. 桑螵蛸散证的病位是 (51/2010)

A. 心、肾 B. 肝、肾 C. 脾、肺 D. 心、肝

答案：A。桑螵蛸散调补心肾，涩精止遗。主治：小便频数，或如米泔色，心神恍惚，健忘食少，以及遗尿、滑精等。该方的用药特点为标本兼顾，心肾两调，气血双补。

2. 具有固表止汗作用的方剂是 (156/2010)

A. 牡蛎散 B. 玉屏风散 C. 生脉散 D. 当归六黄汤

答案：ABD。牡蛎散：益气固表，敛阴止汗。玉屏风散：益气固表止汗。当归六黄汤：滋阴泻火，固表止汗。生脉散：益气生津，敛阴止汗。

3. 下列选项中，牡蛎散可以治疗的病证是 (158/2009)

A. 自汗 B. 盗汗 C. 黄汗 D. 绝汗

答案：AB。牡蛎散潜阳止汗、固表止汗、收敛止汗、养心止汗。主治自汗(气虚卫外不固)、盗汗(心阴不足，虚热内生)。

4. 牡蛎散的功用是 (45/1995)

A. 镇惊安神 B. 益气养阴 C. 益阴潜阳 D. 益气固表 E. 固表敛汁

答案：E。牡蛎散益气固表，敛阴止汗。

5. 固经丸的功用是 (49/2006)

A. 滋阴清热，止血化瘀 B. 滋阴清热，止带固经

C. 补气健脾，固经摄血 D. 温阳健脾，摄血固经

E. 滋阴清热，止血固经

答案：E。固经丸为治疗阴虚内热、火乘冲任所致崩漏或月经过多者设，具滋阴清热、止血固经之功。

6. A. 厥阴虚寒，头痛干呕，吐涎沫者 B. 土虚木乘，肠鸣腹痛，大便泄泻者

C. 两者均可 D. 两者均不可

(1) 四神丸可以治疗 (113/1998)

(2) 吴茱萸汤可以治疗 (114/1998)

答案：(1) D；(2) A。四神丸主治五更泄泻，病机特点为命门火衰，火不生土。吴茱萸汤主治厥阴头痛，症见干呕吐涎沫。

7. 下列选项中，属于九仙散组成药物的有 (134/2005)

A. 款冬花 B. 乌梅 C. 麦门冬 D. 贝母

答案：ABD。九仙散是由人参、款冬花、桔梗、桑白皮、五味子、阿胶、贝母、乌梅及罂粟壳所组成。

8. 真人养脏汤与芍药汤的组成中均含有的药物是 (146/2002)

A. 人参、白术 B. 肉桂、木香 C. 黄芩、黄连 D. 当归、芍药

答案：BD。真人养脏汤组成为诃子、当归、芍药、人参、白术、木香、甘草、罂粟壳、肉桂、肉豆蔻；芍药汤由芍药、木香、槟榔、当归、肉桂、甘草、大黄、黄芩、黄连组成。

9. 四神丸中配伍五味子的功用是 (138/2003)

A. 涩精止遗 B. 涩肠止泻 C. 敛肺止咳 D. 收涩止汗

答案：AB。四神丸中配伍五味子意在固肾益气，涩精止泻。

10. 真人养脏汤与芍药汤的共同点有 (135/2006)

A. 用大黄、黄芩、黄连清热燥湿 B. 用当归、芍药、木香调气和营

C. 用人参、白术益气健脾以复运化 D. 用芍药、甘草和中缓急而止腹痛

答案：BD。真人养脏汤与芍药汤均用当归、芍药、木香调气和营；用芍药、甘草和中缓急。而用大黄、黄芩、黄连清热燥湿是芍药汤的用药特点；用人参、白术益气健脾以复运化是真人养脏汤的用药特点，不是两方的共同点。

11. 固冲汤的功用是 (48/2007)

A. 补肾清热,祛湿止带　　B. 滋阴清热,固冲止血

C. 益气健脾,固冲摄血　　D. 益气健脾,渗湿止泻

答案:C。固冲汤益气健脾,固冲摄血,主治脾气虚弱,脾不统血,冲脉不固所致之月经过多等症。

12. 可治疗心肾两虚证的方剂是 (136/2007)

A. 金锁固精丸　　B. 桑螵蛸散　　C. 酸枣仁汤　　D. 天王补心丹

答案:BD。桑螵蛸散调补心肾,涩精止遗;金锁固精丸补肾涩精;酸枣仁汤养血安神,清热除烦;天王补心丹滋阴养血,补心安神。

13. 可用治久痢的方剂是 (132/2007)

A. 芍药汤　　B. 乌梅丸　　C. 真人养脏汤　　D. 白头翁汤

答案:BC。芍药汤调和气血,清热解毒,主治湿热痢;乌梅丸温脏安蛔,又治久痢、久泻;真人养脏汤涩肠固脱,脾肾虚寒;白头翁汤清热解毒,凉血止痢,主治热痢。

课后巩固——练知识增考技

一、填空题

1. 瓜蒌薤白白酒汤所治胸痹证,其病机是________,方中君药是________。

2. 枳实消痞丸由________、________、________三方加减化裁而成。

3. 枳实消痞丸其配伍特点是________、________、________、________。

4. 半夏厚朴汤的君药是________,苏子降气汤的君药是________,定喘汤的君药是________。

5. 风寒外束,肺失宣降之喘咳证,治宜选方________;风寒外束,痰热内蕴之哮喘,治宜选方________。

6. 寒痰壅肺,肾不纳气之喘咳证,治宜选方________;风寒外束,痰饮内停之喘咳证,治宜选方________;肺热壅盛之喘咳证,治宜方________。

7. 胃虚有热之呃逆,治宜选方________;胃虚痰阻气逆之呃逆,治宜选方________;胃气虚寒,气机上逆之呃逆,治宜选方________。

8. 柴胡疏肝散的功效是______________; 金铃子散的功效是____________。

9. 苏子降气汤的功效是______________,________;用治________之喘咳证。

10. 定喘汤的功效是________、________,用治________之哮喘证。

二、名词解释

1. 寒热并用　　2. 梅核气　　3. 上实下虚　　4. 疝气

三、简答题

1. 简述桂枝在桂枝汤、小建中汤、炙甘草汤、枳实薤白桂枝汤中的作用。

2. 使用理气剂应注意哪些事项?

四、论述题

1. 试述半夏厚朴汤的组成原则。

2. 试述苏子降气汤的组成原则。

3. 试述定喘汤的组成原则。

4. 试述旋覆代赭汤的组成原则。

5. 试比较枳实消痞丸与半夏泻心汤在功效与主治上的异同。

6. 试比较苏子降气汤、定喘汤、小青龙汤三方在功效与主治上的异同。

7. 试比较旋覆代赭汤与丁香柿蒂汤在功效及主治上的异同。
8. 定喘汤中麻黄与白果的配伍意义是什么？

五、选择题

【单选题】

1. 定喘汤组成药物中无
   A. 麻黄 B. 白果 C. 黄柏 D. 苏子 E. 半夏
2. 越鞠丸的组成药物中无
   A. 苍术 B. 香附 C. 山栀子 D. 川芎 E. 半夏
3. 半夏厚朴汤组成药物中无
   A. 陈皮 B. 厚朴 C. 苏叶 D. 茯苓 E. 生姜
4. 苏子降气汤组成药物中无
   A. 苏子 B. 当归 C. 半夏 D. 白前 E. 厚朴
5. 旋覆代赭汤组成药物中无
   A. 人参 B. 大枣 C. 生姜 D. 半夏 E. 陈皮
6. 柴胡疏肝散组成药物中无
   A. 柴胡 B. 白芍药 C. 枳实 D. 甘草 E. 香附
7. 枳实消痞丸组成药物中无
   A. 厚朴 B. 干姜 C. 黄芩 D. 人参 E. 白术
8. 厚朴温中汤组成药物中无
   A. 陈皮 B. 茯苓 C. 半夏 D. 甘草 E. 木香
9. 加味乌药汤组成药物中无
   A. 砂仁 B. 延胡索 C. 木香 D. 香附 E. 郁金
10. 天台乌药散组成药物中无
    A. 小茴香 B. 青皮 C. 木香 D. 延胡索 E. 槟榔
11. 暖肝煎组成药物中无
    A. 当归 B. 枸杞子 C. 茴香 D. 桂枝 E. 沉香
12. 陈皮竹茹汤组成药物中无
    A. 人参 B. 麦门冬 C. 生姜 D. 大枣 E. 甘草
13. 组成药物中无厚朴的方是
    A. 半夏厚朴汤 B. 枳实消痞丸 C. 苏子降气汤 D. 厚朴温中汤 E. 定喘汤
14. 组成药物中无茯苓的方是
    A. 半夏厚朴汤 B. 枳实消痞丸 C. 厚朴温中汤 D. 苏子降气汤 E. 逍遥散
15. 组成药物中无半夏的方是
    A. 越鞠丸 B. 半夏厚朴汤 C. 苏子降气汤 D. 定喘汤 E. 旋覆代赭汤
16. 组成药物中无生姜的方是
    A. 半夏厚朴汤 B. 枳实消痞丸 C. 苏子降气汤 D. 旋覆代赭汤 E. 陈皮竹茹汤
17. 越鞠丸和柴胡疏肝散共有的药物是
    A. 柴胡 B. 白芍药 C. 枳壳 D. 香附 E. 栀子
18. 柴胡疏肝散与逍遥散共有的药物是
    A. 当归 B. 白芍药 C. 白术 D. 香附 E. 川芎
19. 枳实消痞丸与半夏泻心汤共有的药物
    A. 枳实、厚朴 B. 黄连、干姜 C. 半夏曲、生姜 D. 白术、伏苓 E. 黄芩、麦芽
20. 厚朴温中汤与理中丸共有的药物
    A. 厚朴、木香 B. 陈皮、茯苓 C. 人参、白术 D. 干姜、炙甘草 E. 草豆蔻、生姜

21. 苏子降气汤与定喘汤共有的药物是
A. 当归、肉桂 B. 苏子、半夏 C. 厚朴、前胡 D. 白果、麻黄 E. 桑白皮、黄芩
22. 苏子降气汤与小青龙汤共有的药物是
A. 苏子 B. 麻黄 C. 厚朴 D. 前胡 E. 半夏
23. 定喘汤与小青龙汤共有的药物是
A. 白果、苏子 B. 麻黄、半夏 C. 杏仁、冬花 D. 桑白皮、黄芩 E. 细辛、干姜
24. 具有疏肝解郁,行气止痛的功效,最宜选方
A. 越鞠丸 B. 四逆散 C. 逍遥散 D. 柴胡疏肝散 E. 当归四逆汤
25. 具有行气消痞、健脾和胃的功效,最宜选方
A. 半夏泻心汤 B. 半夏厚朴汤 C. 厚朴温中汤 D. 枳实消痞丸 E. 天台乌药散
26. 上实下虚之喘咳证,治宜
A. 小青龙汤 B. 定喘汤 C. 苏子降气汤 D. 麻黄汤 E. 麻杏甘石汤
27. 具有宣肺降气、清热化痰功效的方是
A. 苏子降气汤 B. 定喘汤 C. 小青龙汤 D. 麻黄汤 E. 麻杏甘石汤
28. 具有降气祛痰平喘、温肾纳气功效的方是
A. 苏子降气汤 B. 定喘汤 C. 小青龙汤 D. 麻黄汤 E. 麻杏甘石汤
29. 具有解表散寒、温肺化饮功效的方是
A. 苏子降气汤 B. 定喘汤 C. 小青龙汤 D. 麻黄汤 E. 麻杏甘石汤
30. 具有降逆化痰、益气和胃功效的方是
A. 陈皮竹茹汤 B. 旋覆代赭汤 C. 半夏泻心汤 D. 半夏厚朴汤 E. 厚朴温中汤
31. 胃虚、痰阻、气逆之心下痞硬、呕呃之证,治宜
A. 半夏厚朴汤 B. 厚朴温中汤 C. 半夏泻心汤 D. 陈皮竹茹汤 E. 旋覆代赭汤
32. 风寒外束、痰热内蕴之喘咳证,治宜
A. 小青龙汤 B. 苏子降气汤 C. 定喘汤 D. 麻黄汤 E. 麻杏甘石汤
33. 风寒外束,寒饮内停之喘咳证,治宜
A. 小青龙汤 B. 苏子降气汤 C. 定喘汤 D. 麻黄汤 E. 麻杏甘石汤
34. 患者咽中如有物阻,咯吐不出,吞咽不下,胸膈痞闷,舌苔白腻,脉弦滑。治宜
A. 厚朴温中汤 B. 理中汤 C. 半夏厚朴汤 D. 旋覆代赭汤 E. 半夏泻心汤

【多选题】

35. 具有降逆平喘、祛痰止咳之功效的方剂是
A. 苏子降气汤 B. 定喘汤 C. 旋覆代赭汤 D. 小青龙汤 E. 麻黄汤
36. 具有平喘之功效的方剂是
A. 苏子降气汤 B. 定喘汤 C. 小青龙汤 D. 麻黄汤 E. 麻杏甘石汤
37. 具有益气和胃、降逆止呕、散结除痞之功效,用治心下痞证的方剂是
A. 旋覆代赭汤 B. 半夏泻心汤 C. 厚朴温中汤 D. 枳实消痞丸 E. 半夏厚朴汤
38. 可用治呃逆的方剂是
A. 旋覆代赭汤 B. 陈皮竹茹汤 C. 丁香柿蒂汤 D. 蒿芩清胆汤 E. 小建中汤
39. "寒热并用"的方剂是
A. 枳实消痞丸 B. 半夏厚朴汤 C. 半夏泻心汤 D. 大黄附子汤 E. 麻杏甘石汤
40. 运用辛开苦降法的方剂是
A. 枳实消痞丸 B. 半夏厚朴汤 C. 半夏泻心汤 D. 理中丸 E. 良附丸

(选择题答案:1. C 2. E 3. A 4. D 5. E 6. C 7. C 8. C 9. E 10. D 11. D 12. B 13. E 14. D 15. A 16. B 17. D 18. B 19. B 20. D 21. B 22. E 23. B 24. D 25. D 26. C 27. B 28. A 29. C 30. B 31. E 32. C 33. A 34. C 35. ABD 36. ABCDE 37. ABD 38. ABCD 39. AC 40. ABC)

第九章　安　神　剂

课堂记录——听要点抓考点

1. 组成：安神药为主。
2. 作用：安神定志。
3. 主治证：神志不安证。
4. 分类与适应证

	主治证	代表方
重镇安神	神志不安之实证	朱砂安神丸
滋养安神	神志不安之虚证	酸枣仁汤，天王补心丹

5. 使用注意

(1) 重镇安神剂不宜久服，以免伤胃。

(2) 含朱砂之安神剂有一定毒性，久服可引起慢性中毒。

第一节　重镇安神

方　名	朱砂安神丸
方　源	《内外伤辨惑论》
组　成	朱砂、黄连、生地黄、当归、炙甘草
功　用	镇心安神，清热养血
主　治	心火亢盛，阴血不足证。失眠多梦，惊悸怔忡，心烦神乱，或胸中烦热，舌尖红，脉细数
辨证要点	是治疗心火亢盛，阴血不足而致神志不安的常用方。临床应用以失眠，惊悸，舌红，脉细数为辨证要点
方　解	君：朱砂，质重性寒，入心经，寒能清热、重能镇心，从而清心火，镇浮阳安神。臣：黄连，苦寒入心胃，清偏亢之心火，除烦宁神。君臣两药，一镇一清，共奏清心安神之功。佐：生地，甘寒养心阴，滋肾水，肾水上济，心火不亢，阴能制阳；当归，甘润，补养心血；两药养血滋阴。使：炙甘草，调和诸药，制黄连、朱砂苦寒伤胃
加减变化	若胸中烦热较甚，加山栀仁、莲子心以增强清心除烦之力；兼惊恐，宜加生龙骨、生牡蛎以镇惊安神；失眠多梦者，可加酸枣仁、柏子仁以养心安神
现代运用	常用于神经衰弱所致的失眠、心悸、健忘，精神抑郁症引起的神志恍惚，以及心脏早搏所致的心悸、怔忡等属于心火亢盛，阴血不足者
注　意	方中朱砂含硫化汞，不宜多服、久服，以防汞中毒；阴虚或脾弱者不宜服

第二节 滋养安神

方 名	方 源	组 成	功 用	主 治	辨证要点
天王补心丹	《校注妇人良方》	生地黄、玄参、天门冬、麦门冬、丹参、当归身、人参、茯苓、酸枣仁、柏子仁、远志、五味子、朱砂、桔梗	滋阴清热，养血安神	阴虚血少，神志不安证。心悸怔忡，虚烦失眠，神疲健忘，或梦遗，手足心热，口舌生疮，大便干结，舌红少苔，脉细数	治疗心肾阴血亏虚所致神志不安的常用方。临床应用以心悸失眠，手足心热，舌红少苔，脉细数为辨证要点
酸枣仁汤	《金匮要略》	酸枣仁、茯苓、知母、川芎、甘草	养血安神，清热除烦	肝血不足，虚热内扰证。虚烦失眠，心悸不安，头目眩晕，咽干口燥，舌红，脉弦细	是治心肝血虚而致虚烦失眠之常用方。临床应用以虚烦失眠，咽干口燥，舌红，脉弦细为辨证要点

方 名	方 解	加减变化	现代运用	注 意
天王补心丹	方中生地黄滋阴补肾，养血润燥；玄参、天门冬、麦门冬清热养阴；丹参、当归调养心血；人参、茯苓益气宁心；酸枣仁、五味子敛心气，安心神；柏子仁、远志、朱砂养心安神；桔梗载药上行	失眠重者，可酌加龙骨、磁石以重镇安神；心悸怔忡甚者，可酌加龙眼肉、夜交藤以增强养心安神之功；遗精者，可酌加金樱子、煅牡蛎以固肾涩精	常用于神经衰弱、冠心病、精神分裂症、甲状腺功能亢进等所致的失眠、心悸，以及复发性口疮等属于心肾阴虚血少者	滋阴之品较多，对脾胃虚弱、纳食欠佳、大便不实者，不宜长期服用
酸枣仁汤	君：酸枣仁，养血补肝，宁心安神；臣：茯苓，宁心安神；臣：知母，滋阴清热；佐：川芎，调气疏肝；使：生甘草，清热和中	血虚甚而头目眩晕重者，加当归、白芍药、枸杞子增强养血补肝之功；虚火重而咽干口燥甚者，加麦门冬、生地黄以养阴清热；若寐而易惊，加龙齿、珍珠母镇惊安神；兼见盗汗，加五味子、牡蛎安神敛汗	常用于神经衰弱、心脏神经官能症、更年期综合征等属于心肝血虚，虚热内扰者	

考研专题——看未来展宏图

1. 下列方剂中，组成药物含人参、当归、酸枣仁、远志的是 (154/2010)

A. 归脾汤 B. 酸枣仁汤 C. 天王补心丹 D. 补中益气汤

答案：AC。归脾汤：白术、当归、白茯苓、黄芪、龙眼肉、远志、酸枣仁、人参、木香、炙甘草；酸枣仁汤：酸枣仁、茯苓、知母、川芎、甘草；天王补心丹：生地黄、玄参、天门冬、麦门冬、丹参、当归身、人参、茯苓、酸枣仁、柏子仁、远志、五味子、朱砂、桔梗；补中益气汤：黄芪、炙甘草、人参、升麻、当归身、陈皮、柴胡、白术。

2. 天王补心丹中的“三参”是 (36/1990)

A. 党参、丹参、沙参 B. 党参、丹参、玄参 C. 人参、丹参、玄参 D. 人参、沙参、玄参 E. 党参、沙参、玄参

答案：C。天王补心丹组成为生地、人参、丹参、玄参、天门冬、麦门冬、酸枣仁、柏子仁、当归、茯苓、远志、五味子、桔梗、朱砂。

3. 酸枣仁汤中配伍茯苓的主要用意是 (49/1992)

A. 健脾渗湿 B. 利水消肿 C. 渗湿止泻 D. 利水蠲饮 E. 以上都不是

答案：E。

4. 酸枣仁汤中配伍茯苓的主要用意是 (49/1997)

A. 健脾渗湿　B. 利水消肿　C. 渗湿止泻　D. 利水蠲饮　E. 宁心安神

答案：E。

5. 对酸枣仁汤配伍意义的分析，下列哪一项是错误的 (49/2001)

A. 酸枣仁养肝血、宁心神　B. 川芎调养肝血　C. 茯苓健脾利水

D. 知母补阴清火　E. 甘草清热和药

答案：C。酸枣仁汤配伍茯苓意在宁心安神。

6. 下列方剂中，具有养血安神、清热除烦功用的是 (52/2005)

A. 天王补心丹　B. 朱砂安神丸　C. 甘麦大枣汤　D. 磁朱丸　E. 酸枣仁汤

答案：E。天王补心丹的功用是滋阴养血，补心安神；朱砂安神丸的功用是镇心安神，泻火养阴；甘麦大枣汤的功用是养心安神，和中缓急；磁朱丸的功用是重镇安神，潜阳明目。惟酸枣仁汤的功用是养血安神、清热除烦。

7. 虚劳虚烦不得眠，心悸盗汗，头目眩晕，咽干口燥，脉细弦者，治宜选用 (49/1996)

A. 温胆汤　B. 珍珠母丸　C. 酸枣仁汤　D. 甘麦大枣汤　E. 以上都不适宜

答案：C。酸枣仁汤主治虚烦不眠证，症见心悸盗汗，头目眩晕，脉细弦。

8. 磁朱丸的功用是 (43/2004)

A. 益阴明目，镇惊安神　B. 镇心安神，潜阳明目　C. 镇心安神，滋阴潜阳

D. 重镇安神，养血明目　E. 镇心安神，滋阴养血

答案：A。磁朱丸的功用是益阴明目，重镇安神。

9. A. 镇心安神　B. 泻火养阴　C. 两者均是　D. 两者均非

(1) 酸枣仁汤的功用特点是 (111/1991)

(2) 朱砂安神丸的功用特点是 (112/1991)

答案：(1) D；(2) C。酸枣仁汤养血安神，清热除烦；朱砂安神丸重镇安神，清热养血。

10. A. 天门冬　B. 麦门冬　C. 两者均有　D. 两者均无

(1) 天王补心丹的组成药物中含有 (115/1995)

(2) 贝母瓜蒌散的组成药物中含有 (116/1995)

答案：(1) C；(2) D。天王补心丹组成为生地黄、人参、丹参、玄参、天门冬、麦门冬、酸枣仁、柏子仁、当归、茯苓、远志、五味子、桔梗、朱砂；贝母瓜蒌散组成为贝母、瓜蒌、天花粉、橘红、茯苓、桔梗。

11. A. 黄连阿胶汤　B. 朱砂安神丸　C. 两者均可　D. 两者均不可

(1) 心烦不寐，心悸不安，头晕耳鸣，腰酸梦遗，五心烦热，口干津少，舌红，脉细数者，应选用 (115/1996)

(2) 不寐，急躁易怒，目赤口苦，口渴喜饮，不思饮食，溲黄便干，舌红苔黄，脉弦数者，应选用 (116/1996)

答案：(1) C；(2) D。黄连阿胶汤主治少阴病，阴虚阳亢不寐；朱砂安神丸主治心火亢盛，阴血不足证，症见失眠多梦，惊悸怔忡，心烦神乱，脉细数。

12. 下列选项中，属于酸枣仁汤组成的药物有 (131/2006)

A. 川芎　B. 茯苓　C. 半夏　D. 知母

答案：ABD。酸枣仁汤由酸枣仁、茯苓、知母、川芎及甘草所组成。

课后巩固——练知识增考核

一、填空题

1. 朱砂安神丸治证的病机是________，其功效是________，其主治________证。

2. 天王补心丹重用生地黄的作用是________；酸枣仁汤的功效是________；酸枣仁与川芎的配伍意义是________。

3. 天王补心丹中的“三参”指________、________、________。

4. 天王补心丹中五味子的作用是________。
5. 朱砂安神丸中朱砂配黄连的意义是________、________、________。
6. 安神剂分为________和________两类。
7. 天王补心丹的君药是________;应用该方的辨证要点是________、________。

二、名词术语解释

1. 重镇安神　　2. 补养安神　　3. 脏躁　　4. 交通心肾

三、简答题

1. 简述五味子在小青龙汤、生脉散、四神丸、天王补心丹中的作用。
2. 简述安神剂的使用注意事项。
3. 重镇安神与滋养安神的适应证及组方配伍有何不同?

四、论述题

1. 试述朱砂安神丸的组成原则。
2. 试述酸枣仁汤的组成原则。
3. 试比较朱砂安神丸与天王补心丹在功效与主治证上的异同。
4. 酸枣仁汤与天王补心丹在临床上如何鉴别应用?

五、选择题

【单选题】

1. 朱砂安神丸成人每次用量是
A. 2克　B. 3克　C. 4克　D. 5克　E. 6克
2. 朱砂安神丸的功效是
A. 重镇安神,清心泻火　B. 镇心安神,清热涤痰
C. 益阴明目,重镇安神　D. 滋阴养血,补心安神
E. 养血安神,清热除烦。
3. 患者失眠多梦,惊悸怔忡,心烦神乱,舌红,脉细数。治宜
A. 朱砂安神丸　B. 磁朱丸　C. 酸枣仁汤　D. 天王补心丹　E. 甘麦大枣汤
4. 朱砂安神丸组成药物中无
A. 黄连　B. 炙甘草　C. 生地黄　D. 当归　E. 熟地黄
5. 视物昏花,耳鸣耳聋,心悸失眠,治宜
A. 朱砂安神丸　B. 磁朱丸　C. 天王补心丹　D. 酸枣仁汤　E. 甘麦大枣汤
6. 天王补心丹的君药是
A. 酸枣仁　B. 生地黄　C. 天门冬　D. 麦门冬　E. 柏子仁
7. 有关朱砂安神丸组成原则的论述,以下哪一项有错误
A. 朱砂性寒质重. 能重镇以安心神　B. 黄连苦寒,清心泻火
C. 当归甘辛温,补养心血　D. 生地黄,甘寒,清热滋阴养血
E. 炙甘草和中调药,并有益心气,通心脉之功
8. 酸枣仁汤的药物组成是
A. 酸枣仁、甘草、知母、远志、川芎　B. 酸枣仁、甘草、知母、茯苓、川芎
C. 酸枣仁、大枣、知母、茯苓、川芎　D. 酸枣仁、甘草、黄连、茯苓、川芎
E. 酸枣仁、甘草、知母、茯神、川芎
9. 患者失眠心悸,虚烦不安,头目眩晕,咽干口燥,舌红,脉弦细。治宜
A. 温胆汤　B. 酸枣仁汤　C. 大补阴丸　D. 天王补心丹　E. 朱砂安神丸

10. 有关酸枣仁汤组成原则的论述，以下哪一项有错误
A. 酸枣仁重用，养血补肝，宁心安神　B. 茯苓宁心安神
C. 知母清胃泻火　D. 川芎调畅气机，疏达肝气
E. 甘草生用，和中缓急
11. 患者心悸失眠，虚烦神疲，梦遗健忘，手足心热，口舌生疮，舌红少苔，脉细而数。治宜
A. 归脾汤　B. 酸枣仁汤　C. 炙甘草汤　D. 天王补心丹　E. 朱砂安神丸
12. 以滋阴养血，补心安神为主要功效，最宜选用的方剂是
A. 酸枣仁汤　B. 炙甘草汤　C. 归脾汤　D. 天王补心丹　E. 甘麦大枣汤
13. 有关天王补心丹组成原则的论述，以下哪一项有错误
A. 生地黄重用为君，滋阴养血　B. 天门冬、麦门冬为臣，滋阴清热
C. 酸枣仁、柏子仁为臣，养心安神　D. 当归为佐，补血润燥
E. 人参为佐，补气、宁心益智
14. 天王补心丹组成药物中无
A. 人参　B. 丹参　C. 玄参　D. 沙参　E. 当归
15. 酸枣仁汤主治
A. 心肾不交之心悸失眠证　B. 肝血不足，虚火内扰之虚烦不得眠证
C. 心火偏盛，阴血受灼之失眠证　D. 胆胃不和，痰热内扰之虚烦失眠证
E. 阳亢血虚之失眠证
16. 五味子在天王补心丹中的主要作用是
A. 敛阴止汗　B. 益气敛阴　C. 酸涩止泻　D. 敛阴安神　E. 敛肺止咳
17. 天王补心丹与归脾汤均具有养血补心安神的功效，但天王补心丹功效尤重在
A. 益气健脾　B. 滋阴清热　C. 益气摄血　D. 益气通脉　E. 益气生血
18. 天王补心丹主治
A. 心肾两虚，阴虚血少，虚火内扰之失眠证
B. 肝血不足，虚火内扰之虚烦不得眠证
C. 心火偏盛，阴血受灼之失眠证
D. 胆胃不和，痰热内扰之虚烦失眠证
E. 阳亢血虚之失眠证
19. 甘麦大枣汤的功效是
A. 养心安神，和中缓急　B. 养血安神，清热除烦
C. 滋阴养血，补心安神　D. 益阴明目，重镇安神
E. 镇心安神，平肝潜阳，滋阴养血
20. 患者精神恍惚，常悲伤欲哭，不能自主，心中烦乱，睡眠不安，舌淡红苔少，脉细微数。治宜：
A. 酸枣仁汤　B. 天王补心丹　C. 六味地黄丸　D. 炙甘草汤　E. 甘麦大枣汤

【多选题】

21. 组成中有当归的方剂是
A. 朱砂安神丸　B. 天王补心丹　C. 酸枣仁汤　D. 归脾汤　E. 补中益气汤
22. 天王补心丹主治证候有
A. 心悸失眠　B. 口舌生疮　C. 虚烦神疲　D. 手足心热　E. 舌红少苔
23. 天王补心丹与酸枣仁汤共有的药物是
A. 酸枣仁　B. 柏子仁　C. 茯苓　D. 当归　E. 甘草
24. 天王补心丹的辨证要点包括
A. 心悸失眠　B. 手足心热　C. 舌红少苔　D. 咽干口燥　E. 脉细数
25. 酸枣仁汤的辨证要点包括
A. 虚烦不眠　B. 咽干口燥　C. 舌红　D. 脉弦细　E. 手足心热

（选择题答案：1. A 2. A 3. A 4. E 5. B 6. B 7. E 8. B 9. B 10. C 11. D 12. D 13. D 14. D 15. B 16. D 17. B 18. A 19. A 20. E 21. ABDE 22. ABCDE 23. ACE 24. ABCE 25. ABCD）

第十章 开 窍 剂

课堂记录——听要点抓考点

1. 组成：芳香开窍药物为主。
2. 作用：开窍醒神。
3. 主治证：神昏窍闭证。
4. 分类与适应证

	（1）凉开	（2）温开
功 用	清热开窍	温通开窍
主治证	热闭证	寒闭证
代表方	安宫牛黄丸、紫雪、至宝丹	苏合香丸

5. 使用注意

（1）首辨虚实。脱证神志昏迷(症见汗出肢冷，呼吸气微，或手撒遗尿，目开口合)者，不宜使用。

（2）中病即止，不宜久服。

（3）本类方剂只作丸、散剂，不宜作汤剂。服用时宜用冷开水(或温开水)送服(或鼻饲)，不宜加热煎煮，以免药性挥发，影响疗效。

记忆处方——重理解活思维

凉开三宝(安宫牛黄丸、紫雪、至宝丹)的比较

（1）三方均能清热解毒、涤痰开窍，用治温病热邪内陷心包或痰热蒙蔽心窍所致发热、烦躁、神昏谵语、舌绛、苔黄、脉数等热闭证。

（2）安宫牛黄丸寒凉性最大，清热解毒之力最强，清热与开窍并重，故适用于热闭证而热毒炽盛或痰热内盛、蒙蔽心窍之高热、烦躁、神昏、谵语、舌红绛、苔黄、脉数等证及小儿痰热惊厥。

（3）紫雪寒凉性次之，清热止痉力最强，化痰开窍力逊于至宝丹。故适用于热闭证而热陷心包及热盛动风之高热不退、神昏、谵语、烦躁四肢抽搐等证者。

（4）至宝丹寒凉性最小，清热解毒力弱，而辟秽化浊、豁痰开窍力优，适用于痰热偏重、内闭心包之神昏谵语、痰多气粗、发热、舌苔黄腻、脉滑数等热闭证。

第一节 凉 开

方 名	方 源	组 成	功 用	主 治	辨证要点
安宫牛黄丸（牛黄丸）	《温病条辨》	牛黄、郁金、犀角（水牛角代）、黄连、朱砂、冰片、麝香、珍珠、山栀、雄黄、黄芩、金箔衣	清热解毒，开窍醒神	邪热内陷心包证。高热烦躁，神昏谵语，舌謇肢厥，舌红或绛，脉数有力。亦治中风昏迷，小儿惊厥属邪热内闭者	治疗热陷心包证的常用方，亦是凉开法的代表方。凡神昏谵语属邪热内陷心包者，均可应用。临床应用以高热烦躁，神昏谵语，舌红或绛，苔黄燥，脉数有力为辨证要点
紫雪	《外台秘要》	石膏、寒水石、滑石、炙甘草、玄参、升麻、犀角（水牛角代）、麝香、沉香、羚羊角、青木香、丁香、磁石、朱砂、黄金、朴硝、硝石	清热开窍，熄风止痉	温热病，热闭心包及热盛动风证。高热烦躁，神昏谵语，痉厥，口渴唇焦，尿赤便闭，舌质红绛，苔黄燥，脉数有力或弦数；以及小儿热盛惊厥	治疗热闭心包，热盛动风证的常用方。临床应用以高热烦躁，神昏谵语，痉厥，舌红绛，脉数实为辨证要点
至宝丹	《灵苑方》，录自《苏沈良方》	麝香、冰片、安息香、犀角（水牛角代）、牛黄、玳瑁、朱砂、琥珀、金箔、银箔、雄黄	化浊开窍，清热解毒	痰热内闭心包证。神昏谵语，身热烦躁，痰盛气粗，舌绛苔黄垢腻，脉滑数。亦治中风、中暑、小儿惊厥属于痰热内闭者	是治疗痰热内闭心包证的常用方。临床应用以神昏谵语，身热烦躁，痰盛气粗，舌绛苔黄垢腻，脉滑数为辨证要点

方 名	方 解	加减变化	现代运用	注 意
安宫牛黄丸（牛黄丸）	方中牛黄苦凉，清心解毒，辟秽开窍；水牛角咸寒，清心凉血解毒；麝香芳香开窍醒神。三药相配，是为清心开窍、凉血解毒的常用组合，共为君药。臣以大苦大寒之黄连、黄芩、山栀，清热泻火解毒，合牛黄、犀角则清解心包热毒之力颇强；冰片、郁金芳香辟秽，化浊通窍，以增麝香开窍醒神之功。佐以雄黄助牛黄辟秽解毒；朱砂、珍珠镇心安神，以除烦躁不安	用《温病条辨》清宫汤煎汤送服，可加强清心解毒之力；若温病初起，邪在肺卫，迅即逆传心包者，可用金银花、薄荷或银翘散加减煎汤送服，以增强清热透解作用；若邪陷心包，兼有腑实，症见神昏舌短、大便秘结、饮不解渴者，宜开窍与攻下并用，以安宫牛黄丸2粒化开，调生大黄末9克内服，先服一半，不效再服；热闭证见脉虚，有内闭外脱之势者，急宜人参煎汤送服	常用于流行性乙型脑炎、流行性脑脊髓膜炎、中毒性痢疾、尿毒症、肝昏迷、急性脑血管病、肺性脑病、颅脑外伤、小儿高热惊厥以及感染或中毒引起的高热神昏等属热闭心包者	孕妇慎用
紫雪	方中石膏、滑石、寒水石清热泻火；羚羊角凉肝熄风；犀角清心凉血解毒；升麻、玄参、炙甘草清热解毒；朴硝、硝石清热散结；麝香开窍醒神；木香、丁香、沉香宣通气机，以助开窍；朱砂、磁石、金箔重镇安神	伴见气阴两伤者，宜以生脉散煎汤送服，或与生脉注射液同用，以防其内闭外脱	常用于治疗各种发热性感染性疾病，如流行性脑脊髓膜炎、乙型脑炎的极期、重症肺炎、猩红热、化脓性感染等疾患的败血症期，肝昏迷以及小儿高热惊厥、小儿麻疹热毒炽盛所致的高热神昏抽搐	服用过量有损伤元气之弊，甚者可出现大汗、肢冷、心悸、气促等症，故应中病即止。孕妇禁用
至宝丹	麝香、冰片、安息香辟秽化浊，豁痰开窍，共为君药；犀角、牛黄、玳瑁清热解毒，下降心火；雄黄劫痰解毒，用以醒神开窍，共为臣药；朱砂、琥珀、金箔，银箔重镇安神，共为佐使	清热之力相对不足，可用《温病条辨》清宫汤送服，以加强清心解毒之功；若湿热酿痰，蒙蔽心包，热邪与痰浊并重，可用《温病全书》菖蒲郁金汤煎汤送服；如营分受热，瘀阻血络，瘀热交阻心包，可用《重订通俗伤寒论》犀地清络饮煎汤送服；如证有内闭外脱之势，急宜人参煎汤送服	常用于急性脑血管病、脑震荡、流行性乙型脑炎、流行性脑脊髓膜炎、肝昏迷、冠心病心绞痛、尿毒症、中暑、癫痫等证属痰热内闭者	芳香辛燥之品较多，有耗阴劫液之弊，故神昏谵语由阳盛阴虚所致者忌用；孕妇慎用

第二节 温 开

方 名	苏合香丸(吃力伽丸)
方 源	《广济方》
组 成	白术(吃力伽)、朱砂、麝香、诃黎勒、香附子、沉香、青木香、丁香、安息香、檀香、荜茇、犀角(水牛角代)、香附子、苏合香、乳香
功 用	芳香开窍,行气止痛
主 治	寒闭证。突然昏倒,牙关紧闭,不省人事,苔白,脉迟。亦治心腹卒痛,甚则昏厥,属寒凝气滞者
辨证要点	温开法的代表方,又是治疗寒闭证以及心腹疼痛属于寒凝气滞证的常用方。临床应用以突然昏倒,不省人事,牙关紧闭,苔白,脉迟为辨证要点
方 解	方中苏合香、麝香、冰片、安息香芳香开窍,辟秽化浊,共为君药。臣以木香、香附、丁香、沉香、白檀香、乳香以行气解郁,散寒止痛,理气活血。佐以辛热之荜茇,温中散寒,助诸香药以增强驱寒止痛开郁之力;水牛角清心解毒,朱砂重镇安神,二者药性虽寒,但与大量温热之品相伍,则不悖温通开窍之旨;白术益气健脾、燥湿化浊,诃子收涩敛气,二药一补一敛,以防诸香辛散走窜太过,耗散真气
现代运用	常用于急性脑血管病、癔病性昏厥、癫痫、有毒气体中毒、老年痴呆症、流行性乙型脑炎、肝昏迷、冠心病心绞痛、心肌梗死等证属寒闭或寒凝气滞者
使用注意	药物辛香走窜,有损胎气,孕妇慎用;脱证禁用

考研专题——看未来展宏图

1. 至宝丹较安宫牛黄丸更为突出的功用是 (49/2009)

A. 化浊开窍 B. 镇痉熄风 C. 清热解毒 D. 行气止涌

答案:A。安宫牛黄丸具清热解毒、豁痰开窍之效,为治疗高热神昏、中风痰迷的要药。至宝丹主治痰热内闭心包证;神昏谵语,身热烦躁,痰盛气粗,舌红苔黄垢腻,脉滑数,以及中风、中暑、小儿惊厥属于痰热内闭者。功用为清热开窍,化浊解毒。

2. 温热病,邪热内陷心包,症见高热烦躁,神昏谵语,痉厥,口渴唇焦,尿赤便秘者,治宜选用 (51/1996)

A. 安宫牛黄丸 B. 紫雪 C. 至宝丹 D. 紫金锭 E. 以上都不宜

答案:B。紫雪主治热邪内陷心包热盛动等证,症见高热烦躁,神昏谵语,痉厥,口渴唇焦。

3. 苏合香丸的功用是 (46/2001)

A. 化痰开窍,辟秽解毒 B. 芳香开窍,行气止痛

C. 开窍定惊,清热化痰 D. 清热开窍,化浊解毒

E. 清热开窍,镇痉安神

答案:B。苏合香丸芳香开窍,行气温中。

4. 安宫牛黄丸、紫雪、至宝丹三方功用各有所长,其中紫雪长于 (32/1991)

A. 清热 B. 解毒 C. 豁痰 D. 开窍 E. 镇痉

答案:E。安宫牛黄丸清热开窍,豁痰解毒;紫雪热开窍,熄风止痉;至宝丹清热开窍,化浊解毒。紫雪长于熄风止痉。

5. 安宫牛黄丸的功用是 (48/2000)

A. 清热开窍,豁痰解毒 B. 清热泻火,开窍安神 C. 清心解毒,开窍安神

D. 清热开窍,熄风止痉 E. 以上都不是

答案:A。

6. 至宝丹最适宜于哪种原因所致的窍闭神昏 (51/1994)

A. 温邪内陷 B. 痰热壅闭 C. 肝阳暴张 D. 心火炽盛 E. 中寒气闭

答案：B。至宝丹证的病机特点是邪热亢盛，痰热壅闭。

7. 功擅清热开窍、镇痉安神的方剂是 (46/1997)

A. 玉枢丹 B. 紫雪 C. 至宝丹 D. 苏和香丸 E. 安宫牛黄丸

答案：B。紫雪清热开窍、镇痉安神。

8. 紫金锭的功用是 (134/2004)

A. 镇痉安神 B. 开窍化痰 C. 辟秽解毒 D. 消肿止痛

答案：BCD。

课后巩固——练知识增考技

一、填空题

1. 温病“三宝”指________、________、________。

2. 安宫牛黄丸的功效是________；紫雪的功效是________；至宝丹的功效是________。

3. 苏合香丸为________法代表方剂，其功效为________。临床上常用的________即是从苏合香丸衍化而来，主治心绞痛。

4. 安宫牛黄丸在原书用法中指出：“脉虚者，人参汤下”，是取人参________，以加强其________之功；“脉实者，金银花、薄荷汤下”，是增强其________之效。

5. 苏合香丸中白术的作用是________，________。

6. 苏合香丸中诃子肉的作用是________，该两味药与诸方中诸香配伍，可以________，防止辛散太过。

7. 凉开剂，适用于________证。安宫牛黄丸的君药是________。紫雪主治证为________。

8. 紫雪的辨证要点是高热烦躁、________、________、________、________。

二、名词解释

1. 凉开 2. 温开

三、简答题

1. 简述安宫牛黄丸组方配伍的特点。

2. 简述苏合香丸组方配伍的特点。

3. 苏合香丸中配伍白术、诃子的意义是什么？

4. 使用开窍剂时应注意的事项有哪些？

四、论述题

试比较安宫牛黄丸、紫雪与至宝丹三方在功效、主治证上的异同。

五、选择题

【单选题】

1. 患者神昏不语，痰盛气粗，脉虚，在给服至宝丹时，用人参汤化服其意在

A. 益气养阴 B. 生津止渴 C. 补脾养肺 D. 扶正祛邪 E. 安神定志

2. 安宫牛黄丸原方服法，哪一项是错误的

A. 脉虚者人参汤下，每服一丸 B. 脉实者金银花、薄荷汤下，每服一丸

C. 脉脱者人参附子汤下，每服一丸 D. 大人病重体实者，日再服，甚至日三服

E. 小儿服半丸，不知，再服半丸

3. 紫雪的功效是
A. 开窍定惊,清热化痰　B. 清热开窍,熄风镇痉
C. 清热解毒,开窍安神　D. 化浊开窍,清热解毒
E. 清热解毒,开窍醒神
4. 患者神昏谵语,身热烦躁,痰盛气粗,舌红苔黄垢腻,脉滑数。治宜首选
A. 安宫牛黄丸　B. 至宝丹　C. 紫雪　D. 行军散　E. 大承气汤
5. 安宫牛黄丸成人每次用量是
A. 3 克　B. 5 克　C. 10 克　D. 0.5 克　E. 1.5 克
6. 使用开窍剂时,以下哪一项有错误
A. 只可暂用,不可久服　B. 煎煮时间宜短　C. 宜制成丸散剂使用
D. 中病即止　E. 孕妇忌用
7. 下列除哪一项外,均可用治热闭神昏证
A. 安宫牛黄丸　B. 苏合香丸　C. 紫雪　D. 至宝丹　E. 行军散
8. 安宫牛黄丸的功效是
A. 清热开窍,熄风止痉　B. 清热开窍,化浊解毒
C. 清热开窍,辟秽解毒　D. 化痰开窍,辟秽解毒
E. 清热开窍,豁痰解毒
9. 患者突然昏倒,牙关紧闭,不省人事,苔白,脉迟。治宜首选
A. 苏合香丸　B. 紫雪丹　C. 越鞠丸　D. 参附汤　E. 生脉散
10. 下列除哪一项外,均是紫金锭的治证
A. 痄腮　B. 丹毒　C. 喉风　D. 胸痹　E. 中暑时疫
11.《温病条辨》所说"使邪火随诸香一齐俱散也",指的是下列哪首方剂的配伍特点
A. 安宫牛黄丸　B. 至宝丹　C. 紫雪　D. 苏合香丸　E. 紫金锭
12. 安宫牛黄丸中,最能体现清心开窍的药物配伍为
A. 冰片、犀角　B. 牛黄、冰片　C. 麝香、冰片　D. 牛黄、麝香　E. 犀角、麝香

【多选题】

13. 温病"三宝"是指
A. 安宫牛黄丸　B. 紫雪　C. 至宝丹　D. 苏合香丸　E. 行军散
14. 使用开窍剂时应注意
A. 只可暂用,不可久服　B. 不宜煎服　C. 宜制成宜丸散剂使用
D. 中病即止　E. 孕妇忌用
15. 苏合香丸所治诸证,由下列哪些因素蒙蔽神明所致
A. 痰浊壅阻　B. 中寒气闭　C. 痰热阻滞　D. 气郁闭阻　E. 时行瘴疠之气
16. 治疗小儿热闭惊厥的方剂有
A. 安宫牛黄丸　B. 理中丸　C. 苏合香丸　D. 紫雪丹　E. 至宝丹
17. 安宫牛黄丸的辨证要点包括
A. 神昏谵语　B. 高热烦躁　C. 痉厥　D. 舌红绛　E. 脉数
18. 紫雪的辨证要点包括
A. 神昏谵语　B. 高热烦躁　C. 痉厥　D. 舌红绛　E. 脉数有力
19. 凉开方剂的主要配伍特点为
A. 清心凉血解毒　B. 清热泻火　C. 芳香开窍　D. 宁心安神　E. 苦寒泻下
20. 开窍剂多制成
A. 丸剂　B. 散剂　C. 膏剂　D. 注射剂　E. 汤剂

(选择题答案:1. D　2. C　3. B　4. B　5. A　6. B　7. B　8. E　9. A　10. D　11. A　12. D　13. ABC　14. ABCDE　15. ABDE　16. ADE　17. ABDE　18. ABCDE　19. ABC　20. ABD)

第十一章 理 气 剂

课堂记录——听要点抓考点

1. 组成：理气药为主。
2. 作用：行气或降气。
3. 主治证：气滞证或气逆证。
4. 分类与适应证

	（1）行气	（2）降气
主治证	气滞证（肝气郁滞或脾胃气滞）	气逆证（肺气上逆或胃气上逆）
代表方	越鞠丸，半夏厚朴汤等	苏子降气汤，定喘汤等

5. 使用注意

（1）辨清虚实和兼夹。气滞而兼气逆者，宜行气与降气并用；兼气虚者，则需配补气之品，虚实兼顾。

（2）理气药多芳香辛燥，易伤津耗气，故年老体弱、孕妇、气虚阴亏者慎用。

第一节 行 气

方 名	方 源	组 成	功 用	主 治	辨证要点
越鞠丸（芎术丸）	《丹溪心法》	香附、川芎、苍术、栀子、神曲	行气解郁	六郁证。胸膈痞闷，脘腹胀痛，嗳腐吞酸，恶心呕吐，饮食不消	是主治气血痰火湿食“六郁”的代表方。临床应用以胸膈痞闷，脘腹胀痛，饮食不消等为辨证要点
枳实薤白桂枝汤	《金匮要略》	枳实、厚朴、薤白、桂枝、瓜蒌	通阳散结，祛痰下气	胸阳不振、痰气互结之胸痹。胸满而痛，甚或胸痛彻背，喘息咳唾，短气，气从胁下冲逆，上攻心胸，舌苔白腻，脉沉弦或紧	是主治胸阳不振，痰浊中阻，气结于胸所致胸痹之常用方。临床应用以胸中痞满，气从胁下冲逆，上攻心胸，舌苔白腻，脉沉弦或紧为辨证要点
半夏厚朴汤	《金匮要略》	半夏、厚朴、茯苓、生姜、苏叶	行气散结，降逆化痰	梅核气。咽中如有物阻，咯吐不出，吞咽不下，胸膈满闷，或咳或呕，舌苔白润或白滑，脉弦缓或弦滑	治疗情志不畅，痰气互结所致的梅核气之常用方。临床应用以咽中如有物阻，吞吐不得，胸膈满闷，苔白腻，脉弦滑为辨证要点
暖肝煎	《景岳全书》	当归、枸杞子、小茴香、肉桂、乌药、沉香、茯苓，加生姜煎	温补肝肾，行气止痛	肝肾不足，寒滞肝脉证。睾丸冷痛，或小腹疼痛，疝气痛，畏寒喜暖，舌淡苔白，脉沉迟	治疗肝肾不足，寒凝气滞之睾丸、疝气或少腹疼痛的常用方。临床应用以睾丸、疝气或少腹疼痛，畏寒喜温，舌淡苔白，脉沉迟为辨证要点

方名	方解	加减变化	现代运用	注意
越鞠丸（芎术丸）	香附辛香入肝，行气解郁为君药，以治气郁；川芎辛温入肝胆，为血中气药，既可活血祛瘀治血郁，又可助香附行气解郁；栀子苦寒清热泻火，以治火郁；苍术辛苦性温，燥湿运脾，以治湿郁；神曲味甘性温入脾胃，消食导滞，以治食郁，四药共为臣佐。配伍特点：以五药治六郁，贵在治病求本；诸法并举，重在调理气机	若气郁偏重者，可重用香附，酌加木香、枳壳、厚朴等以助行气解郁；血郁偏重者，重用川芎，酌加桃仁、赤芍药、红花等以助活血祛瘀；湿郁偏重者，重用苍术，酌加茯苓、泽泻以助利湿；食郁偏重者，重用神曲，酌加山楂、麦芽以助消食；火郁偏重者，重用山栀，酌加黄芩、黄连以助清热泻火；痰郁偏重者，酌加半夏、瓜蒌以助祛痰	常用于胃神经官能症、胃及十二指肠溃疡、慢性胃炎、胆石症、胆囊炎、肝炎、肋间神经痛、痛经、月经不调等辨证属“六郁”者	
枳实薤白桂枝汤	瓜蒌味甘性寒入肺，涤痰散结，开胸通痹；薤白辛温，通阳散结，化痰散寒，能散胸中凝滞之阴寒、化上焦结聚之痰浊、宣胸中阳气以宽胸，乃治疗胸痹之要药，共为君药。枳实下气破结，消痞除满；厚朴燥湿化痰，下气除满，二者同用，共助君药宽胸散结、下气除满、通阳化痰之效，均为臣药。佐以桂枝通阳散寒，降逆平冲。配伍特点：一是寓降逆平冲于行气之中，以恢复气机之升降；二是寓散寒化痰于理气之内，以宣通阴寒痰浊之痹阻	若寒重者，可酌加干姜、附子以助通阳散寒之力；气滞重者，可加重厚朴、枳实用量以助理气行滞之力；痰浊重者，可酌加半夏、茯苓以助消痰之力	常用于冠心病心绞痛、肋间神经痛、非化脓性肋软骨炎等属胸阳不振，痰气互结者	
半夏厚朴汤	君：半夏，化痰散结，降逆和胃；厚朴，行气开郁，下气除满。两药配伍，化痰结，行气滞。臣：茯苓，健脾渗湿，助半夏化痰；苏叶，宣肺疏肝，助厚朴宣通郁气。佐：生姜，温胃和中降逆；解半夏之毒	若气郁较甚者，可酌加香附、郁金助行气解郁之功；胁肋疼痛者，酌加川楝子、延胡索以疏肝理气止痛；咽痛者，酌加玄参、桔梗以解毒散结，宣肺利咽	常用于癔病、胃神经官能症、慢性咽炎、慢性支气管炎、食管痉挛等属气滞痰阻者	方中多辛温苦燥之品，仅适宜于痰气互结而无热者。若见颧红口苦、舌红少苔属于气郁化火，阴伤津少者，虽具梅核气之特征，亦不宜使用
暖肝煎	肉桂辛甘大热，温肾暖肝，祛寒止痛；小茴香味辛性温，暖肝散寒，理气止痛，二药合用，温肾暖肝散寒，共为君药。当归辛甘性温，养血补肝；枸杞子味甘性平，补肝益肾，二药均补肝肾不足之本；乌药、沉香辛温散寒，行气止痛，以去阴寒冷痛之标，同为臣药。茯苓甘淡，渗湿健脾；生姜辛温，散寒和胃，皆为佐药。综观全方，以温补肝肾治其本，行气逐寒治其标，使下元虚寒得温，寒凝气滞得散，则睾丸冷痛、少腹疼痛、疝气痛诸症可愈	原书于方后说：“如寒甚者加吴茱萸、干姜，再甚者加附子。”说明寒有轻重，用药亦当相应增减，否则药不及病，疗效必差。若腹痛甚者，加香附行气止痛；睾丸痛甚者，加青皮、橘核疏肝理气	常用于精索静脉曲张、睾丸炎、附睾炎、鞘膜积液、腹股沟疝等属肝肾不足，寒凝气滞者	若因湿热下注，阴囊红肿热痛者，切不可误用

第二节 降 气

方名	方源	组成	功用	主治	辨证要点
苏子降气汤	《太平惠民和剂局方》	紫苏子、半夏、当归、甘草、前胡、厚朴、肉桂、陈皮、生姜、大枣	降气平喘，祛痰止咳	上实下虚喘咳证。痰涎壅盛，胸膈满闷，喘咳短气，呼多吸少，或腰疼脚弱，肢体倦怠，或肢体浮肿，舌苔白滑或白腻，脉弦滑	治疗痰涎壅盛，上实下虚之喘咳的常用方。临床应用以胸膈满闷，痰多稀白，苔白滑或白腻为辨证要点

（续表）

方名	方源	组成	功用	主治	辨证要点
定喘汤	《摄生众妙方》	白果、麻黄、苏子、甘草、款冬花、杏仁、桑白皮、黄芩、半夏	宣降肺气，清热化痰	风寒外束，痰热内蕴证。咳喘痰多气急，质稠色黄，或微恶风寒，舌苔黄腻，脉滑数者	亦为降气平喘之常用方，用于素体痰多，复感风寒，致肺气壅闭之喘咳证。临床应用以哮喘咳嗽，痰多色黄，微恶风寒，苔黄腻，脉滑数为辨证要点
旋覆代赭汤	《伤寒论》	旋覆花、人参、生姜、代赭石、炙甘草、半夏、大枣	降逆化痰，益气和胃	胃虚痰阻气逆证。胃脘痞闷或胀满，按之不痛，频频嗳气，或见纳差、呃逆、恶心，甚或呕吐，舌苔白腻，脉缓或滑	治疗胃虚痰阻气逆证之常用方。临床应用以心下痞硬，嗳气频作，或呕吐，呃逆，苔白腻，脉缓或滑为辨证要点

方名	方解	加减变化	现代运用	注意
苏子降气汤	苏子、半夏降气化痰，止咳平喘，为方中主药；厚朴、前胡、陈皮下气祛痰，协助主药治疗上实；肉桂温肾纳气治疗下虚，均为辅药。当归养血润燥，制约大量燥药伤阴的副作用，为佐药。甘草调和诸药为使	若痰涎壅盛，喘咳气逆难卧者，可酌加沉香以加强其降气平喘之功；兼表证者，可酌加麻黄、杏仁以宣肺平喘，疏散外邪；兼气虚者，可酌加人参等益气	常用于慢性支气管炎、肺气肿、支气管哮喘等属上实下虚者	药性偏温燥，以降气祛痰为主，对于肺肾阴虚的喘咳以及肺热痰喘之证，均不宜使用
定喘汤	君：麻黄，宣肺平喘，发散风寒；白果，敛肺定喘，化痰止咳，既助麻黄平喘，又防麻黄耗散肺气。两药相配，一散一收，散不耗气，收不留邪，加强平喘之功。臣：杏仁、苏子、款冬花、半夏，降气平喘，止咳化痰。佐：桑白皮，泄肺平喘；黄芩，清热化痰。使：甘草，调和诸药	若无表证者，以宣肺定喘为主，故麻黄可减量应用；痰多难咯者，可酌加瓜蒌、胆南星等以助清热化痰之功；肺热偏重，酌加石膏、鱼腥草以清泄肺热	常用于支气管哮喘、慢性支气管炎等属痰热壅肺者	若新感风寒，虽恶寒发热、无汗而喘，但内无痰热者；或哮喘日久，肺肾阴虚者，皆不宜使用
旋覆代赭汤	君：旋覆花，性温而能下气消痰，降逆止嗳。臣：代赭石，质重而沉降，善镇冲逆，但味苦气寒，用量稍小；生姜，用量独重，一为和胃降逆以增止呕之效，二为宣散水气以助祛痰之功，三可制约代赭石的寒凉之性，使其镇降气逆而不伐胃；半夏，辛温，祛痰散结，降逆和胃。佐使：人参、炙甘草、大枣，益脾胃，补气虚，扶助已伤之中气	若胃气不虚者，可去人参、大枣，加重代赭石用量，以增重镇降逆之效；痰多者，可加茯苓、陈皮助化痰和胃之力	常用于胃神经官能症、胃扩张、慢性胃炎、胃及十二指肠溃疡、幽门不完全性梗阻、神经性呃逆、膈肌痉挛等属胃虚痰阻者	

考研专题——看未来展宏图

1. 半夏厚朴汤的组成除半夏、厚朴外，还含有的药物是　(53/2009)

   A. 苏子、茯苓、生姜　B. 茯苓、生姜、苏叶　C. 枳壳、茯苓、苏叶　D. 干姜、茯苓、苏叶

答案：B。半夏厚朴汤组成：半夏、厚朴、茯苓、生姜、苏叶。

2. 胃气虚弱，痰浊内阻，心下痞硬，噫气不除者，治宜选用　(49/1995)

   A. 三子养亲汤　B. 苏子降气汤　C. 半夏泻心汤　D. 旋覆代赭汤　E. 枳实消痞丸

答案：D。

3. 旋覆代赭汤主治　(51/1992)

   A. 肝郁气结之痞　B. 寒热互结之痞　C. 水与热结之痞
   D. 湿浊困阻之痞　E. 胃虚痰阻之痞

答案：E。旋覆代赭汤主治胃气虚弱，痰浊内阻证，症见心下痞硬，噫气不除。

4. 胸部隐痛，甚则胸痛彻背，喘息咳唾，短气，气从胁下上抢心，舌苔白腻，脉沉弦者，治宜选用 (46/1990)

A. 瓜蒌薤白白酒汤　B. 瓜蒌薤白半夏汤

C. 枳实薤白桂枝汤　D. 丹参饮

E. 血府逐瘀汤

答案：C。枳实薤白桂枝汤主治胸痹，以气从胁下上抢心，舌苔白腻。脉沉弦。

5. 下列选项中，属于暖肝煎组成药物的是 (54/2005)

A. 桂枝、芍药　B. 香附、川楝子　C. 荔枝核、泽泻　D. 乌药、茯苓　E. 吴茱萸、干姜

答案：D。暖肝煎由当归、枸杞子、小茴香、肉桂、乌药、茯苓及沉香组成。

6. 枳术丸原方要求枳实、白术"同为细末，荷叶裹烧饭为丸"，意在 (50/1999)

A. 健脾和胃化湿　B. 养脾胃生清气　C. 健脾升清止泻　D. 健脾消食开胃　E. 解暑化湿和中

答案：B。

7. 脾胃伤于寒湿，症见脘腹胀满疼痛，不思饮食，四肢倦怠者，治宜选用 (50/1995)

A. 理中丸　B. 平胃散　C. 实脾散　D. 厚朴温中汤　E. 藿香正气散

答案：D。厚朴温中汤主治寒湿气滞证，症见脘腹胀满疼痛，不思饮食，四肢倦怠。

8. 暖肝煎的功用是 (47/1999)

A. 暖肝温胃，行气止痛　B. 行气疏肝，散寒止痛

C. 行气止痛，软坚散结　D. 温脾暖肝，散寒止痛

E. 以上都不是

答案：E。暖肝煎的功用是温补肝肾，行气止痛。

9. 苏子降气汤证的病变脏腑是 (46/2004)

A. 脾、肺　B. 肺、胃　C. 脾、肾　D. 肺、肾　E. 脾、肺、肾

答案：D。苏子降气汤证的病机"上实下虚"。"上实"指痰涎壅肺，肺失宣降；"下虚"指肾阳不足，不能纳气化饮。病变脏腑是肺、肾。

10. 原方特别注明"不用姜"的方剂是 (44/1996)

A. 平胃散　B. 二陈汤　C. 定喘汤　D. 苏子降气汤　E. 半夏白术天麻汤

答案：C。定喘汤用法注明"水一盅，煎二盅，作二服，每服一盅，不用姜，不拘时，徐徐服"。

11. 定喘汤的功用是 (47/1995)

A. 清热解表，止咳平喘　B. 宣肺降气，祛痰平喘

C. 解表散寒，化痰定喘　D. 降气平喘，祛痰止咳

E. 解表蠲饮，止咳平喘

答案：B。

12. 半夏厚朴汤属于 (54/1997)

A. 祛痰剂　B. 消导剂　C. 治风剂　D. 理气剂　E. 和解剂

答案：D。半夏厚朴汤配伍厚朴、苏叶等行气药，有行气散结的功能，治疗痰气互结之梅核气，属理气剂。

13. 旋覆代赭石汤与陈皮竹茹汤中均含有的药物是 (46/2006)

A. 人参、生姜　B. 人参、半夏　C. 陈皮、半夏　D. 桔梗、半夏　E. 茯苓、枇杷叶

答案：A。旋覆代赭石汤的组成是旋覆花、代赭石、人参、生姜、炙甘草、半夏及大枣；陈皮竹茹汤的组成是陈皮、竹茹、大枣、人参、生姜、甘草。

14. 半夏厚朴汤、厚朴温中汤和枳实消痞丸中均含有的药物是 (44/2003)

A. 生姜　B. 干姜　C. 茯苓　D. 木香　E. 甘草

答案：C。半夏厚朴汤组成为半夏、厚朴、紫苏叶、茯苓、生姜；枳实消痞丸由枳实、人参、茯苓、白术、甘草、麦芽、半夏曲、厚朴、干生姜、黄连组成；厚朴温中汤由厚朴、白蔻仁、茯苓、甘草、干生姜、陈皮、木香组成。

15. 由桑白皮、麻黄、白果、苏子、甘草、款冬花、杏仁、黄芩、半夏组成的方剂是 (43/2001)

A. 苏子降气汤　B. 止嗽散　C. 小青龙汤　D. 清气化痰丸　E. 定喘汤

答案：E。

16. 定喘汤适用的病证是 (50/2005)

A. 外感温燥,邪在肺卫　B. 风寒客表,水饮内停　C. 外感风寒,内伤湿滞
D. 风寒外束,痰热内蕴　E. 胸阳不振,痰浊中阻

答案:D。外感温燥,邪在肺卫是桑杏汤的适用病证;风寒客表,水饮内停是小青龙汤的适用病证;外感风寒,内伤湿滞是藿香正气散的适用病证;胸阳不振,痰浊中阻是瓜蒌薤白半夏汤的适用病证。惟风寒外束,痰热内蕴是定喘汤适用的病证。

17. 天台乌药散的组成药物是 (43/2000)

A. 乌药、木香、青皮、小茴香、干姜、槟榔、川楝子　B. 乌药、术香、青皮、小茴香、煨姜、槟榔、川楝子
C. 乌药、木香、青皮、小茴香、炮姜、香附、川楝子　D. 乌药、木香、青皮、小茴香、生姜、香附、川楝子
E. 以上都不是

答案:E。天台乌药散组成为天台乌药、青皮、高良姜、巴豆、槟榔、小茴香、川楝子。

18. 肝郁有热,心腹胁肋疼痛,时发时止,食热益甚,口苦,舌红苔黄,脉象弦数者,治宜选用 (50/1993)

A. 逍遥散　B. 丹参饮　C. 越鞠丸　D. 金铃子散　E. 柴胡疏肝散

答案:D。金铃子散主治肝郁化火证。症见心腹胁肋疼痛,时发时止,食热益甚,口苦,舌红苔黄,脉象弦数。

19. 肝郁有热,症见心腹胁肋疼痛,时发时止,口苦,舌红苔黄,脉弦数者,治宜选用 (53/2000)

A. 逍遥散　B. 金铃子散　C. 龙胆泻肝汤　D. 左金丸　E. 一贯煎

答案:B。金铃子散主治肝郁化火证。症见心腹胁肋疼痛,时发时止,食热益甚,舌红苔黄,脉象弦数。

20. 半夏厚朴汤的功用是 (44/1994)

A. 行气降逆,燥湿化痰　B. 疏肝散结,燥湿化痰　C. 行气疏肝,温胃散寒
D. 行气散满,和胃止呕　E. 行气散结,降逆化痰

答案:E。

21. 旋覆代赭汤原方中旋覆花和代赭石的配伍用量是 (41/2004)

A. 旋覆花三两、代赭石三两　B. 旋覆花三两、代赭石二两　C. 旋覆花三两、代赭石一两
D. 旋覆花二两、代赭石三两　E. 旋覆花一两、代赭石三两

答案:C。

22. 组成药物中不含有黄芩的方剂是 (45/2002)

A. 枳实导滞丸　B. 普济消毒饮　C. 黄连解毒汤　D. 半夏泻心汤　E. 枳实消痞丸

答案:E。枳实消痞丸组成为枳实、人参、茯苓、白术、甘草、麦芽、半夏曲、厚朴、干生姜、黄连,方中不含黄芩。

23. 胃气虚弱,痰浊内阻,心下痞硬,嗳气不除者,治宜选用 (38/1991)

A. 三子养亲汤　B. 苏子降气汤　C. 半夏泻心汤　D. 四磨汤　E. 旋覆代赭汤

答案:E。

24. A. 肝气横逆,胃失和降　B. 胃热阴虚,气火上逆　C. 胃虚有热,气逆不降
D. 胃虚痰阻,气逆不降　E. 胃气虚寒,和降失常

(1) 旋覆代赭汤证的病机是 (89/1994)
(2) 陈皮竹茹汤证的病机是 (90/1994)

答案:(1) D;(2) C。

25. A. 定喘汤　B. 小青龙汤　C. 苏子降气汤　D. 厚朴温中汤　E. 旋覆代赭汤

(1) 原方重用生姜的是 (91/1997)
(2) 原方注明“不用姜”的是 (92/1997)

答案:(1) E;(2) A。旋覆代赭汤重用生姜以祛痰散结,降逆止呕。定喘汤用法注明,不用姜。

26. A. 脾虚气滞　B. 寒热互结　C. 两者均是　D. 两者均非

(1) 枳术丸主治病证的病因病机是 (113/1991)
(2) 枳实消痞丸主治病证的病因病机是 (114/1991)

答案:(1) A;(2) C。枳术丸的病因病机是脾虚气滞;枳实消痞丸的病因病机是脾虚气滞,寒热互结,升降失司。

27. 苏子降气汤的组成药物中含有 (148/1998)

A. 半夏、苏叶 B. 生姜、大枣 C. 前胡、厚朴 D. 当归、肉桂

答案：ABCD。苏子降气汤组成为紫苏子、当归、肉桂、甘草、半夏、前胡、厚朴、紫苏叶、生姜、大枣。

28. 下列方剂组成药物中生姜、干姜同用的是 (144/1993)

A. 半夏泻心汤 B. 厚朴温中汤 C. 逍遥散 D. 实脾散

答案：BD。厚朴温中汤组成为厚朴、白蔻仁、茯苓、甘草、干生姜、陈皮、木香；实脾散由木瓜、木香；厚朴、草果仁、干姜、茯苓、大腹子、附子、白术、甘草、生姜、大枣组成。

29. 下列选项中，具有止血功用的方剂有 (135/2005)

A. 归脾汤 B. 槐花散 C. 胶艾汤 D. 犀角地黄汤

答案：ABCD。归脾汤具有益气补血、健脾养心的功用，可用治脾不统血的各种出血证；槐花散具有清肠止血功用，可用治肠风下血；胶艾汤具有补血止血功用，可用治妇人冲任虚损下血；犀角地黄汤具有凉血散血的功用，可用治热伤血络出血。

30. 枳实、厚朴同用的方剂是 (144/1997)

A. 橘核丸 B. 麻子仁丸 C. 大柴胡汤 D. 枳实消痞丸

答案：ABD。橘核丸组成为橘核、海藻、昆布、海带、川楝子、桃仁、厚朴、木通、枳实、延胡索、桂心、木香；麻子仁丸由麻子仁、大黄、杏仁、芍药、枳实、厚朴组成；枳实消痞丸由枳实、人参、茯苓、白术、甘草、麦芽、半夏曲、厚朴、干生姜、黄连组成。

31. 暖肝煎的组成药物中含有 (145/2001)

A. 肉桂、当归 B. 牛膝、泽泻 C. 升麻、枳壳 D. 茯苓、沉香

答案：AD。暖肝煎组成为肉桂、小茴香、枸杞、当归、茯苓、沉香、乌药、生姜。

32. 天台乌药散的功用是 (141/1991,147/1999)

A. 行气疏肝 B. 燥湿除满 C. 活血通络 D. 散寒止痛

答案：AD。

33. 组成药物中含有人参、生姜、半夏的方剂是 (144/2002)

A. 旋覆代赭汤 B. 半夏泻心汤 C. 小柴胡汤 D. 回阳救急汤

答案：AC。回阳救急汤、半夏泻心汤中并不含有生姜，而是含干姜。

课后巩固——练知识增考技

一、选择题

【单选题】

1. 越鞠丸的君药是

A. 生地黄 B. 香附 C. 川楝子 D. 熟地黄 E. 柴胡

2. 半夏厚朴汤、厚朴温中汤和枳实消痞丸中均含有的药物是

A. 生姜 B. 干姜 C. 茯苓 D. 木香 E. 甘草

3. 半夏厚朴汤的功用是

A. 行气降逆，燥湿化痰 B. 疏肝散结，燥湿化痰

C. 行气疏肝，温胃散寒 D. 行气散满，和胃止呕

E. 行气散结，降逆化痰

4. 半夏厚朴汤属于

A. 祛痰剂 B. 消导剂 C. 治风剂 D. 理气剂 E. 和解剂

5. 枳实消痞丸主治病证的病因病机是

A. 脾虚气滞 B. 寒热互结 C. 二者均是 D. 二者均非

6. 枳实消痞丸证的病机是
   A. 脾虚气滞　B. 寒热互结　C. 二者均是　D. 二者均非
7. 由桑白皮、麻黄、白果、苏子、甘草、款冬花、杏仁、黄芩、半夏组成的方剂是
   A. 苏子降气汤　B. 止嗽散　C. 小青龙汤　D. 清气化痰丸　E. 定喘汤
8. 原方注明“不用姜”的是
   A. 定喘汤　B. 小青龙汤　C. 苏子降气汤　D. 厚朴温中汤　E. 旋覆代赭汤
9. 原方重用生姜的是
   A. 定喘汤　B. 小青龙汤　C. 苏子降气汤　D. 厚朴温中汤　E. 旋覆代赭汤

【多选题】

10. 苏子降气汤的组成药物中含有
   A. 半夏、苏叶　B. 生姜、大枣　C. 前胡、厚朴　D. 当归、肉桂
11. 组成药物中含有人参、甘草、大枣的方剂是
   A. 炙甘草汤　B. 半夏泻心汤　C. 旋覆代赭汤　D. 陈皮竹茹汤
12. 组成药物中含有人参、生姜、半夏的方剂是
   A. 旋覆代赭汤　B. 半夏泻心汤　C. 小柴胡汤　D. 回阳救急汤
13. 肉桂在苏子降气汤中作用是
   A. 温经　B. 散寒　C. 纳气　D. 平喘　E. 止咳

（选择题答案：1. B　2. C　3. E　4. D　5. C　6. C　7. E　8. A　9. E　10. ABCD　11. ABCD　12. ABCD　13. CD）

二、填空题

1. 越鞠丸治疗由________气机郁滞而导致的“六郁”证。“六郁”证是指________，侧重于________为主。
2. 枳实消痞丸是由半夏泻心汤、________、四君子汤三方加减化裁而成。
3. 苏子降气汤中肉桂的作用是________________。

三、简答题

1. 天台乌药散中川楝子与巴豆同炒，去巴豆而用川楝子有何意义？
2. 苏子降气汤中配伍当归的作用是什么？
3. 旋覆代赭汤中轻用代赭石的原因是什么？

四、论述题

1. 结合主治病证分析柴胡在柴胡疏肝散、小柴胡汤、生脉散中的配伍意义。
2. 苏子降气汤、定喘汤和小青龙汤均可治疗喘咳证，三方在主治证病机、特点以及药物配伍方面有何区别？

第十二章　理　血　剂

课堂记录——听要点抓考点

1. 组成：活血祛瘀或止血药为主。
2. 作用：活血祛瘀或止血。

3. 主治证：血瘀或出血证。

4. 分类与适应证

	(1) 活血祛瘀	(2) 止血
主治证	瘀血证	出血证
代表方	桃核承气汤、血府逐瘀汤、补阳还五汤等	十灰散、咳血方、小蓟饮子等

5. 使用注意

(1) 分清标本缓急，做到急则治标，缓则治本，或标本兼顾。

(2) 祛瘀而不伤正；止血而不留瘀。

(3) 经期或月经过多者、孕妇慎用或忌用活血祛瘀剂。

第一节 活血祛瘀

方 名	方 源	组 成	功 用	主 治	辨证要点
桃核承气汤	《伤寒论》	桃仁、大黄、芒硝、桂枝、炙甘草	逐瘀泻热	下焦蓄血证。少腹急结，小便自利，神志如狂，甚则烦躁谵语，至夜发热；以及血瘀经闭，痛经，脉沉实而涩者	治疗瘀热互结，下焦蓄血证的常用方。临床应用以少腹急结，小便自利，脉沉实或涩为辨证要点
血府逐瘀汤	《医林改错》	桃仁、红花、牛膝、赤芍药、川芎、桔梗、枳壳、柴胡、生地黄、当归、甘草	活血化瘀，行气止痛	胸中血瘀证。胸痛，头痛，日久不愈，痛如针刺而有定处，或呃逆日久不止，或饮水即呛，干呕，或内热瞀闷，或心悸怔忡，失眠多梦，急躁易怒，入暮潮热，唇暗或两目暗黑，舌质暗红，或舌有瘀斑、瘀点，脉涩或弦紧	广泛用于因胸中瘀血而引起的多种病证。临床应用以胸痛，头痛，痛有定处，舌暗红或有瘀斑，脉涩或弦紧为辨证要点
补阳还五汤	《医林改错》	生黄芪、当归尾、地龙、赤芍药、川芎、桃仁、红花	补气，活血，通络	中风之气虚血瘀证。半身不遂，口眼㖞斜，语言謇涩，口角流涎，小便频数或遗尿失禁，舌暗淡，苔白，脉缓无力	既是益气活血法的代表方，又是治疗中风后遗症的常用方。临床应用以半身不遂，口眼㖞斜，舌暗淡，苔白，脉缓无力为辨证要点
复元活血汤	《医学发明》	柴胡、酒浸大黄、桃仁、红花、穿山甲、瓜蒌根、当归、甘草	活血祛瘀，疏肝通络	跌打损伤，瘀血阻滞证。胁肋瘀肿，痛不可忍	治疗跌打损伤，瘀血阻滞证的常用方。临床应用以胁肋瘀肿疼痛为辨证要点。若化裁得当，亦可广泛用于一切跌打损伤
温经汤	《金匮要略》	吴茱萸、桂枝、当归、川芎、芍药、牡丹皮、阿胶、麦门冬、人参、甘草、半夏、生姜	温经散寒，养血祛瘀	冲任虚寒、瘀血阻滞证。漏下不止，血色暗而有块，淋漓不畅，或月经超前或延后，或逾期不止，或一月再行，或经停不至，而见少腹里急，腹满，傍晚发热，手心烦热，唇口干燥，舌质暗红，脉细而涩。亦治妇人宫冷，久不受孕	妇科调经的常用方，主要用于冲任虚寒而有瘀滞的月经不调、痛经、崩漏、不孕等。临床应用以月经不调，小腹冷痛，经血夹有瘀块，时有烦热，舌质暗红，脉细涩为辨证要点
生化汤	《傅青主女科》	当归、川芎、桃仁、干姜、炙甘草，黄酒、童便各半煎	养血祛瘀，温经止痛	血虚寒凝，瘀血阻滞证。产后恶露不行，小腹冷痛	妇女产后常用方，甚至有些地区民间习惯作为产后必服之剂，虽多属有益，但应以产后血虚瘀滞偏寒者为宜。临床应用以产后恶露不行，小腹冷痛为辨证要点

（续表）

方名	方源	组成	功用	主治	辨证要点
失笑散	《太平惠民和剂局方》	五灵脂、蒲黄	活血祛瘀，散结止痛	瘀血停滞证。心腹刺痛，或产后恶露不行，或月经不调，少腹急痛等	是治疗瘀血所致多种疼痛的基础方，尤以肝经血瘀者为宜。临床应用以心腹刺痛，或妇人月经不调，少腹急痛等为辨证要点
桂枝茯苓丸	《金匮要略》	桂枝、茯苓、牡丹皮、桃仁、芍药	活血化瘀，缓消癥块	瘀阻胞宫证。妇人素有癥块，妊娠漏下不止，或胎动不安，血色紫黑晦暗，腹痛拒按，或经闭腹痛，或产后恶露不尽而腹痛拒按者，舌质紫暗或有瘀点，脉沉涩	治疗瘀血留滞胞宫，妊娠胎动不安，漏下不止的常用方。临床应用以少腹有癥块，血色紫黑晦暗，腹痛拒按为辨证要点。妇女经行不畅、闭经、痛经，以及产后恶露不尽等属瘀阻胞宫者，亦可以加减治之

方名	方解	加减变化	现代运用	注意
桃核承气汤	君：桃仁，破瘀活血；大黄，破瘀泄热。臣：芒硝，泻热软坚，助大黄祛瘀泄热；桂枝，温经通脉，助桃仁活血行瘀；防寒凉药凝血留瘀。佐使：炙甘草，护胃安中，缓诸药峻烈之性	不论何处的瘀血证，只要具备瘀热互结这一基本病机，均可加减使用。对于妇人血瘀经闭、痛经以及恶露不下等症，常配合四物汤同用；如兼气滞者，酌加香附、乌药、枳实、青皮、木香等以理气止痛。对跌打损伤，瘀血停留，疼痛不已者，加赤芍药、当归尾、红花、苏木、三七等以活血祛瘀止痛。对于火旺而血郁于上之吐血、衄血，可以釜底抽薪，引血下行，并可酌加生地黄、牡丹皮、栀子等以清热凉血	常用于急性盆腔炎、胎盘滞留、附件炎、肠梗阻、子宫内膜异位症、急性脑出血等属瘀热互结下焦者	表证未解者，当先解表，而后用。因破血下瘀之剂，故孕妇禁用
血府逐瘀汤	桃仁、红花活血祛瘀，为君药。赤芍药、当归、川芎为臣药，增强君药活血祛瘀之功。柴胡疏肝解郁，调畅气机；桔梗开宣肺气，载药上行；枳壳下气除痞，开胸行气；牛膝善降，通利血脉，引血下行。四药相伍，升降并用，气血同调。生地清热凉血除烦，与当归配伍养血固本，祛瘀而不伤正，共为佐药。炙甘草为使调和诸药	若瘀痛入络，可加全蝎、穿山甲、地龙、三棱、莪术等以破血通络止痛；气机郁滞较重，加川楝子、香附、青皮等以疏肝理气止痛；血瘀经闭、痛经者，可用去桔梗，加香附、益母草、泽兰等以活血调经止痛；胁下有痞块，属血瘀者，可酌加丹参、郁金、䗪虫、水蛭等以活血破瘀，消瘕化滞	常用于冠心病心绞痛、风湿性心脏病、胸部挫伤及肋软骨炎之胸痛，以及脑血栓形成、高血压病、高脂血症、血栓闭塞性脉管炎、神经官能症、脑震荡后遗症之头痛、头晕等属瘀阻气滞者	由于方中活血祛瘀药较多，故孕妇忌用
补阳还五汤	君药：生黄芪，重用，大补脾胃之元气，使气旺血行，瘀去络通。臣药：当归尾，长于活血，兼能养血，因而有化瘀而不伤血之妙。佐药：赤芍药、川芎、桃仁、红花，助当归尾活血祛瘀；地龙，通经活络	生黄芪用量独重，但开始可先用小量（一般从 30～60 克开始），效果不明显时，再逐渐增加。原方活血祛瘀药用量较轻，使用时，可根据病情适当加大。若半身不遂以上肢为主者，可加桑枝、桂枝以引药上行，温经通络；下肢为主者，加牛膝、杜仲以引药下行，补益肝肾；日久效果不显著者，加水蛭、虻虫以破瘀通络；语言不利者，加石菖蒲、郁金、远志等以化痰开窍；口眼㖞斜者，可合用牵正散以化痰通络；痰多者，加制半夏、天竺黄以化痰；偏寒者，加熟附子以温阳散寒；脾胃虚弱者，加党参、白术以补气健脾	常用于脑血管意外后遗症、冠心病、小儿麻痹后遗症，以及其他原因引起的偏瘫、截瘫、或单侧上肢、或下肢痿软等属气虚血瘀者	使用需久服才能有效，愈后还应继续服用，以巩固疗效，防止复发，王氏谓："服此方愈后，药不可断，或隔三五日吃一付，或七八日吃一付。"但若中风后半身不遂属阴虚阳亢，痰阻血瘀，见舌红苔黄、脉洪大有力者，非所宜

（续表）

方名	方解	加减变化	现代运用	注意
复元活血汤	君：柴胡，疏肝行气，引诸药入肝经；大黄，活血逐瘀，导瘀血下行。臣：桃仁、红花、当归，活血祛瘀，补血和血，消肿止痛；穿山甲，破瘀通络，消肿散结；佐：瓜蒌根，入血分消瘀散结，清热润燥；使：甘草，缓急止痛，调和诸药	瘀重而痛甚者，加三七或酌加乳香、没药、延胡索等增强活血祛瘀，消肿止痛之功；气滞重而痛甚者，可加川芎、香附、郁金、青皮等以增强行气止痛之力	常用于肋间神经痛、肋软骨炎、胸胁部挫伤、乳腺增生症等属瘀血停滞者	运用，服药后应"以利为度"，若虽"得利痛减"，而病未痊愈，需继续服药者，必须更换方剂或调整原方剂量。孕妇忌服
温经汤	吴茱萸辛苦大热，入肝胃肾经，辛则能散，苦能降泄，大热之性又能温散寒邪，因而能散寒止痛；桂枝辛甘温，能温经散寒，通行血脉。两药合用，温经散寒，通利血脉的作用更强，共为君药。当归、川芎、芍药都入肝经，能活血祛瘀，养血调经；牡丹皮味苦辛性微寒，活血祛瘀，并退血中伏热，共为臣药。阿胶甘平，能养肝血而滋肾阴，有养血止血润燥作用；麦门冬甘苦微寒，能养阴清热，并能制吴茱萸、桂枝的温燥之性；人参、甘草味甘入脾，能益气补中而助生化之源，使阳生阴长，气旺血充；半夏辛温，可通降胃气而散结，与人参、甘草配伍，健脾和胃，以助祛瘀调经；生姜温里散寒，与半夏合用，温中和胃，以助生化。以上共为佐药。甘草又能调和诸药，兼为使药	若小腹冷痛甚者，去牡丹皮、麦门冬，加艾叶、小茴香，或桂枝易为肉桂，以增强散寒止痛之力；寒凝而气滞者，加香附、乌药以理气止痛；漏下不止而血色暗淡者，去牡丹皮，加炮姜、艾叶以温经止血；气虚甚者，加黄芪、白术以益气健脾；傍晚发热甚者，加银柴胡、地骨皮以清虚热	常用于功能性子宫出血、慢性盆腔炎、痛经、不孕症等属冲任虚寒，瘀血阻滞者	月经不调属实热或无瘀血内阻者忌用，服药期间忌食生冷之品
生化汤	君：当归，补血活血，化瘀生新。臣：川芎，活血行气；桃仁，活血祛瘀。佐：炮姜，温经散寒；黄酒，行气活血，以助药力；童便，益阴化瘀，引败血下行。使：炙甘草，调和诸药	若恶露已行而腹微痛者，可减去破瘀的桃仁；若瘀滞较甚，腹痛较剧者，可加蒲黄、五灵脂、延胡索、益母草等以祛瘀止痛；若小腹冷痛甚者，可加肉桂以温经散寒；若气滞明显者，加木香、香附、乌药等以理气止痛	常用于产后子宫复旧不良、产后宫缩疼痛、胎盘残留等属产后血虚寒凝，瘀血内阻者	若产后血热而有瘀滞者不宜使用；若恶露过多、出血不止，甚则汗出气短神疲者，当属禁用
失笑散	五灵脂苦咸甘温，入肝经血分，功擅通利血脉，散瘀止痛；蒲黄甘平，行血消瘀，炒用并能止血	若瘀血甚者，可酌加当归、赤芍药、川芎、桃仁、红花、丹参等以加强活血祛瘀之力；若兼见血虚者，可合四物汤同用，以增强养血调经之功；若疼痛较剧者，可加乳香、没药、延胡索等以化瘀止痛；兼气滞者，可加香附、川楝子，或配合金铃子散以行气止痛；兼寒者，加炮姜、艾叶、小茴香等以温经散寒	常用于痛经、冠心病、高脂血症、宫外孕、慢性胃炎等属瘀血停滞者	孕妇禁用，脾胃虚弱及妇女月经期慎用
桂枝茯苓丸	桂枝辛甘而温，温通血脉，以行瘀滞，为君药。桃仁味苦甘平，活血祛瘀，助君药以化瘀消癥，为臣药；牡丹皮、芍药味苦而微寒，既可活血以散瘀，又能凉血以清退瘀久所化之热，芍药并能缓急止痛；茯苓甘淡平，渗湿祛痰，以助消癥之功，健脾益胃，扶助正气，均为佐药。丸以白蜜，甘缓而润，以缓诸药破泄之力，是以为使	若瘀血阻滞较甚，可加丹参、川芎等以活血祛瘀；若疼痛剧烈者，宜加延胡索、没药、乳香等以活血止痛；出血多者，可加茜草、蒲黄等以活血止血；气滞者加香附、陈皮等以理气行滞	常用于子宫肌瘤、子宫内膜异位症、卵巢囊肿、附件炎、慢性盆腔炎等属瘀血留滞者	对妇女妊娠而有瘀血癥块者，只能渐消缓散，不可峻猛攻破。原方对其用量、用法规定甚严，临床使用切当注意

第二节 止 血

方 名	方 源	组 成	功 用	主 治	辨证要点
十灰散	《十药神书》	大蓟、小蓟、荷叶、侧柏叶、茅根、茜根、山栀子、大黄、牡丹皮、棕榈皮	凉血止血	血热妄行之上部出血证。呕血、吐血、咯血、嗽血、衄血等，血色鲜红，来势急暴，舌红，脉数	主治血热妄行所致的各种上部出血证的常用方。临床应用以血色鲜红，舌红苔黄，脉数为辨证要点
咳血方	《丹溪心法》	青黛、山栀子、瓜蒌仁、海浮石、诃子	清肝宁肺，凉血止血	肝火犯肺之咳血证。咳嗽痰稠带血，咯吐不爽，心烦易怒，胸胁作痛，咽干口苦，颊赤便秘，舌红苔黄，脉弦数	治疗肝火犯肺之咳血证的常用方。临床应用以咳痰带血，胸胁作痛，舌红苔黄，脉弦数为辨证要点
小蓟饮子	《济生方》	生地黄、小蓟、滑石、木通、蒲黄、藕节、竹叶、当归、山栀子、甘草	凉血止血，利水通淋	热结下焦之血淋、尿血。尿中带血，小便频数，赤涩热痛，舌红，脉数	治疗血淋、尿血属实热证的常用方。临床应用以尿中带血，小便赤涩热痛，舌红，脉数为辨证要点
槐花散	《普济本事方》	槐花、柏叶、荆芥穗、枳壳	清肠止血，疏风行气	风热湿毒，壅遏肠道，损伤血络证。便前出血，或便后出血，或粪中带血，以及痔疮出血，血色鲜红或晦暗，舌红苔黄脉数	是治疗肠风、脏毒下血的常用方。临床应用以便血，血色鲜红，舌红，脉数为辨证要点
黄土汤	《金匮要略》	灶心黄土、白术、附子、生地黄、阿胶、黄芩、甘草	温阳健脾，养血止血	脾阳不足，脾不统血证。大便下血，先便后血，以及吐血、衄血、妇人崩漏，血色暗淡，四肢不温，面色萎黄，舌淡苔白，脉沉细无力	治疗脾阳不足所致的便血或崩漏的常用方。临床应用以血色暗淡，舌淡苔白，脉沉细无力为辨证要点

方 名	方 解	加减变化	现代运用	注 意
十灰散	大蓟、小蓟性味甘凉，长于凉血止血，且能祛瘀，是为君药。荷叶、侧柏叶、白茅根、茜根皆能凉血止血；棕榈皮收涩止血，与君药相配，既能增强澄本清源之力，又有塞流止血之功，皆为臣药。栀子、大黄清热泻火，可使邪热从大小便而去，使气火降而助血止，是为佐药；牡丹皮配大黄凉血祛瘀，使止血而不留瘀，亦为佐药	若气火上逆、血热较盛者，可改作汤剂使用，此时当加大大黄、栀子的用量，作为君药，并可配入牛膝、代赭石等镇降之品，引血下行	常用于上消化道出血、支气管扩张及肺结核咯血等属血热妄行者	为急则治标之剂，血止之后，还当审因图本，方能巩固疗效；对虚寒性出血则不宜使用。散剂，既可内服，也能外用，但应预先制备，使火气消退，方可使用。方中药物皆烧炭，但应注意"存性"，否则药效不确
咳血方	君：青黛、栀子，清肝泻火，凉血止血，泻火除烦。臣：瓜蒌仁，清热化痰，润肺止咳；海粉，清肺降火，软坚化痰。佐：诃子，清降敛肺止咳	火热伤阴者，可酌加沙参、麦门冬等以清肺养阴；若咳甚痰多者，可加川贝、天竺黄、枇杷叶等以清肺化痰止咳。去诃子、海浮石，加青蒿、牡丹皮，治疗鼻衄，亦有较好疗效	常用于支气管扩张、肺结核等咳血属肝火犯肺者	因属寒凉降泄之剂，故肺肾阴虚及脾虚便溏者，不宜使用

（续表）

方 名	方 解	加减变化	现代运用	注 意
小蓟饮子	君：小蓟，甘凉入血分，清热凉血止血，又可利尿通淋，尤宜于尿血、血淋之症。臣：生地黄，甘苦性寒，凉血止血，养阴清热；蒲黄、藕节，助君药凉血止血，并能消瘀。君臣相配，使血止而不留瘀。佐：滑石、竹叶、木通，清热利水通淋；栀子，清泄三焦之火，导热从下而出；当归，养血和血，引血归经，尚有防诸药寒凉滞血之功。使：甘草，缓急止痛，和中调药	方中甘草应以生甘草为宜，以增强清热泻火之力；若尿道刺痛者，可加琥珀末1.5g吞服，以通淋化瘀止痛；若血淋、尿血日久气阴两伤者，可减木通、滑石等寒滑渗利之品，酌加太子参、黄芪、阿胶等以补气养阴	常用于急性泌尿系感染、泌尿系结石等属下焦瘀热，蓄聚膀胱者	方中药物多属寒凉通利之品，只宜于实热证。若血淋、尿血日久兼寒或阴虚火动或气虚不摄者，均不宜使用
槐花散	君：槐花，苦微寒，善清大肠湿热，凉血止血。臣：侧柏叶味苦微寒，清热止血，可增强君药凉血止血之力。佐：荆芥穗，辛散疏风，微温不燥，炒用入血分而止血；枳壳，行气宽肠，以达“气调则血调”之目的	若便血较多，荆芥可改用荆芥炭，并加入黄芩炭、地榆炭、棕榈炭等，以加强止血之功；若大肠热甚，可加入黄连、黄芩等以清肠泄热；若脏毒下血紫暗，可加入苍术、茯苓等以祛湿毒；便血日久血虚，可加入熟地黄、当归等以养血和血	常用于治疗痔疮、结肠炎或其他大便下血属风热或湿热邪毒，壅遏肠道，损伤脉络者。肠癌便血亦可应用	药性寒凉，故只可暂用，不宜久服。便血日久属气虚或阴虚者，以及脾胃素虚者均不宜使用
黄土汤	君：灶心黄土，温中阳，收敛止血。臣：白术，健脾益气；炮附子，温壮脾阳。佐：生地黄、阿胶，滋阴养血，止血。白术、炮附子配生地、阿胶可免温燥伤血之虑。黄芩，止血而治诸失血；苦寒坚阴，制白术、附子之温性，使温阳而不动血。使：甘草，调和诸药	出血多者，酌加三七、白及等以止血；若气虚甚者，可加人参以益气摄血；胃纳较差者，阿胶可改为阿胶珠，以减其滋腻之性。脾胃虚寒较甚者，可加炮姜炭以温中止血。方中灶心黄土缺时，可以赤石脂代之	常用于消化道出血及功能性子宫出血等属脾阳不足者	凡热迫血妄行所致出血者忌用

考研专题——看未来展宏图

1. 生化汤重用全当归为君的用意是 （53/2010）

A. 和血止痛 B. 养血活血 C. 养血润肠 D. 养血补肝

答案：B。生化汤组成为当归、川芎、桃仁、干姜、甘草。方中重用当归，补血活血，化瘀生新。

2. 桃核承气汤中配伍桂枝的用意是 （52/2009）

A. 温经散寒 B. 散寒通脉 C. 助阳化气 D. 通行血脉

答案：D。桃核承气汤组成为桃仁、大黄、芒硝、桂枝、炙甘草。桃仁、大黄为君药，芒硝、桂枝为臣药，其中桂枝温经通脉，助桃仁活血行瘀；防寒凉药，凝血留瘀。

3. 生化汤中具有活血作用的药物是 (152/2009)

A. 当归 B. 炮姜 C. 川芎 D. 桃仁

答案：ACD。生化汤，君：当归，补血活血，化瘀生新；臣：川芎，活血行气；桃仁，活血祛瘀；佐：炮姜，温经散寒；使：炙甘草，调和诸药。

4. 黄芪在补阳还五汤中的配伍用意是 (50/1994,52/2004)

A. 补气利水 B. 补气行血 C. 补气生血 D. 补气升阳 E. 补气固表

答案：B。补阳还五汤中配伍黄芪意在大补脾胃元气，补气行血。

5. 温经汤与胶艾汤二方组成中相同的五味药是 (45/2000)

A. 川芎、干地黄、当归、芍药、艾叶 B. 川芎、干地黄、当归、芍药、干姜

C. 川芎、甘草、人参、芍药、阿胶 D. 桂枝、甘草、人参、芍药、阿胶

E. 川芎、甘草、当归、芍药、阿胶

答案：E。温经汤组成为人参、甘草、川芎、当归、牡丹皮、桂枝、生姜、半夏、芍药、麦门冬、阿胶、吴茱萸；胶艾汤组成为阿胶、艾叶、甘草、干地黄、当归、芍药、川芎。

6. 下列方剂中，组成药物不含芍药的是 (45/2003)

A. 大柴胡汤 B. 小建中汤 C. 大定风珠 D. 小蓟饮子 E. 大秦艽汤

答案：D。小蓟饮子组成：小蓟、生地黄、蒲黄、藕节、淡竹叶、甘草、滑石、木通、当归、栀子。

7. 槐花散中配伍荆芥穗的主要用意是 (50/1997)

A. 发汗解表 B. 透达郁热 C. 祛湿止带 D. 疏风止血 E. 疏风止痒

答案：D。槐花散中配伍荆芥穗意在辛散疏风，配合君臣药，疏风止血。

8. 产后血虚受寒，恶露不行，小腹冷痛者，治宜选用 (39/1991)

A. 复元活血汤 B. 桂枝茯苓丸 C. 失笑散 D. 生化汤 E. 温经汤

答案：D。生化汤主治产后血虚寒凝，瘀血阻滞证，产后恶露不行，小腹冷痛。

9. 下列何药不是黄土汤的组成 (42/1993)

A. 干地黄 B. 黄芪 C. 炮附子 D. 阿胶 E. 甘草

答案：B。黄土汤组成为灶心土、干地黄、阿胶、白术、炮附子、黄芩、甘草。

10. 血府逐瘀汤的组成除“桃红四物汤”外，其余的几味药是 (42/1995)

A. 官桂、干姜、蒲黄、五灵脂 B. 乌药、香附、枳壳、延胡索

C. 柴胡、桔梗、枳壳、牛膝 D. 香附、牛膝、没药、五灵脂

E. 葱白、麝香、红枣、黄酒

答案：C。血府逐瘀汤组成为桃仁、红花、川芎、当归、赤芍药、生地黄、枳壳、柴胡、桔梗、牛膝、甘草。

11. 功用为活血化瘀、缓消癥块的方剂是 (55/2005)

A. 桂枝茯苓丸 B. 生化汤 C. 复元活血汤 D. 失笑散 E. 血府逐瘀汤

答案：A。生化汤的功用是活血化瘀，温经止痛；复元活血汤的功用是活血祛瘀，行气止痛；失笑散的功用是活血祛瘀，散结止痛；血府逐瘀汤的功用是活血祛瘀，行气止痛。惟有桂枝茯苓丸的功用是活血化瘀、缓消癥块。

12. 桂枝茯苓丸的功用是 (46/1993)

A. 活血化瘀，缓消癥块 B. 活血祛瘀，通络止痛

C. 活血化瘀，温经止痛 D. 活血祛瘀，散结止痛

E. 温经散寒，养血祛瘀

答案：A。

13. 生化汤中，当归的作用是 (48/2001)

A. 活血祛痰，养血调经 B. 补血活血，化瘀生新

C. 补血养肝，和血调经 D. 活血祛瘀，温经止痛

E. 活血通经，散寒止痛

答案：B。

14. 桂枝茯苓丸主治 (53/1992)

A. 脾阳不足,聚湿成饮,咳痰稀白,胸膈不快

B. 中阳不足,饮停心下,胸胁支满,心悸目眩

C. 脾失健运,痰停中脘,流溢四肢,臂痛肢肿

D. 下焦虚寒,小便白浊,频数无度,凝如膏糊

E. 以上俱非所宜

答案:E。桂枝茯苓丸主治瘀阻胞宫证,症见腹痛拒按,或漏下不止,血色紫黑晦暗。或妊娠胎动不安。

15. 组成药物中不含乳香、没药的方剂是 (43/1996)

A. 七厘散 B. 小金丹 C. 小活络丹 D. 复元活血汤 E. 活络效灵丹

答案:D。复元活血汤组成为柴胡、瓜蒌根、当归、红花、甘草、穿山甲、大黄、桃仁。

16. 桂枝茯苓丸证的病机是 (50/2002)

A. 气滞血瘀 B. 冲任虚寒 C. 水湿内停 D. 气虚血瘀 E. 瘀阻胞宫

答案:E。桂枝茯苓丸证的病机是瘀阻胞宫,冲任失调。

17. 温经汤的功用是 (46/1998)

A. 温经散寒,养血祛瘀

B. 活血祛瘀,温经止痛

C. 温经活血,通络舒筋

D. 温经止痛,疏肝通络

E. 以上都不是

答案:A。

18. 下列方剂中,用炮姜的是 (47/2006)

A. 温经汤 B. 半夏泻心汤 C. 血府逐瘀汤 D. 生化汤 E. 失笑散

答案:D。温经汤主治冲任虚寒,瘀血阻滞所致之月经不调或久不受孕,故用生姜与半夏相配,和降阳明之气而散结,以助祛瘀调经;半夏泻心汤主治中虚邪陷,寒热互结所致之心下痞,故用干姜与半夏、黄芩、黄连相配,寒热并用,苦降辛开,亦除心下之痞结;生化汤主治产后血虚受寒,恶露不行,小腹冷痛之证,故用炮姜与当归、川芎相配,以温经和血,化瘀止痛。血府逐瘀汤和失笑散两方的组成药物中皆不用姜。

19. 由血竭、麝香、冰片、乳香、没药、红花、朱砂、孩儿茶组成的药物是 (46/2003)

A. 仙方活命饮 B. 活络效灵丹 C. 七厘散 D. 牵正散 E. 复元活血汤

答案:C。

20. 失笑散主治的病证是 (54/2002)

A. 心腹剧痛,或产后恶露不行,或月经不调,小腹急痛者

B. 漏下不止,或月经不调,入暮发热,手心烦热,唇干口燥者

C. 小腹急结,小便不利,甚则谵语烦躁,其人如狂,至夜发热,脉沉实而涩者

D. 瘀血留于胁下,痛不可忍者

E. 心悸失眠,头晕目眩,月经不调,脐腹作痛,舌淡,脉细弦者

答案:A。失笑散主治瘀血停滞。症见心胸刺痛,脘腹疼痛,或产后恶露不行,或月经不调,小腹急痛。

21. 复元活血汤证瘀阻的部位是 (52/1997)

A. 胸中 B. 胁下 C. 胞宫 D. 头面 E. 少腹

答案:B。复元活血汤主治跌打损伤,瘀血留于胁下,痛不可忍。

22. 温经汤中配伍半夏的主要用意是 (50/1992)

A. 燥湿化痰而和胃

B. 和胃降逆而止呕

C. 通降胃气而散结

D. 降逆散结而消痞

E. 化痰开胃而行津

答案:C。温经汤中配伍半夏意在通降胃气而散结,与参、草相伍,健脾和胃,有助于祛瘀调经。

23. 半身不遂,口眼㖞斜,语言謇涩,小便频数,苔白脉缓者,治宜选用 (43/1990)

A. 镇肝熄风汤 B. 地黄饮子 C. 大活络丹 D. 补阳还五汤 E. 牵正散

答案:D。补阳还五汤主治中风后遗症属气虚血瘀者。半身不遂,口眼㖞斜,小便频数,苔白脉缓。

24. A. 血府逐瘀汤 B. 通窍活血汤 C. 少腹逐瘀汤 D. 身痛逐瘀汤 E. 复元活血汤

(1) 瘀阻头面，见头痛昏晕，耳聋，脱发，面色青紫者，治宜选用 (87/1991)

(2) 跌打损伤，瘀留胁下，痛不可忍者，治宜选用 (88/1991)

答案：(1) B；(2) E。

25. A. 复元活血汤 B. 桂枝茯苓丸 C. 生化汤 D. 温经汤 E. 活络效灵丹

(1) 跌打损伤，瘀血留于胁下，痛不可忍者，治宜选用 (91/1994)

(2) 瘀血留阻胞宫，胎动不安，漏血紫暗，腹痛拒按者，治疗选用 (92/1994)

答案：(1) A；(2) B。

26. A. 补气升阳 B. 益气固表 C. 补气行血 D. 益气托毒 E. 补气行水

(1) 补阳还五汤中重用黄芪的用意是 (93/1995)

(2) 防己黄芪汤中重用黄芪的用意是 (94/1995)

答案：(1) C；(2) E。补阳还五汤中重用黄芪的用意是大补脾胃元气，补气行血；防己黄芪汤中重用黄芪的用意是益气固表，补气行水。

27. A. 反佐 B. 反治 C. 两者均是 D. 两者均非

(1) 黄土汤中配伍黄芩是 (111/1997)

(2) 通脉四逆加猪胆汁汤中配伍猪胆汁是 (112/1997)

答案：(1) D；(2) C。黄土汤中配伍黄芩，不仅止血，又佐制温热以免动血，为佐制药；通脉四逆加猪胆汁汤中配伍咸寒苦降之猪胆汁，引阳药入于阴中，使热药不为寒邪阻格，为反佐。

28. 血府逐瘀汤、复元活血汤二方均含有的药物是 (150/1998)

A. 大黄 B. 牛膝 C. 桃仁 D. 柴胡

答案：CD。血府逐瘀汤组成为桃仁、红花、川芎、当归、赤芍药、生地黄、枳壳、柴胡、桔梗、牛膝、甘草；复元活血汤组成为桃仁、红花、柴胡、当归、穿山甲、甘草、大黄、瓜蒌根。

29. 下列选项中，具有活血祛瘀功用的方剂有 (130/2005)

A. 丹参饮 B. 补阳还五汤 C. 失笑散 D. 活络效灵丹

答案：ABCD。丹参饮具有活血祛瘀、行气止痛的功用；补阳还五汤具有补气、活血、通络的功用；失笑散具有活血祛瘀、散结止痛的功用；活络效灵丹具有活血祛瘀、通络止痛的功用。

30. 白芍药、赤芍药、生地黄、熟地黄、大黄、芒硝、枳壳、红花、天花粉、桃仁、甘草、桂枝、炮姜、牛膝、当归、穿山甲、川芎、柴胡、桔梗。在上述药物中含有哪几个方剂 (146/2000)

A. 复元活血汤 B. 桃核承气汤 C. 血府逐瘀汤 D. 生化汤

答案：ABCD。生化汤由川芎、当归、桃仁、甘草、炮干姜组成；复元活血汤组成为桃仁、红花、柴胡、当归、穿山甲、甘草、大黄、瓜蒌根；桃核承气汤由桃仁、芒硝、大黄、甘草、桂枝组成；血府逐瘀汤组成为桃仁、红花、川芎、当归、赤芍药、生地黄、枳壳、柴胡、桔梗、牛膝、甘草。

31. 大黄䗪虫丸的组成药物中含有 (139/1991)

A. 红花、牛膝 B. 黄芩、杏仁 C. 黄连、当归 D. 地黄、芍药

答案：BD。大黄䗪虫丸组成为大黄、虫、黄芩、杏仁、地黄、芍药、甘草、桃仁、虻虫、牛膝、水蛭、蛴螬。

32. 瓜蒌根在复元活血汤中的主要治疗作用是 (142/1991)

A. 清热润燥 B. 生津止渴 C. 消肿排脓 D. 消瘀散结

答案：AD。

33. 龙胆泻肝汤与血府逐瘀汤的组成中均含有的药物有 (133/2006)

A. 生地黄 B. 当归 C. 泽泻 D. 牛膝

答案：AB。龙胆泻肝汤由龙胆草、黄芩、栀子、泽泻、木通、当归、生地黄、柴胡及生甘草所组成；血府逐瘀汤由桃仁、红花、当归、生地黄、川芎、赤芍药、牛膝、桔梗、柴胡、枳壳及甘草酸组成。

34. 大黄、栀子同用的方剂是 (145/1997)

A. 十灰散 B. 八正散 C. 凉膈散 D. 茵陈蒿汤

答案：ABCD。十灰散组成为大蓟、小蓟、牡丹皮、荷叶、侧柏叶、门茅根、茜根、栀子、棕榈皮、大黄；八正散由木通、车前子、大黄、山栀子、滑石、甘草、瞿麦、萹蓄组成；凉膈散组成为大黄、朴硝、甘草、栀子、薄荷、黄芩、连翘、竹叶；茵陈蒿汤组成为茵陈、栀子、大黄。

35. 生化汤以黄酒、童便各半煎服，意在 (148/1993)

A. 温经止痛　　B. 通利血脉　　C. 益阴化瘀　　D. 引败血下行

答案：ABCD。生化汤以黄酒、童便各半煎服，黄酒温散以助药力，童便益阴化瘀，并引败血下行。

36. 补阳还五汤具有的治疗作用是 (137/2006)

A. 助阳　　B. 益气　　C. 活血　　D. 通络

答案：BCD。补阳还五汤的功用是益气、活血、通络。

课后巩固——练知识增考技

一、填空题

1. 桃核承气汤使由______汤，加______而组成，具有______功效，用治______证。

2. 血府逐瘀汤具有______、______的功效，用治______证。

3. 补阳还五汤中，黄芪的原用量是______，方中的君药是______，其功效______，用治______之中风证，为______法的代表方。

4. 温经汤的配伍特点由二，一是方中______，但______为主。二是______相配，能使全方______、______，以成______之剂。

5. 生化汤方中重用______为君，______为臣，______为佐，______为使。具有______之功，用治______。

6. 黄土汤的君药______，臣药______，佐药______，使药______；其配伍特点是______。

7. 补气止血法的代表方______；温阳止血法的代表方______；凉血止血法的代表方______；清肝宁肺止血法的代表方______。

8. 黄芪在补阳还五汤中的作用______，在补中益气汤中的作用______，在当归补血汤中的作用______，在固冲汤中的作用______。

9. 温经散寒、祛瘀养血的代表方______；化瘀生新，温经止痛的代表方______；温经散寒、养血通脉的代表方______；温中祛寒、补益脾胃的代表方______。

二、名词解释

1. 瘀血

2. 出血

3. 血府

4. 补气活血

5. 温阳止血

三、简答题

1. 简述黄芪在补阳还五汤、补中益气汤、归脾汤、玉屏风散、当归补血汤中的作用特点。

2. 简述止血剂中配伍祛瘀药的意义。

3. 分析黄土汤中配伍用生地、阿胶、黄芩的意义。

4. 简述温经汤配伍特点。

5. 简述理血剂的使用注意事项。

四、论述题

1. 分析桃核承气汤的组成原则。

2. 分析血府逐瘀汤的组成原则。

3. 分析补阳还五汤的组成原则，并说明其功效、主治。
4. 分析述小蓟饮子的组成原则。
5. 分析黄土汤的组成原则，并说明其功效、主治。
6. 比较桃核承气汤与大黄牡丹汤功效、主治有何异同。
7. 比较血府逐瘀汤与复元活血汤的功效、主治有何异同。
8. 比较生化汤与失笑散的功效、主治之异同。
9. 黄土汤与归脾汤均可用治崩漏、便血之证，临证如何区别应用？
10. 试比较温经汤与当归四逆汤功效、主治之异同。

五、选择题

【单选题】

1. 血府逐瘀汤的组成药物中无
A. 桃仁、红花　B. 当归、川芎　C. 生地黄、赤芍药　D. 桔梗、牛膝　E. 郁金、香附
2. 桃核承气汤的组成药物中无
A. 桃仁　B. 大黄　C. 芒硝　D. 枳实　E. 甘草
3. 桃核承气汤的组成药物中，含有
A. 大承气汤　B. 小承气汤　C. 调胃承气汤　D. 增液承气汤　E. 厚朴三物汤
4. 血府逐瘀汤的组成药物中无
A. 桃仁　B. 红花　C. 地龙　D. 川芎　E. 赤芍药
5. 补阳还五汤的组成药物中无
A. 黄芪　B. 生地黄　C. 归尾　D. 桃仁　E. 红花
6. 补阳还五汤中黄芪的原方用量是
A. 一两　B. 二两　C. 三两　D. 四两　E. 五两
7. 温经汤的药物组成中无
A. 肉桂　B. 当归　C. 白芍药　D. 川芎　E. 麦门冬
8. 温经汤与当归四逆汤组成中所共有的药物是
A. 川芎　B. 白芍药　C. 细辛　D. 肉桂　E. 阿胶
9. 生化汤的药物 组成中无
A. 炮姜　B. 川芎　C. 桃仁　D. 归尾　E. 炙甘草
10. 温经汤与生化汤组成中所共有的药物是
A. 当归、川芎　B. 当归、白芍药　C. 炮姜、炙甘草　D. 人参、桂枝　E. 生姜、半夏
11. 温经汤的君药是
A. 当归、川芎　B. 吴茱萸、桂枝　C. 牡丹皮、芍药　D. 人参、半夏　E. 阿胶、麦门冬
12. 有关方中君药，以下哪项是错误的
A. 桃核承气汤—桃仁、大黄　B. 血府逐瘀汤—桃仁、红花
C. 补阳还五汤—桃仁、红花　D. 生化汤—当归
E. 温经汤—桂枝、吴茱萸
13. 桂枝在温经汤中的作用是
A. 解表散寒　B. 调和营卫　C. 温经散寒　D. 温阳通脉　E. 温阳化气
14. 补气活血法的代表方是
A. 补中益气汤　B. 归脾汤　C. 补阳还五汤　D. 当归补血汤　E. 玉屏风散
15. 十灰散的药物组成中无
A. 大蓟　B. 仙鹤草　C. 侧柏叶　D. 山栀子　E. 白茅根
16. 十灰散与小蓟饮子组成中所共有的药物是
A. 小蓟、山栀子　B. 大蓟、大黄　C. 生地黄、木通　D. 侧柏叶、荷叶　E. 茜草、白茅根

17. 小蓟饮子的药物组成中无
A. 生地黄 B. 木通 C. 竹叶 D. 大黄 E. 甘草
18. 小蓟饮子与导赤散组成中所共有的药物是
A. 生地黄、木通 B. 当归、山栀子 C. 滑石、甘草 D. 小蓟、藕节 E. 竹叶、车前子
19. 黄土汤的药物组成中无
A. 白术 B. 干姜 C. 附子 D. 阿胶 E. 生地黄
20. 黄土汤与理中丸组成中所共有的药物是
A. 人参 B. 白术 C. 干姜 D. 黄芩 E. 附子
21. 复元活血汤的药物组成中无
A. 柴胡 B. 枳壳 C. 大黄 D. 当归 E. 红花
22. 复元活血汤与柴胡疏肝散组成中所共有的药物是
A. 桃仁、红花 B. 柴胡、甘草 C. 当归、穿山甲 D. 川芎、香附 E. 陈皮、大黄
23. 咳血方的组成药物中无
A. 龙胆草 B. 青黛 C. 海浮石 D. 诃子 E. 山栀子
24. 槐花散的组成药物中无
A. 侧柏叶 B. 荆芥穗 C. 枳壳 D. 槐花 E. 地榆
25. 组成中无桃仁的方是
A. 血府逐瘀汤 B. 补阳还五汤 C. 温经汤 D. 生化汤 E. 桂枝茯苓丸
26. 组成中无川芎的方是
A. 血府逐瘀汤 B. 补阳还五汤 C. 生化汤 D. 温经汤 E. 复元活血汤
27. 具有活血祛瘀,行气止痛功效的方是
A. 桃核承气汤 B. 血府逐瘀汤 C. 生化汤 D. 复元活血汤 E. 温经汤
28. 具有补气活血通络功效的方是
A. 桃核承气汤 B. 血府逐瘀汤 C. 生化汤 D. 补阳还五汤 E. 温经汤
29. 具有祛瘀生新,温经止痛功效的方是
A. 温经汤 B. 生化汤 C. 当归四逆汤 D. 桂枝茯苓丸 E. 复元活血汤
30. 具有温经散寒,祛瘀养血功效的方是
A. 生化汤 B. 温经汤 C. 当归四逆汤 D. 桂枝茯苓丸 E. 补阳还五汤
31. 具有活血化瘀,疏肝通络功效的方是
A. 血府逐瘀汤 B. 复元活血汤 C. 生化汤 D. 桂枝茯苓丸 E. 柴胡疏肝散
32. 具有凉血止血,利水通淋功效的方是
A. 导赤散 B. 十灰散 C. 小蓟饮子 D. 槐花散 E. 咳血方
33. 具有温阳健脾,养血止血功效的方是
A. 理中丸 B. 补中益气汤 C. 归脾汤 D. 黄土汤 E. 固冲汤
34. 咳血方的功效是
A. 滋阴清热,凉血止血 B. 泻肺泄热,凉血止血
C. 清肝宁肺,凉血止血 D. 养阴润肺,止咳化痰
E. 清心宁肺,养阴止血
35. 具有清肠凉血,疏风行气功效的方是
A. 白头翁汤 B. 槐花散 C. 黄连解毒汤 D. 十灰散 E. 芍药汤
36. 瘀热互结的下焦蓄血证,治宜
A. 大承气汤 B. 小承气汤 C. 桃核承气汤 D. 调胃承气汤 E. 增液承气汤
37. 瘀血内阻,气机郁滞于胸之痛证,治宜
A. 复元活血汤 B. 血府逐瘀汤 C. 逍遥散 D. 柴胡疏肝散 E. 桂枝茯苓丸

38. 气虚血瘀络阻之中风证，治宜
A. 血府逐瘀汤 B. 生化汤 C. 温经汤 D. 补阳还五汤 E. 复元活血汤
39. 冲任虚寒，瘀血阻滞之漏下证，治宜
A. 固冲汤 B. 归脾汤 C. 补中益气汤 D. 温经汤 E. 生化汤
40. 产后血虚，复感风寒，恶露不行，少腹冷痛，治宜
A. 温经汤 B. 生化汤 C. 当归四逆汤 D. 理中丸 E. 桂枝茯苓丸
41. 跌打损伤，瘀留胁下，痛不可忍，治宜
A. 血府逐瘀汤 B. 桃红四物汤 C. 温经汤 D. 复元活血汤 E. 柴胡疏肝散
42. 患者突然流鼻血，血色鲜红，舌红脉数，治宜
A. 咳血方 B. 十灰散 C. 槐花散 D. 小蓟饮子 E. 导赤散
43. 瘀热结于下焦之血淋，尿血，治宜
A. 桃核承气汤 B. 血府逐瘀汤 C. 小蓟饮子 D. 槐花散 E. 导赤散
44. 脾阳不足，脾不摄血之便血，崩漏，治宜
A. 固冲汤 B. 归脾汤 C. 补中益气汤 D. 黄土汤 E. 四君子汤
45. 肝火犯肺之咳嗽，痰中带血，烦燥易怒，舌红苔黄，脉弦数。治宜
A. 龙胆泻肝汤 B. 咳血方 C. 百合固金汤 D. 泻白散 E. 千金苇茎汤
46. 大便干硬，先血后便，血色鲜红。治宜
A. 大承气汤 B. 小承气汤 C. 增液承气汤 D. 调胃承气汤 E. 槐花散
47. 桃核承气汤中大黄的作用是
A. 清热解毒 B. 泻火通便 C. 凉血止血 D. 逐瘀泄热 E. 清热退黄
48. 补阳还五汤中黄芪的作用是
A. 补气生血 B. 益气升阳 C. 固表止汗 D. 补气行血 E. 补气摄血

【多选题】

49. 组成药物中含有桃仁、红花的方剂是
A. 桃核承气汤 B. 血府逐瘀汤 C. 生化汤 D. 补阳还五汤 E. 复元活血汤
50. 组成药物中含有当归、川芎的方剂是
A. 血府逐瘀汤 B. 补阳还五汤 C. 生化汤 D. 温经汤 E. 复元活血汤
51. 组成药物中含有栀子的方剂是
A. 咳血方 B. 小蓟饮子 C. 十灰散 D. 黄连解毒汤 E. 导赤散
52. 组成药物中含有桂枝的方剂是
A. 桃核承气汤 B. 温经汤 C. 生化汤 D. 肾气丸 E. 黄土汤
53. 组成药物中含有大黄的方剂是
A. 桃核承气汤 B. 复元活血汤 C. 十灰散 D. 生化汤 E. 小蓟饮子
54. 可用治产后恶露不行腹痛的方剂是
A. 生化汤 B. 失笑散 C. 温经汤 D. 当归四逆汤 E. 丹参饮

（选择题答案：1. E 2. D 3. C 4. C 5. B 6. D 7. A 8. B 9. D 10. A 11. B 12. C 13. C 14. C 15. B 16. A 17. D 18. A 19. B 20. B 21. B 22. B 23. A 24. E 25. C 26. E 27. B 28. D 29. B 30. B 31. B 32. C 33. D 34. C 35. B 36. C 37. B 38. D 39. D 40. B 41. D 42. B 43. C 44. D 45. B 46. E 47. D 48. D 49. BDE 50. ABCD 51. ABCD 52. ABD 53. ABC 54. AB）

第十三章 治 风 剂

课堂记录——听要点抓考点

1. 组成：辛散祛风或滋潜熄风药物为主。
2. 作用：疏散外风或平熄内风。
3. 主治证：风病。
4. 分类与适应证

	(1) 疏散外风	(2) 平熄内风
主治证	外风证	内风证
代表方	川芎茶调散、大秦艽汤、消风散等	羚角钩藤汤、镇肝熄风汤、大定风珠等

记忆处方——重理解活思维

类方比较：羚角钩藤汤与镇肝熄风汤

(1) 均具有平肝熄风的功效。用于治肝风内动的头晕目眩，烦躁，脉弦有力者。

(2) 羚角钩藤汤长于凉肝镇风，清热止痉，并能柔润舒筋。多用于肝热盛，引动肝风而见高热烦躁，四肢抽搐，舌绛而干，脉弦数等证者。

(3) 镇肝熄风汤善于重镇降逆，潜肝熄风，并能滋阴液，舒肝气。多用治肝肾阴亏，肝阳上亢而动风，气血逆上之类中风证。临证以头目眩晕，脑部胀痛，面色如醉，脉弦长而有力等为特征。而且不论中风之前，中风并发或中风之后，凡其病机相符者，均可应用。

5. 使用注意

(1) 首辨风病的类型。外风宜疏散，内风宜平熄。外风与内风兼有者，分清主次，全面照顾。

(2) 辨别病邪的兼夹及虚实。

(3) 可与祛痰、清热、化湿、活血祛瘀等法配合。

第一节 疏散外风

方 名	方 源	组 成	功 用	主 治	辨证要点
川芎茶调散	《太平惠民和剂局方》	川芎、荆芥、白芷、羌活、甘草、细辛、防风、薄荷、茶	疏风止痛	外感风邪头痛。偏正头痛，或巅顶作痛，目眩鼻塞，或恶风发热，舌苔薄白，脉浮	是治疗外感风邪头痛之常用方。临床应用以头痛，鼻塞，舌苔薄白，脉浮为辨证要点
大秦艽汤	《素问病机气宜保命集》	秦艽、川芎、独活、当归、白芍药、石膏、甘草、羌活、防风、白芷、黄芩、白术、茯苓、生地黄、熟地黄、细辛	疏风清热，养血活血	风邪初中经络证。口眼㖞斜，舌强不能言语，手足不能运动，或恶寒发热，苔白或黄，脉浮数或弦细	是治风邪初中经络之常用方。临床应用以口眼㖞斜，舌强不能言语，手足不能运动，微恶风发热，苔薄微黄，脉浮数为辨证要点

（续表）

方　名	方　源	组　成	功　用	主　治	辨证要点
牵正散	《杨氏家藏方》	白附子、白僵蚕、全蝎(去毒)	祛风化痰，通络止痉	风中头面经络。口眼㖞斜，或面肌抽动，舌淡红，苔白	是治疗风痰阻于头面经络之常用方。临床应用以卒然口眼㖞斜，舌淡苔白为辨证要点
消风散	《外科正宗》	当归、生地黄、防风、蝉蜕、知母、苦参、胡麻、荆芥、苍术、牛蒡子、石膏、甘草、木通	疏风除湿，清热养血	风疹、湿疹。皮肤瘙痒，疹出色红，或遍身云片斑点，抓破后渗出津水，苔白或黄，脉浮数	是治疗风疹、湿疹的常用方。临床应用以皮肤瘙痒，疹出色红，脉浮为辨证要点

方　名	方　解	加减变化	现代运用	注　意
川芎茶调散	君：川芎，祛风活血，通络止痛(尤善治少阳、厥阴经头痛)。臣：羌活，祛风止痛(长于治太阳经头痛)；白芷，祛风止痛(长于治阳明经头痛)。三药相合增强祛风止痛之力，可治四经头痛。佐：细辛，辛散搜风，散寒止痛，通利鼻窍(长于治少阴经头痛)；薄荷，疏风止痛清利头目；荆芥、防风，辛散疏风。使：清茶，苦寒清上降下，清利头目，且制约诸风药之温燥、升散；甘草，调和诸药	风为百病之长，外感风邪，多有兼夹。若属外感风寒头痛，宜减薄荷用量，酌加苏叶、生姜以加强祛风散寒之功；外感风热头痛，加菊花、僵蚕、蔓荆子以疏散风热；外感风湿头痛，加苍术、藁本以散风祛湿；头风头痛，宜重用川芎，并酌加桃仁、红花、全蝎、地龙等以活血祛瘀、搜风通络	常用于感冒头痛、偏头痛、血管神经性头痛、慢性鼻炎头痛等属于风邪所致者	导致头痛的原因很多，有外感与内伤的不同，对于气虚、血虚、或肝肾阴虚、肝阳上亢、肝风内动等引起的头痛，均不宜使用
大秦艽汤	君：秦艽，祛风清热，通经活络。臣：羌活、独活、防风、白芷、细辛，疏风散邪，搜风通络。佐：当归、白芍药、熟地黄、川芎(即四物汤)，养血柔筋，活血通络；白术、茯苓、甘草，益气健脾以化生气血；生地黄、石膏、黄芩，清泻郁热，制约风药之温燥。使(兼)：甘草，调和诸药	若无内热，可去黄芩、石膏等清热之品，专以疏风养血通络为治。原方有“如遇天阴，加生姜煎七八片；如心下痞，每两加枳实一钱同煎”的用法，可资参考	常用于颜面神经麻痹、缺血性脑卒中等属于风邪初中经络者。对风湿性关节炎属于风湿热痹者，亦可斟酌加减用之	辛温发散之晶较多，若属内风所致者，不可使用
牵正散	君：白附子，祛风止痉，燥湿化痰，善散头面之风。臣：全蝎，定风止痉，通络搜风；白僵蚕，祛风止痛，又可化痰。佐使：热酒，宣通血脉，引药入络，直达病所	初起风邪重者，宜加羌活、防风、白芷等以辛散风邪；病久不愈者，酌加蜈蚣、地龙、天麻、桃仁、红花等搜风、化瘀、通络	常用于颜面神经麻痹、三叉神经痛、偏头痛等属于风痰阻络者	若属气虚血瘀，或肝风内动之口眼㖞斜、半身不遂，不宜使用。方中白附子和全蝎有一定的毒性，用量宜慎
消风散	君：荆芥、防风、牛蒡子、蝉蜕，疏风散邪而止痒。臣：苍术、苦参、木通，祛湿清热而止痒。佐：石膏、知母，清热泻火；当归、生地黄、胡麻，养血活血，滋阴润燥。使：生甘草，清热解毒，调和诸药	若风热偏盛而见身热、口渴者，宜重用石膏，加金银花、连翘以疏风清热解毒；湿热偏盛而兼胸脘痞满，舌苔黄腻者，加地肤子、车前子以清热利湿；血分热重，皮疹红赤，烦热，舌红或绛者，宜重用生地黄，或加赤芍药、紫草以清热凉血	常用于急性荨麻疹、湿疹、过敏性皮炎、稻田性皮炎、药物性皮炎、神经性皮炎等属于风热或风湿所致者	若风疹属虚寒者，则不宜用。服药期间，应忌食辛辣、鱼腥、烟酒、浓茶等，以免影响疗效

第二节　平熄内风

方　名	方　源	组　成	功　用	主　治	辨证要点
羚角钩藤汤	《通俗伤寒论》	羚角片、霜桑叶、川贝母、鲜地黄、双钩藤、滁菊花、茯神木、生白芍、淡竹茹、生甘草	凉肝熄风，增液舒筋	热盛动风证。高热不退，烦闷躁扰，手足抽搐，发为痉厥，甚则神昏，舌绛而干，或舌焦起刺，脉弦而数；以及肝热风阳上逆，头晕胀痛，耳鸣心悸，面红如醉，或手足躁扰，甚则瘛疭，舌红，脉弦数	是治疗肝经热盛动风的常用方。临床应用以高热烦躁，手足抽搐，舌绛而干，脉弦数为辨证要点

（续表）

方名	方源	组成	功用	主治	辨证要点
镇肝熄风汤	《医学衷中参西录》	怀牛膝、生代赭石、生龙骨、生牡蛎、生龟版、生杭芍、玄参、天门冬、川楝子、生麦芽、茵陈、甘草	镇肝熄风，滋阴潜阳	类中风。头目眩晕，目胀耳鸣，脑部热痛，面色如醉，心中烦热，或时常嗳气，或肢体渐觉不利，口眼渐形㖞斜；甚或眩晕颠仆，昏不知人，移时始醒，或醒后不能复元，脉弦长有力	是治疗类中风之常用方。无论是中风之前，还是中风之时，抑或中风之后，皆可运用。临床应用以头目眩晕，脑部热痛，面色如醉，脉弦长有力为辨证要点
天麻钩藤饮	《中医内科杂病证治新义》	天麻、钩藤、石决明、山栀、朱茯神、黄芩、川牛膝、杜仲、益母草、桑寄生、夜交藤	平肝熄风，清热活血，补益肝肾	肝阳偏亢，肝风上扰证。头痛，眩晕，失眠多梦，或口苦面红，舌红苔黄，脉弦或数	是治疗肝阳偏亢，肝风上扰的常用方。临床应用以头痛，眩晕，失眠，舌红苔黄，脉弦为辨证要点
大定风珠	《温病条辨》	生白芍、阿胶、生龟版、干地黄、麻仁、五味子、生牡蛎、麦门冬、炙甘草、鸡子黄、鳖甲	滋阴熄风	阴虚风动证。手足瘈疭，形消神倦，舌绛少苔，脉气虚弱，时时欲脱者	是治疗温病后期，真阴大亏，虚风内动之常用方。临床应用以神倦瘈疭，舌绛苔少，脉虚弱为辨证要点

方名	方解	加减变化	现代运用	注意
羚角钩藤汤	君：羚羊角，清热凉肝，熄风止痉；双钩藤，清肝平肝，熄风止痉。臣：霜桑叶，散热清肝；滁菊花，清热平肝；桑叶、菊花助君药以清散肝热而熄风。佐：鲜地黄、生白芍，滋阴养血，缓急舒筋；川贝母、淡竹茹，清热化痰，以防痰闭心窍；茯神木，宁心安神。使：甘草，和中调药	若邪热内闭，神昏谵语者，宜配合紫雪或安宫牛黄丸以清热开窍；抽搐甚者，可配合止痉散以加强熄风止痉之效；便秘者，加大黄、芒硝通腑泻热。清热凉血解毒之力不足，运用时可酌加水牛角、牡丹皮等	常用于流脑、乙脑以及妊娠子痫、高血压所致的头痛、眩晕、抽搐等属肝经热盛，热极动风，或阳亢风动者	若温病后期，热势已衰，阴液大亏，虚风内动者，不宜应用
镇肝熄风汤	君：怀牛膝(重用)，引血下行，补益肝肾。臣：代赭石，降气镇逆，平肝潜阳；生龙骨、生牡蛎，平肝潜阳，敛阴安神。佐：生龟版、生杭芍、玄参、天门冬，滋阴柔肝，潜阳熄风；川楝子、茵陈蒿、生麦芽，清泄肝阳之有余，调达肝气之郁滞，有利于肝阳的平降镇潜。使：甘草，和中调药，与麦芽相伍，养胃和中	心中烦热甚者，加石膏、栀子以清热除烦；痰多者，加胆南星、竹沥水以清热化痰；尺脉重按虚者，加熟地黄、山茱萸以补肝肾；中风后遗有半身不遂、口眼㖞斜等不能复元者，可加桃仁、红花、丹参、地龙等活血通络	常用于高血压、脑血栓形成、脑溢血、血管神经性头痛等属于肝肾阴虚，肝风内动者	若属气虚血瘀之风，则不宜使用
天麻钩藤饮	君：天麻、钩藤、石决明，均有平肝熄风之效。臣：山栀、黄芩清热泻火，使肝经不致偏亢。佐使：益母草，活血利水；牛膝，引血下行，配合杜仲、桑寄生能补益肝肾；夜交藤、朱茯神，安神定志。	眩晕头痛剧者，可酌加羚羊角、龙骨、牡蛎等，以增强平肝潜阳熄风之力；若肝火盛，口苦面赤，心烦易怒，加龙胆草、夏枯草，以加强清肝泻火之功；脉弦而细者，宜加生地黄、枸杞子、何首乌以滋补肝肾	常用于高血压病、急性脑血管病、内耳性眩晕等属于肝阳上亢，肝风上扰者	
大定风珠	君：鸡子黄、阿胶，滋阴养液熄虚风。臣：白芍药、生地黄、麦门冬，滋阴柔肝，壮水涵木；龟版、鳖甲、牡蛎，滋阴潜阳。佐：麻仁，养阴润燥；五味子，与滋阴药相伍收敛真阴，与甘草相配酸甘化阴。使：炙甘草，调和诸药	若兼气虚喘急，加人参补气定喘；气虚自汗，加人参、龙骨、小麦补气敛汗；气虚心悸，加人参、小麦、茯神补气、宁神、定悸；若低热不退，加地骨皮、白薇以退虚热	常用于乙脑后遗症、眩晕、放疗后舌萎缩、甲亢、甲亢术后手足搐搦症、神经性震颤等属于阴虚风动者	若阴液虽亏而邪热尤盛者，则非所宜，正如吴鞠通在《温病条辨》所说："壮火尚盛者，不得用定风珠、复脉。"

考研专题——看未来展宏图

1. 羚角钩藤汤中茯神木的作用是 (153/2009)

A. 宁心 B. 平肝 C. 舒郁 D. 开窍

答案：AB。羚角钩藤汤中茯神木为佐药，宁心安神。

2. 下列方剂中，组成药物含熟地黄的是 (155/2009)

A. 大秦艽汤 B. 地黄饮子 C. 阿胶鸡子黄汤 D. 大定风珠

答案：ABD。大秦艽汤：秦艽、川芎、独活、当归、白芍药、石膏、甘草、羌活、防风、白芷、黄芩、白术、茯苓、生地黄、熟地黄、细辛。大定风珠：生白芍、阿胶、生龟版、熟干地黄、麻仁、五味子、生牡蛎、麦门冬、炙甘草、鸡子黄、鳖甲。地黄饮子：熟干地黄、巴戟天、山茱萸、石斛、肉苁蓉、炮附子、五味子、官桂、白茯苓、麦门冬、石菖蒲、远志、薄荷、生姜、大枣。阿胶鸡子黄汤：阿胶、鸡子黄、生地黄、白芍药、甘草、钩藤、石决明、牡蛎、茯神木、络石藤。

3. 镇肝息风汤中重用怀牛膝的主要用意是 (46/1996)

A. 补益肝肾 B. 活血利水 C. 祛瘀通经 D. 引血下行 E. 以上都不是

答案：D。镇肝熄风汤中重用怀牛膝意在引血下行，并补益肝肾，然以引血下行为主。

4. 风中经络，口眼㖞斜，舌强不能言语，手足不能运动者，治宜选用 (51/1993)

A. 地黄饮子 B. 大秦艽汤 C. 小活络丹 D. 活络效灵丹 E. 牵正散

答案：B。大秦艽汤主治风邪初中经络证，症见口眼㖞斜，舌强不能言语，手足不能运动者。

5. 制川乌、制草乌二药同用的方剂是 (47/2003)

A. 独活寄生汤 B. 当归四逆汤 C. 大秦艽汤 D. 羌活胜湿汤 E. 小活络丹

答案：E。小活络丹组成为川乌、草乌、南星、地龙、乳香、没药。

6. 牵正散的组成药物是 (44/1992)

A. 僵蚕、白附子、薄荷 B. 蜈蚣、白附子、全蝎 C. 全蝎、白附子、僵蚕

D. 蜈蚣、白附子、僵蚕 E. 僵蚕、全蝎、蜈蚣

答案：C。

7. 羚角钩藤汤的功用是 (45/1994)

A. 凉肝熄风，滋阴养血 B. 清热凉肝，滋阴潜阳 C. 凉肝熄风，增液舒筋

D. 清热凉肝，镇惊安神 E. 平肝潜阳，熄风止痉

答案：C。

8. 镇肝熄风汤中少佐茵陈，意在 (50/1998)

A. 清泄肝热 B. 疏解肝郁 C. 疏肝泄热 D. 清热利湿 E. 以上都不是

答案：C。镇肝熄风汤中少佐茵陈可清泻肝热、疏肝理气。

9. 方药配伍中寓"清金治木"之义的是 (49/1998)

A. 桑菊饮 B. 泻白散 C. 凉膈散 D. 羚角钩藤汤 E. 镇肝熄风汤

答案：E。镇肝熄风汤中配伍玄参、天门冬，寓"清金治木"之义。

10. 镇肝熄风汤中少佐生麦芽的主要用意是 (49/1999，47/2004)

A. 疏肝解郁 B. 疏肝和胃 C. 消食护胃 D. 和中护胃 E. 消食化积

答案：A。镇肝熄风汤中少佐麦芽可清泻肝热、疏肝理气。

11. 下列哪一项不是小活络丹的功用 (48/1994)

A. 行气 B. 活血 C. 祛风 D. 除湿 E. 化痰

答案：A。小活络丹祛风除湿，化痰通络，活血止通。

12. 治疗风疹、湿疹，苔白或黄，脉浮数者，宜选用的方剂是 (52/2002)

A. 玉真散 B. 消风散 C. 仙方活命饮 D. 普济消毒饮 E. 大秦艽汤

答案：B。消风散主治风疹、湿疹，症见皮肤疹出色红，瘙痒，抓破后出水，苔白或黄，脉浮数。

13. 温病热邪久羁，灼伤真阴，症见神倦，脉气虚弱，舌绛苔少，有时时欲脱之势者，治宜选用 (54/1995)

A. 增液汤 B. 生脉散 C. 复脉汤 D. 大补阴丸 E. 大定风珠

答案：E。大定风珠主治阴虚风动证，症见神倦，脉气虚弱，舌绛苔少，有时时欲脱之势。

14. A. 天麻钩藤饮 B. 小活络丹 C. 大秦艽汤 D. 玉真散 E. 消风散

(1) 治疗风邪初中经络宜用 (98/2005)

(2) 治疗风寒湿痹宜用 (99/2005)

答案：(1) C；(2) B。天麻钩藤饮宜用于肝阳偏亢，肝风上扰所致的头痛、头晕、失眠等症；玉真散宜用于破伤风；消风散宜用于风疹、湿疹。惟有大秦艽汤具有祛风清热、养血活血的功用，宜用于风邪初中经络；小活络丹具有祛风除湿，化痰通络，活血止痛的功用，宜用于风寒湿痹。

15. A. 羚角钩藤汤 B. 大定风珠 C. 两者均可 D. 两者均不可

(1) 风邪初中经络，以致口眼㖞斜，舌强不能言，手足不能运动者，治宜选用 (109/1990)

(2) 下元虚衰，虚阳上浮，痰浊上泛，以致舌强不能言，足废不能用，口干不欲饮者，治宜选用 (110/1990)

答案：(1) D；(2) D。羚角钩藤汤主治肝热生风证，症见高热不退，烦闷躁扰，手足抽搐，发为痉厥，舌绛而干，脉弦而数。大定风珠主治阴虚风动证，症见神倦，瘛疭，脉气虚弱，舌绛苔少，有时时欲脱之势。

16. A. 条达肝气 B. 消食和胃 C. 两者均可 D. 两者均不可

(1) 镇肝熄风汤中少佐生麦芽的用意是 (113/1992)

(2) 镇肝熄风汤中少佐茵陈的用意是 (114/1992)

答案：(1) A；(2) A。

17. 用柴胡疏肝理气，兼引诸药入肝经的方剂是 (138/2004)

A. 补中益气汤 B. 复元活血汤 C. 完带汤 D. 龙胆泻肝汤

答案：B。

18. 组成药物中含有当归、白芍药、生地黄、熟地黄的方剂是 (145/2000)

A. 大定风珠 B. 大秦艽汤 C. 消风散 D. 百合固金汤

答案：BD。大秦艽汤组成为秦艽、羌活、独活、防风、川芎、细辛、白芷、当归、生熟地黄、白术、茯苓、石膏、芍药、黄芩、甘草。百合固金汤组成为百合、生熟地黄、芍药、玄参、麦门冬、桔梗、贝母、当归、甘草。

19. 桃核承气汤、血府逐瘀汤和复元活血汤的组成中，均含有的药物是 (146/2001)

A. 大黄 B. 桃仁 C. 红花 D. 甘草

答案：BD。复元活血汤组成为桃仁、红花、柴胡、当归、穿山甲、甘草、大黄、瓜蒌根；桃核承气汤由桃仁、芒硝、大黄、甘草、桂枝组成；血府逐瘀汤组成为桃仁、红花、川芎、当归、赤芍药、生地黄、枳壳、柴胡、桔梗、牛膝、甘草。

20. 功能疏散外风的方剂是 (149/2001)

A. 大秦艽汤 B. 川芎茶调散 C. 小活络丹 D. 天麻钩藤饮

答案：ABC。大秦艽汤的功用是疏风清热，养血活血；川芎茶调散疏风止痛；小活络丹祛风除湿，化痰通络。

21. 组成药物中含有牛膝的方剂是 (143/1997)

A. 独活寄生汤 B. 血府逐瘀汤 C. 天麻钩藤饮 D. 镇肝熄风汤

答案：ABCD。独活寄生汤组成为独活、桑寄生、秦艽、防风、细辛、杜仲、牛膝、肉桂心、人参、茯苓、甘草、干地黄、当归、芍药、川芎；血府逐瘀汤组成为桃仁、红花、川芎、当归、赤芍药、生地黄、枳壳、柴胡、桔梗、牛膝、甘草；天麻钩藤饮组成为天麻、钩藤、石决明、牛膝、栀子、黄芩、杜仲、桑寄生、夜交藤、茯神、益母草；镇肝息风汤组成为芍药、天门冬、玄参、甘草、龟版、代赭石、茵陈、龙骨、牡蛎、麦芽、牛膝、川楝子。

22. 温经汤的君药是 (150/2002)

A. 干姜 B. 吴茱萸 C. 肉桂 D. 桂枝

答案：BD。温经汤中配伍吴茱萸散寒止痛，配伍桂枝温经散寒，通行血脉，共为君药。

23. 下列选项中，属于羚角钩藤汤主治症的有 (131/2005)

A. 高热不退 B. 手足抽搐 C. 口眼㖞斜 D. 半身不遂

答案：AB。羚角钩藤汤主治症是由肝经热盛、热极动风所致的高热不退，烦闷躁扰，手足抽搐，发为惊厥，甚则神昏，舌质绛而干，或舌焦起刺，脉弦而数，其中有高热不退和手足抽搐。

24. 复元活血汤的功用是 （147/2000）

A. 活血祛瘀 B. 温经止痛 C. 疏肝通络 D. 软坚散解

答案：AC。

25. 天麻钩藤饮的功用是 （149/1993）

A. 平肝熄风 B. 清热活血 C. 补益肝肾 D. 滋阴潜阳

答案：ABC。

26. 小活络丹具有的功用是 （136/2006）

A. 祛风除湿 B. 化痰通络 C. 活血止痛 D. 益气行滞

答案：ABC。

27. 川芎茶调散遣药组方的主要理论根据是 （144/1991）

A. 外风宜散 B. 内风宜熄

C. 巅顶之上，惟风药可到 D. 治风先治血，血行风自灭

答案：AC。川芎茶调散针对外感风邪，上犯头部，阻遏清阳的病机特点，配伍川芎等活血药。

28. 天麻钩藤饮的功用是 （149/2002）

A. 滋阴潜阳 B. 补益肝肾 C. 平肝熄风 D. 清热活血

答案：BCD。

课后巩固——练知识增考核

一、填空题

1. 消风散主治________，方中养血活血的药物是________。

2. 治风剂分为________和________两类，治疗上外风宜________，内风宜________。

3. 川芎茶调散的功效是________，主治________；由白附子，僵蚕，全蝎组成的方是________。

4. 大秦艽汤的功效是________，________，主治________。

5. 羚角钩藤汤主治________，镇肝熄风汤主治________，大定风珠主治________。

6. 天麻钩藤饮的功效是________，________，________。

7. 滋阴熄风法的代表方是________；滋阴疏肝法的代表方是________；凉肝熄风法的代表方是________；凉血散瘀法的代表方是________。

8. 风邪循经上犯之头痛证，治宜选用________；肝经寒邪上犯之巅顶头痛，治宜首选________；阴虚阳亢，气血逆上之类中风证，治宜选用________；气虚瘀阻脉络之中风证，治宜选用________。

9. 镇肝熄风汤与羚角钩藤汤均具有________的功效，其中镇肝熄风汤的功效重在________，羚角钩藤汤则长于________。

10. 消风散中用以祛湿的药物是________；龙胆泻肝汤中用以利湿的药物是________；独活寄生汤中用以祛风湿的药物是________。

11. 镇肝熄风汤中重用牛膝的作用是________；独活寄生汤中配伍牛膝的作用是________；玉女煎中应用牛膝的作用是________；血府逐瘀汤中应用牛膝的作用是________。

12. 镇肝熄风汤中牛膝配代赭石的作用是________；旋覆代赭汤中旋覆花配代赭石的作用是________；羚角钩藤汤中应用桑叶，菊花的作用是________；桑菊饮中应用桑叶，菊花的作用是________。

13. 白芍药在镇肝熄风汤中的作用是________；在四物汤中的作用是________；在芍药汤中的作用是________；在桂枝汤中的作用是________；在小建中汤中的作用是________。

14. 风病可分为外风与内风两大类，外风是指________而致；内风是指________而致；治疗上，外风治宜________；内风治宜________。

15. 大定风珠的君药是________，其在方中的作用是________；镇肝熄风汤的君药是________，其在方中的

作用是_______；阳和汤的君药是_______，其在方中的作用是_______。

16. 正气不足，风邪初中经络，气血痹阻，经络不通之口眼㖞斜证，治宜选用_______；风痰阻于头面经络，经络不利之口眼㖞斜证，治宜选用_______。

17. 消风散的配伍特点是集_______、_______、_______、_______等四法于一体；独活寄生汤的配伍特点是汇_______、_______、_______等三法于一炉；炙甘草汤的配伍特点是融_______、_______、_______、_______等四法于一方。

18. 镇肝熄风汤治证的病机包括：(1) _______，(2) _______，(3) _______。

二、名词解释

1. 头风　2. 祛风　3. 平肝熄风　4. 滋阴潜阳　5. 瘛疭

三、简答题

1. 试简述大秦艽汤功效，及其主治证的病机特点，表现特征。
2. 试简述羚角钩藤汤的功效，主治证病机以及表现特点。
3. 大定风珠中“三甲”是指哪三味药物？本方的主治证是什么？
4. 试简述薄荷在川芎茶调散，地黄饮子，逍遥散，银翘散，桑菊饮中的作用特点。
5. 内风为病有哪几种表现类型？请各举一首主治代表方说明。
6. 消风散中配伍当归，生地黄，胡麻仁的意义何在？
7. 治风剂的使用注意事项如何？
8. 试简述牛膝在镇肝熄风汤、独活寄生汤、玉女煎、血府逐瘀汤中的作用特点。
9. 试简述白芍在羚角钩藤汤、小建中汤、桂枝汤、四物汤、芍药汤中的作用特点。

四、论述题

1. 试分析比较羚角钩藤汤与镇肝熄风汤功效、主治的异同。
2. 试分析比较镇肝熄风汤与大定风珠功效、主治的异同。
3. 试结合主治证的病机、脏腑的生理特点、药物配伍等方面，分析镇肝熄风汤中配伍茵陈、川楝子、麦芽的意义。
4. 试述川芎茶调散的组成原则。
5. 试述羚角钩藤汤的组成原则。
6. 试述镇肝熄风汤的组成原则。
7. 何谓镇肝熄风法？镇肝熄风汤是如何体现这一治法的？

五、选择题

【单选题】

1. 川芎茶调散的功效是
A. 散寒止痛　B. 祛瘀止痛　C. 行气止痛　D. 温经止痛　E. 疏风止痛
2. 下列除哪一项外，均属于消风散的功效所包括的内容
A. 清热　B. 化痰　C. 疏风　D. 祛湿　E. 养血
3. 组成中含有四物汤药物的方剂是
A. 大秦艽汤　B. 独活寄生汤　C. 归脾汤　D. 血府逐瘀汤　E. 以上均非
4. 大定风珠的功效是
A. 养血熄风　B. 化痰熄风　C. 凉肝熄风　D. 镇肝熄风　E. 以上均非
5. 下列除哪一项外，组成中均含有牛膝
A. 血府逐瘀汤　B. 玉女煎　C. 独活寄生汤　D. 大秦艽汤　E. 镇肝熄风汤
6. 下列除哪一项外，组成中均含有薄荷
A. 银翘散　B. 逍遥散　C. 败毒散　D. 川芎茶调散　E. 消风散

7. 下列除哪一项外，均属于疏散外风的方剂
A. 牵正散 B. 大秦艽汤 C. 玉真散 D. 天麻钩藤饮 E. 川芎茶调散
8. 下列除哪一项外，均属于外风证
A. 喑痱 B. 破伤风 C. 风疹 D. 风邪头痛 E. 风寒湿痹
9. 川芎茶调散组成药物中无
A. 细辛 B. 僵蚕 C. 白芷 D. 荆芥 E. 羌活
10. 镇肝熄风汤与天麻钩藤饮所共有的药物是
A. 牛膝 B. 代赭石 C. 钩藤 D. 天麻 E. 白芍药
11. 患者皮肤疹出色红，瘙痒，抓破后渗出黄色津水，苔白，脉浮数。治宜
A. 银翘散 B. 败毒散 C. 犀角地黄汤 D. 消风散 E. 仙方活命饮
12. 羚角钩藤汤组成药物中无
A. 茯神木 B. 桑叶 C. 玄参 D. 鲜生地 E. 川贝母
13. 镇肝熄风汤组成药物中无
A. 麦门冬 B. 玄参 C. 茵陈 D. 白芍药 E. 生麦芽
14. 镇肝熄风汤中应用桑叶，菊花的作用是
A. 疏散风热 B. 养肝明目 C. 清散肝热 D. 清肺止咳 E. 以上均非
15. 镇肝熄风汤的君药是
A. 白芍药 B. 鲜生地 C. 怀牛膝 D. 代赭石 E. 生龟版
16. 善治阴虚风动的方剂是
A. 消风散 B. 镇肝熄风汤 C. 大补阴丸 D. 大定风珠 E. 地黄饮子
17. 镇肝熄风汤中重用牛膝，代赭石的主要目的是
A. 清热凉肝 B. 镇惊定悸 C. 平降气血 D. 柔肝舒筋 E. 引药下行
18. 下列除哪一项外，均属镇肝熄风汤的主治证候
A. 头目眩晕，目胀耳鸣，脑部热痛，心中烦热，面色如醉
B. 肢体渐觉不利，口角渐行㖞斜
C. 甚至眩晕颠仆，昏不知人，移时始醒，或醒后不能复原
D. 舌强不能言，足废不能用，口干不欲饮，脉沉细弱
E. 脉弦长有力
19. 大秦艽汤的功效是
A. 祛风清热，养血活血 B. 疏散风热，养血活血 C. 辛散祛风，养血活血
D. 祛风止痛，养血活血 E. 以上均非
20. 头晕目胀耳鸣，面色如醉，渐成口眼㖞斜，舌强不能言语，手足不能运动，脉弦长有力。治宜首选
A. 牵正散 B. 镇肝熄风汤 C. 大秦艽汤 D. 天麻钩藤饮 E. 以上均非
21. 牵正散的功效是
A. 祛风活络止痛 B. 祛风化湿通络 C. 祛风化痰除湿 D. 祛风化痰止痉 E. 以上均非
22. 羚角钩藤汤的功效是
A. 凉肝熄风，清热生津 B. 凉肝熄风，清热养阴 C. 凉肝熄风，滋阴潜阳
D. 凉肝熄风，增液舒津 E. 凉肝熄风，滋阴安神

【多选题】

23. 镇肝熄风汤中配伍茵陈、川楝子、麦芽的意义是
A. 清泻肝热 B. 消食导滞 C. 疏达肝气 D. 清热利湿 E. 利于平降肝阳
24. 镇肝熄风汤主治类中风证，使用时的辨证要点是
A. 头目眩晕 B. 脑部胀痛 C. 面色如醉. D. 心中烦热 E. 脉弦长有力
25. 镇肝熄风汤治证的病机包括
A. 肝肾阴虚 B. 阴亏风动 C. 肝阳上亢化风 D. 气血逆上 E. 热极动风

26. 大秦艽汤的功效包括
A. 祛风　B. 养血　C. 活血　D. 化湿　E. 清热
27. 消风散的功效包括
A. 疏风　B. 逐水　C. 清热　D. 养血　E. 祛湿
28. 天麻钩藤饮的组成药物中有
A. 益母草　B. 山栀子　C. 夜交藤　D. 龟版　E. 石决明
29. 川芎茶调散中清茶调下的目的在于
A. 清利头目　B. 监制诸风药之过于温燥,升散　C. 解毒利咽
D. 升中有降　E. 调和诸药

(选择题答案：1. E 2. B 3. A 4. E 5. D 6. E 7. D 8. A 9. B 10. A 11. D 12. C 13. A 14. C 15. C 16. D 17. C 18. D 19. A 20. B 21. D 22. D 23. ACE 24. ABCDE 25. ACD 26. ABCE 27. ACDE 28. ABCE 29. ABD)

第十四章 治 燥 剂

课堂记录——听要点抓考点

1. 组成：轻宣辛散或甘凉滋润药物为主。
2. 作用：轻宣外燥或滋阴润燥。
3. 主治证：燥证。
4. 分类与适应证

	(1) 轻宣外燥	(2) 滋阴润燥
主治证	凉燥或温燥	脏腑津伤液耗的内燥证
代表方	杏苏散、桑杏汤、清燥救肺汤	养阴清肺汤、麦门冬汤、百合固 金汤、玉液汤、增液汤

5. 使用注意
(1) 辨明内燥、外燥。
(2) 多配伍养阴、生津、益气之品。
(3) 滋润之品易助湿碍气,素体多痰湿或脾虚便溏者慎用。

第一节 清宣外燥

方 名	方 源	组 成	功 用	主 治	辨证要点
杏苏散	《温病条辨》	苏叶、杏仁、半夏、茯苓、陈皮、前胡、苦桔梗、枳壳、甘草、生姜、大枣	清宣凉燥,理肺化痰	外感凉燥证。恶寒无汗,头微痛,咳嗽痰稀,鼻塞咽干,苔白脉弦	治疗轻宣凉燥的代表方,亦是治疗风寒咳嗽的常用方。临床应用以恶寒无汗,咳嗽痰稀,咽干,苔白,脉弦为辨证要点

（续表）

方名	方源	组成	功用	主治	辨证要点
桑杏汤	《温病条辨》	桑叶、杏仁、沙参、象贝、香豉、梨皮、栀皮	清宣温燥，润肺止咳	外感温燥证。身热不甚，口渴，咽干鼻燥，干咳无痰或痰少而黏，舌红，苔薄白而干，脉浮数而右脉大者	治疗温燥伤肺轻证的常用方。临床应用以身热不甚，干咳无痰或痰少而黏，右脉数大为辨证要点
清燥救肺汤	《医门法律》	桑叶、石膏、甘草、人参、胡麻仁、阿胶、麦门冬、杏仁、枇杷叶	清燥润肺，养阴益气	温燥伤肺，气阴两伤证。身热头痛，干咳无痰，气逆而喘，咽喉干燥，鼻燥，心烦口渴，胸满胁痛，舌干少苔，脉虚大而数	治疗温燥伤肺重证的常用方。临床应用以身热，干咳无痰，气逆而喘，舌红少苔，脉虚大而数为辨证要点

方名	方解	加减变化	现代运用
杏苏散	方中苏叶辛温不燥，发表散邪，宣发肺气，使凉燥之邪从外而散；杏仁苦温而润，降利肺气，润燥止咳，二者共为君药。前胡疏风散邪，降气化痰，既协苏叶轻宣达表，又助杏仁降气化痰；桔梗、枳壳一升一降，助杏仁、苏叶理肺化痰，共为臣药。半夏、陈皮燥湿化痰，理气行滞；茯苓渗湿健脾以杜生痰之源；生姜、大枣调和营卫以利解表，滋脾行津以润干燥，是为佐药。甘草调和诸药，合桔梗宣肺利咽，功兼佐使	若无汗，脉弦甚或紧，加羌活以解表发汗；汗后咳不止，去苏叶、羌活，加苏梗以降肺气；兼泄泻腹满者，加苍术、厚朴以化湿除满；头痛兼眉棱骨痛者，加白芷以祛风止痛；热甚者，加黄芩以清解肺热	常用于上呼吸道感染、慢性支气管炎、肺气肿等证属外感凉燥（或外感风寒轻证），肺失宣降，痰湿内阻者
桑杏汤	君：桑叶、杏仁，轻宣燥热，利肺止咳。臣：豆豉，辛凉疏表。佐：象贝、沙参，清热化痰，润肺止咳；栀子皮、梨皮，清泄燥热，生津润肺		常用于上呼吸道感染、急慢性支气管炎、支气管扩张咯血、百日咳等证属外感温燥，邪犯肺卫者
清燥救肺汤	君：桑叶（重用），质轻性凉，轻宣肺燥，透邪外出。臣：石膏，辛甘大寒，清泄肺热而无苦燥伤津之弊；麦门冬，甘寒，滋养肺津而无碍桑叶之外透。君臣相伍，宣清并进，清润相宜。佐：人参，益气生津，合甘草以培土生金；胡麻仁、阿胶，助麦门冬以养阴血，润肺燥；杏仁、枇杷叶，苦降肺气，合桑叶以复肺之宣降功能，下气平喘止咳。使：甘草，调和诸药	若痰多，加川贝、瓜蒌以润燥化痰；热甚者，加羚羊角、水牛角以清热凉血	常用于肺炎、支气管哮喘、急慢性支气管炎、支气管扩张、肺癌等属燥热犯肺，气阴两伤者

第二节　滋阴润燥

方名	方源	组成	功用	主治	辨证要点
增液汤	《温病条辨》	玄参、麦门冬、细生地黄	增液润燥	阳明温病，津亏便秘证。大便秘结，口渴，舌干红，脉细数或沉而无力	治疗津亏肠燥所致大便秘结之常用方，又是治疗多种内伤阴虚液亏病证的基础方。临床应用以便秘，口渴，舌干红，脉细数或沉而无力为辨证要点
麦门冬汤	《金匮要略》	麦门冬、半夏、人参、甘草、粳米、大枣	清养肺胃，降逆下气	①虚热肺痿：咳嗽气喘，咽喉不利，咯痰不爽，或咳唾涎沫，口干咽燥，手足心热，舌红少苔，脉虚数。②胃阴不足证：呕吐，纳少，呃逆，口渴咽干，舌红少苔，脉虚数	治疗肺胃阴虚，气机上逆所致咳嗽或呕吐之常用方。临床应用以咳唾涎沫，短气喘促，或口干呕逆，舌干红少苔，脉虚数为辨证要点

（续表）

方名	方源	组成	功用	主治	辨证要点
百合固金汤	《慎斋遗书》	百合、生地黄、熟地黄、当归身、芍药、甘草、贝母、麦门冬、桔梗、玄参	滋养肺肾，止咳化痰	肺肾阴亏，虚火上炎证。咳嗽气喘，痰中带血，咽喉燥痛，头晕目眩，午后潮热，舌红少苔，脉细数	治疗肺肾阴亏，虚火上炎而致咳嗽痰血证的常用方。临床应用以咳嗽气喘，咽喉燥痛，舌红少苔，脉细数为辨证要点

方名	方解	加减变化	现代运用
增液汤	君：玄参（重用），苦咸而凉，滋阴润燥，壮水制火，启肾水以滋肠燥。臣：生地黄，甘苦而寒，清热养阴，壮水生津，以增玄参滋阴润燥之力；麦门冬，滋养肺胃阴津，以润肠燥		常用于温热病津亏肠燥便秘，以及习惯性便秘、慢性咽喉炎、复发性口腔溃疡、糖尿病、皮肤干燥综合征、肛裂、慢性牙周炎等证属阴津不足者
麦门冬汤	君：麦门冬，养阴生津，润肺益胃，清降虚火。臣：半夏，降逆化痰；开胃行津，使麦门冬滋而不腻。佐：人参、甘草、粳米、大枣，益气生津，补中益肺，培土生金。使(兼)：甘草，调和诸药	若津伤甚者，可加沙参、玉竹以养阴液；若阴虚胃痛、脘腹灼热者，可加石斛、白芍药以增加养阴益胃止痛之功	常用于慢性支气管炎、支气管扩张、慢性咽喉炎、矽肺、肺结核等属肺胃阴虚，气火上逆者。亦治胃及十二指肠溃疡、慢性萎缩性胃炎、妊娠呕吐等属胃阴不足，气逆呕吐者
百合固金汤	君：百合、生地黄、熟地黄，滋阴清热，润肺止咳。臣：麦门冬、玄参，滋阴清热，凉血止血，利咽解毒。君臣相配，滋养肺肾之阴，金水相生。佐：白芍药、当归身，滋阴养血，治咳逆上气；贝母，润肺化痰止咳；桔梗、甘草，清利咽喉，化痰散结。使(兼)：甘草，调和诸药	若痰多而色黄者，加胆南星、黄芩、瓜蒌皮以清肺化痰；若咳喘甚者，可加杏仁、五味子、款冬花以止咳平喘；若咳血重者，可去桔梗之升提，加白及、白茅根、仙鹤草以止血	常用于肺结核、慢性支气管炎、支气管扩张咯血、慢性咽喉炎、自发性气胸等属肺肾阴虚，虚火上炎者

考研专题——看未来展宏图

1. 玉液汤组成中含有的药物是 （45/2010）

A. 山药 B. 黄精 C. 玉竹 D. 山茱萸

答案：A。玉液汤组成：生山药、生黄芪、知母、生鸡内金、葛根、五味子、天花粉。

2. A. 半夏、白前 B. 桔梗、枳壳 C. 半夏、前胡 D. 桔梗、甘草

(1) 杏苏散与苏子降气汤中均含有的药物是 （103/2009）

(2) 杏苏散与止嗽散中均含有的药物是 （104/2009）

答案：(1) C；(2) D。杏苏散：苏叶、杏仁、半夏、茯苓、陈皮、前胡、苦桔梗、枳壳、甘草、生姜、大枣。苏子降气汤：紫苏子、半夏、当归、甘草、前胡、厚朴、肉桂、苏叶、生姜、大枣。止嗽散：紫菀、百部、桔梗、白前、荆芥、橘红、甘草。

3. 秋感小寒，头微痛，恶寒无汗，咳嗽痰稀，鼻塞咽干，苔白脉弦者，治宜选用 （53/1996）

A. 加味香苏散 B. 小青龙汤 C. 杏苏散

D. 苓甘五味姜辛汤 E. 以上都不适宜

答案：C。杏苏散治疗外感凉燥证，症见头微痛，恶寒无汗，咳嗽痰稀，苔白脉弦。

4. 桑杏汤的功用是 （37/1990）

A. 轻宣凉燥 B. 宣肺解表 C. 疏风解表 D. 清宣温燥 E. 清燥润肺

答案：D。桑杏汤清宣温燥。

5. 杏苏散的功用是 (47/2001)

A. 轻宣温燥,止咳化痰 B. 轻宣凉燥,宣肺化痰 C. 清燥润肺,止咳平喘 D. 解表散寒,止咳平喘 E. 宣肺解表,祛痰止咳

答案:B。杏苏散轻宣凉燥,宣肺化痰。

6. 头痛身热,干咳无痰,气逆而喘,咽喉干燥,胸满胁痛,心烦口渴,舌干无苔,脉虚大而数者,治宜选用 (52/1993)

A. 桑菊饮 B. 桑杏汤 C. 麻杏甘石汤 D. 清燥救肺汤 E. 养阴清肺汤

答案:D。清燥救肺汤主治温燥伤肺证,症见头痛身热,气逆而喘,咽喉干燥,胸满胁痛,心烦口渴,舌干无苔。

7. 患者头痛身热,干咳无痰,气逆而喘,胸满胁痛,口渴,咽干鼻燥,舌干无苔,脉虚大而数,治宜选用 (51/2002)

A. 桑菊饮 B. 桑杏汤 C. 清燥救肺汤 D. 养阴清肺汤 E. 当归补血汤

答案:C。清燥救肺汤主治温燥伤肺证,症见头痛身热,干咳无痰,气逆而喘,咽喉干燥,胸满胁痛,心烦口渴,舌干无苔,脉虚大而数。

8. 由桑叶、杏仁、人参、石膏、甘草、胡麻仁、阿胶、麦门冬、枇杷叶组成的方剂是 (43/1994)

A. 桑杏汤 B. 止嗽散 C. 麦门冬汤 D. 清燥救肺汤 E. 补肺阿胶汤

答案:D。

9. 由桑叶、杏仁、人参、石膏、甘草、胡麻仁、阿胶、麦门冬、枇杷叶组成的方剂是 (44/2000)

A. 桑杏汤 B. 止嗽散 C. 补肺阿胶汤 D. 麦门冬汤 E. 清燥救肺汤

答案:E。

10. 百合固金汤、养阴清肺汤和清燥救肺汤均含有的药物是 (43/2002)

A. 生地黄 B. 玄参 C. 沙参 D. 麦门冬 E. 白芍药

答案:D。清燥救肺汤由桑叶、杏仁、人参、石膏、甘草、胡麻仁、阿胶、麦门冬、枇杷叶组成;百合固金汤组成为百合、生熟地、芍药、玄参、麦门冬、桔梗、贝母、当归身、甘草;养阴清肺汤组成为玄参、生地黄、麦门冬、牡丹皮、白芍药、贝母、薄荷、甘草。

11. 养阴清肺汤中少佐薄荷的主要用意是 (51/2006)

A. 疏肝解郁 B. 清利头目 C. 芳香辟秽 D. 散邪利咽 E. 清热透疹

答案:D。养阴清肺汤为治疗白喉而设。白喉多由肺肾阴虚蕴热,复感燥气疫毒,灼烁肺金,薰灼咽喉所致,治宜滋养肺肾,微散疫邪,解毒利咽。方中大生地滋阴壮水,清热凉血;玄参凉血解毒,养阴利咽;麦门冬养阴生津,清肺润燥;炒白芍益阴养血,和营泄热;牡丹皮清热凉血,散瘀消肿;贝母清热润肺,化痰散结;薄荷清热利咽,轻宣达邪;生甘草清热解毒,利咽和药。

12. 某患者,身热不甚,干咳无痰,咽干口渴,鼻燥,右脉数大,治宜选用 (52/2001)

A. 杏苏散 B. 桑杏汤 C. 桑菊饮 D. 清燥救肺汤 E. 小青龙汤

答案:B。桑杏汤治疗外感温燥证,症见头痛,身热不甚,干咳无痰,咽干口渴,鼻燥,右脉数大。

13. 阳明温病,津液不足,大便秘结,或下后二三日,下证复现,脉沉无力者,治宜选用 (52/1996)

A. 增液汤 B. 麻子仁丸 C. 增液承气汤 D. 新加黄龙汤 E. 以上都不适宜

答案:A。增液汤治疗阳明温病,津亏便秘。

14. A. 金水并补 B. 培土生金 C. 滋水涵木 D. 补火生土 E. 抑木扶土

(1) 麦门冬汤体现的治法是 (91/1992,89/1997)

(2) 百合固金汤体现的治法是 (92/1992,90/1997)

答案:(1) B;(2) A。麦门冬汤配伍人参、甘草、粳米、大枣益胃气,养胃阴,体现了培土生金。百合固金汤配伍百合、麦门冬等滋阴润肺,配伍生熟地黄滋肾壮水,诸药同用,共收润肺滋肾之效,体现金水并补。

15. A. 桑杏汤 B. 桑菊饮 C. 泻白散 D. 止嗽散 E. 沙参麦冬汤

(1) 干咳少痰,痰中夹血,口干咽燥,午后潮热,手足心热,盗汗,神疲,舌红少苔,脉细数者,应选用 (93/1993)

(2) 干咳少痰,痰黏难吐,咽喉干痛,头痛鼻塞,身热恶风,舌红,苔薄黄,脉小数者,应选用 (94/1993)

答案:(1) E;(2) A。桑杏汤主治外感温燥证,症见头痛,身热不甚,干咳无痰或少痰,咽干口渴,鼻燥,脉数。沙参麦冬汤主治燥伤肺胃阴分,症见口干咽燥,或身热,或干咳,舌红少苔,脉细数。

16. A. 石膏、知母　B. 石膏、人参　C. 石膏、粳米　D. 石膏、牛膝　E. 石膏、寒水石

(1) 属于桂苓甘露饮组成药物的是 (96/2005)

(2) 属于清燥救肺汤组成药物的是 (97/2005)

答案：(1) E;(2) B。桂苓甘露饮的组成药物有茯苓、甘草、白术、泽泻、官桂、石膏、寒水石及滑石；清燥救肺汤的组成药物有冬桑叶、石膏、人参、甘草、胡麻仁、真阿胶、麦门冬、杏仁及枇杷叶。

17. A. 杏苏散　B. 败毒散　C. 两者均是　D. 两者均非

(1) 组成药物中含有生地黄、白芍药的方剂是 (111/2001)

(2) 组成药物中含有桔梗、枳壳的方剂是 (112/2001)

答案：(1) D;(2) C。败毒散组成为人参、川芎、甘草、茯苓、羌活、独活、枳壳、桔梗、柴胡、前胡；杏苏散组成为杏仁、苏叶、桔梗、前胡、陈皮、半夏、甘草、枳壳、茯苓、生姜、大枣。

18. 桔梗、甘草同用的方剂有 (134/2006)

A. 百合固金汤　B. 止嗽散　C. 杏苏散　D. 防风通圣散

答案：ABCD。百合固金汤由生地黄、熟地黄、麦门冬、百合、白芍药、当归、贝母、生甘草、玄参及桔梗组成；止嗽散由桔梗、荆芥、紫菀、百部、白前、甘草及陈皮组成；杏苏散由苏叶、半夏、茯苓、前胡、苦桔梗、枳壳、甘草、生姜、陈皮、杏仁及大枣组成；防风通圣散由防风、荆芥、连翘、麻黄、薄荷、川芎、当归、白术、白芍药、山栀、大黄、芒硝、石膏、黄芩、桔梗、甘草及滑石组成，四方中均有桔梗、甘草。

19. 下列方剂中，组成药物含有半夏的是 (133/2003)

A. 麦门冬汤　B. 温经汤　C. 回阳救急汤　D. 竹叶石膏汤

答案：ABCD。四方都含有半夏。麦门冬汤由麦冬、半夏、人参、甘草、粳米、大枣组成；温经汤由人参、甘草、川芎、当归、牡丹皮、桂枝、生姜、半夏、芍药、麦门冬、阿胶、吴茱萸组成；回阳救急汤由熟附子、肉桂、干姜、五味子、人参、茯苓、白术、甘草、陈皮、半夏组成；竹叶石膏汤由竹叶、石膏、半夏、麦门冬、人参、粳米、甘草组成。

课后巩固——练知识增考技

一、填空题

1. 增水行舟法的代表方是________；滋水制火法的代表方是________；滋水熄风法的代表方是________。

2. 凉燥犯肺，肺失宣降之咳嗽证，治宜选用________；风寒束表，肺气不宣之喘咳证，治宜选用________；温燥袭肺，气阴两伤证，治宜选用________。

3. 杏苏散功能________，主治________之咳嗽证；桑杏汤功善________，主治________之咳嗽证。

4. 麦门冬汤功能________，主治________之肺痿证；炙甘草汤功能________，用治________之虚劳肺痿证。

5. 养阴清肺汤的君药是________，其在方中的作用是________；清燥救肺汤的君药是________，其在方中的作用是________；百合固金汤的君药是________，其在方中的作用是________。

6. 清燥救肺汤中所用的滋阴养血药是________；养阴清肺汤中所用的滋阴养血药是________；百合固金汤中所用的滋阴养血药是________。

7. 清燥救肺汤中桑叶配石膏的作用是________；白虎汤中石膏配知母的作是________。

8. 麦门冬汤中麦冬配半夏的作用是________；半夏厚朴汤中半夏配厚朴的作用是________。

9. 半夏在麦门冬汤中的作用是________；在半夏泻心汤中的作用是________；在温经汤中的作用是________；在小青龙汤中的作用是________。

二、名词解释

1. 温燥　2. 凉燥　3. 轻宣润燥　4. 增水行舟

三、简答题

1. 试述治燥剂的分类,各类的适应症,并各列举代表方剂一首。
2. 简述杏苏散的主治证及方中杏仁配伍苏叶的意义。
3. 简述清燥救肺汤的主治证及方中桑叶配伍石膏的意义。
4. 简述养阴清肺汤主治证及其病机。
5. 简述半夏在麦门冬汤,温经汤,半夏泻心汤,小青龙汤,小柴胡汤中的作用特点。
6. 简述麦冬在麦门冬汤,生脉散,增液汤,清暑益气汤中的作用特点。
7. 简述防风在玉屏风散,消风散,独活寄生汤,痛泻药方,川芎茶调散中的作用特点。
8. 试述麦门冬汤治疗肺痿证的机理。

四、论述题

1. 试比较清燥救肺汤与百合固金汤主治病证、病因病机及组方配伍之不同。
2. 试述杏苏散的组成原则。
3. 试述麦门冬汤的组成原则。
4. 试比较养阴清肺汤与百合固金汤功效、主治的异同。
5. 什么叫"增水行舟"法? 试述增液汤是如何体现这一治法的。
6. 试述麦门冬汤主治病证的病机,以及方中配伍性偏温燥的半夏的意义,临证应用时应注意的问题。

五、选择题

【单选题】

1. 杏苏散中药物的配伍作用,下列哪一项不正确
   A. 前胡、苏叶疏风散热　B. 杏仁、桔梗宣降肺气,润燥止咳
   C. 半夏、茯苓祛痰化浊,降逆和中　D. 枳壳、陈皮理气消痰,宽胸利膈
   E. 生姜、大枣、甘草调营卫,和诸药
2. 桑杏汤组成药物中无
   A. 香豉　B. 梨皮　C. 桔梗　D. 山栀子　E. 象贝
3. 下列除哪一项外,均属杏苏散的组成药物
   A. 半夏、茯苓　B. 陈皮、前胡　C. 荆芥、防风　D. 枳壳、生姜　E. 桔梗、大枣、甘草
4. 具有轻宣凉燥,理肺化痰的方剂是
   A. 桑杏汤　B. 杏苏散　C. 小青龙汤　D. 清燥救肺汤　E. 以上均非
5. 患者头痛,恶寒无汗,咳嗽痰稀,鼻塞咽干,苔白脉弦。治宜
   A. 麻黄汤　B. 小青龙汤　C. 止嗽散　D. 参苏饮　E. 以上均非
6. 桑杏汤的功效是
   A. 轻宣凉燥　B. 轻宣温燥　C. 清燥润肺　D. 养阴清肺　E. 疏风宣肺
7. 下列除哪一项外,均为桑杏汤的主治证候
   A. 身不甚热　B. 干咳无痰　C. 气逆而喘　D. 咽干口渴　E. 脉浮数
8. 清燥救肺汤治证的病机是
   A. 外感温燥,肺失宣降　B. 外感风邪,化热壅肺　C. 久咳伤肺,气耗阴伤
   D. 温燥袭肺,气阴两伤　E. 以上均非
9. 清燥救肺汤组成药物中无
   A. 桑叶　石膏　B. 杏仁　胡麻仁　C. 人参　甘草
   D. 贝母　桔梗　E. 阿胶　麦门冬　枇杷叶
10. 清燥救肺汤的君药是
   A. 石膏　B. 桑叶　C. 杏仁　D. 人参　E. 以上均非

11. 养阴清肺汤组成药物中无
A. 薄荷　B. 牡丹皮　C. 贝母　D. 芍药　E. 桔梗
12. 组成药物中没有丹皮的方剂是
A. 养阴清肺汤　B. 肾气丸　C. 青蒿鳖甲汤　D. 清燥救肺汤　E. 清胃散
13. 下列除哪一项外，均为麦门冬汤与旋覆代赭汤中所共有的药物
A. 半夏　B. 生姜　C. 人参　D. 大枣　E. 甘草
14. 患者咳涎沫，短气喘促，咽喉干燥，舌干红少苔，脉虚数。治宜
A. 杏苏散　B. 参苏饮　C. 清燥救肺汤　D. 麦门冬汤　E. 麻杏甘石汤
15. 外燥证虽有凉燥、温燥之异，但治法均宜
A. 温宣　B. 清宣　C. 轻宣　D. 滋润　E. 以上均非
16. 麦门冬汤中麦门冬与半夏用药比例为
A. 1∶7　B. 7∶1　C. 2∶1　D. 1∶1　E. 7∶2
17. 治疗白喉的主方是
A. 麦门冬汤　B. 琼玉膏　C. 玉液汤　D. 养阴清肺汤　E. 增液汤
18. 养阴清肺汤主治证的病机是
A. 阴虚肺萎，胃阴不足，虚火上炎　B. 肺肾阴虚，阴虚生内热，虚火上炎
C. 素体阴虚蕴热，复感疫毒　D. 肺胃阴虚，痰涎不化
E. 热病后期伤阴耗气
19. 功能益气滋阴，固肾止渴的方剂是
A. 麦门冬汤　B. 生脉散　C. 清燥救肺汤　D. 玉液汤　E. 以上均非
20. 增水行舟的代表方是
A. 麻子仁丸　B. 济川煎　C. 增液汤　D. 大补阴丸　E. 以上均非
21. 清燥救肺汤与桑杏汤中所共有的药物是
A. 桑叶　B. 贝母　C. 甘草　D. 麦门冬　E. 人参
22. 下列除哪一方剂外，组成药物中均含有杏仁
A. 麻子仁丸　B. 定喘汤　C. 清燥救肺汤　D. 百合固金汤　E. 桑菊饮
23. 清燥救肺汤中所用的养阴药是
A. 胡麻仁　阿胶　麦门冬　B. 胡麻仁　阿胶　麦门冬　生地黄
C. 白芍药　当归　阿胶　麦门冬　D. 胡麻仁　当归　生地黄
E. 生地黄　玄参　麦门冬　白芍药
24. 麦门冬汤中没有的药是
A. 半夏　B. 人参　C. 生姜　D. 粳米　E. 大枣
25. 具有润肺益胃，降逆下气之功的方剂是
A. 桑杏汤　B. 琼玉膏　C. 麦门冬汤　D. 养阴清肺汤　E. 清燥救肺汤
26. 以身热干咳，少痰气喘而逆，舌干少苔，脉虚大而数为证治要点的方剂是
A. 百合固金汤　B. 清燥救肺汤　C. 麦门冬汤　D. 养阴清肺汤　E. 桑杏汤
27. 主治肺痿的方剂是
A. 玉液汤　B. 百合固金汤　C. 琼玉膏　D. 增液汤　E. 麦门冬汤
28. 患者头痛身微热，口渴咽干，干咳无痰，舌戏苔薄白而干，脉浮数。治宜
A. 桑菊饮　B. 清燥救肺汤　C. 桑杏汤　D. 麻杏甘石汤　E. 止嗽散
29. 患者口常干渴，饮水不解，小便频多，困倦气短，脉虚细无力。治宜
A. 炙甘草汤　B. 麦门冬汤　C. 清燥救肺汤　D. 玉女煎　E. 玉液汤
30. 杏苏散治证的病机是
A. 风寒束表，肺失宣降　B. 风寒束表，水饮停肺　C. 凉燥犯肺，肺失宣降
D. 凉燥袭肺，气阴两伤　E. 风痰犯肺，肺失宣降

【多选题】

31. 清燥救肺汤的主治证候是

A. 头痛发热　B. 咳唾涎沫　C. 气逆而喘　D. 咽干口渴　E. 舌干少苔脉虚数

32. 麦门冬汤与竹叶石膏汤中所共有的药物是

A. 人参　B. 麦门冬　C. 粳米　D. 甘草　E. 大枣

33. 养阴清肺汤治证的病机是

A. 阴虚火旺　B. 肺肾阴虚　C. 复感风热　D. 复感疫毒　E. 痰浊阻滞

34. 麦门冬汤的功效是

A. 滋肺益胃　B. 化痰止咳　C. 滋补肺肾　D. 清肺化痰　E. 降逆下气

35. 可体现补土生金法的方剂是

A. 麦门冬汤　B. 参苓白术散　C. 泻白散　D. 养阴清肺汤　E. 增液汤

36. 有增水行舟之功的方剂是

A. 玉液汤　B. 增液汤　C. 增液承气汤　D. 琼玉膏　E. 百合固金汤

37. 清燥救肺汤所含的药物有

A. 石膏　B. 胡麻仁　C. 阿胶　D. 杏仁　E. 大枣

38. 麦门冬汤中配伍半夏的作用是

A. 散结消痞　B. 降逆下气　C. 祛痰除涎　D. 燥湿化痰　E. 开通胃气

39. 组成药物中含有山药的方剂是

A. 玉液汤　B. 六味地黄丸　C. 归脾汤　D. 参苓白术散　E. 大补阴丸

40. 玉液汤的组成药物中有

A. 黄芪　B. 鸡内金　C. 葛根　D. 花粉　E. 五味子

41. 玉液汤的功用是

A. 养阴清肺　B. 润肺益胃　C. 益气滋阴　D. 固肾止渴　E. 降逆下气

42. 具有益气生津(养阴)功效的方剂是

A. 清燥救肺汤　B. 麦门冬汤　C. 生脉散　D. 竹叶石膏汤　E. 清暑益气汤

43. 麦门冬汤中重用麦冬的作用是

A. 养阴润肺　B. 生津养胃　C. 清降虚火　D. 清心除烦　E. 化痰止咳

44. 组成中含有桔甘汤(桔梗、甘草)药物的方剂是

A. 杏苏散　B. 血府逐瘀汤　C. 天王补心丹　D. 参苓白术散　E. 败毒散

45. 组成中含有前胡的方剂是

A. 参苏饮　B. 止嗽散　C. 败毒散　D. 杏苏散　E. 苏子降气汤

(选择题答案：1. A　2. C　3. C　4. B　5. E　6. B　7. C　8. D　9. D　10. B　11. E　12. D　13. B　14. D　15. C　16. B　17. D　18. C　19. D　20. C　21. A　22. D　23. A　24. C　25. C　26. B　27. E　28. C　29. E　30. C　31. ACDE　32. ABCD　33. BD　34. AE　35. AB　36. BC　37. ABCD　38. BCE　39. ABD　40. ABCDE　41. CD　42. ABCDE　43. ABC　44. ABDE　45. ACDE)

第十五章 祛湿剂

课堂记录——听要点抓考点

1. 组成：以祛湿药为主。
2. 作用：化湿利水、通淋泄浊等。
3. 主治证：水湿病证。
4. 分类与适应证

	（1）燥湿和胃	（2）清热祛湿	（3）利水渗湿	（4）温化寒湿	（5）祛风胜湿
主治证	湿滞脾胃证	湿热证	水湿壅盛证	寒湿证（阳虚不能化水或湿从寒化）	外感风湿证
代表方	平胃散、藿香正气散等	茵陈蒿汤、八正散等	五苓散、猪苓汤等	苓桂术甘汤、真武汤等	羌活胜湿汤、独活寄生汤等

记忆处方——重理解活思维

类方比较：五苓散与猪苓汤

（1）均有利水渗湿之功。有治水湿内停，小便不利证。

（2）猪苓汤利水渗湿之中尚有清热养阴之功。主治水热互结，邪气伤阴致小便不利，口渴欲饮，身日心烦等证。

（3）五苓散利水渗湿之中尚有健脾运湿，化气解表之功。主治外有表证，内停水湿，膀胱气化不利之蓄水证，见头痛发热，渴欲饮水，水入即吐，苔白。

5. 使用注意

（1）祛湿剂中常常配伍理气之品。

（2）素体阴亏，病后体弱及孕妇等应慎用。

第一节 燥湿和胃

方名	方源	组成	功用	主治	辨证要点
平胃散	《简要济众方》	苍术、厚朴、陈皮、炙甘草、生姜、大枣	燥湿运脾，行气和胃	湿滞脾胃证。脘腹胀满，不思饮食，口淡无味，恶心呕吐，嗳气吞酸，肢体沉重，怠惰嗜卧，常多自利，舌苔白腻而厚，脉缓	治疗湿滞脾胃证之基础方。临床应用以脘腹胀满，舌苔厚腻为辨证要点
藿香正气散	《太平惠民和剂局方》	藿香、紫苏、白芷、陈皮、半夏、白术、茯苓、厚朴、大腹皮、桔梗、生姜、大枣、甘草	解表化湿，理气和中	外感风寒，内伤湿滞证。恶寒发热，头痛，胸膈满闷，脘腹疼痛，恶心呕吐，肠鸣泄泻，舌苔白腻，以及山岚瘴疟等	藿香正气散主治外感风寒，内伤湿滞证。临床应用以恶寒发热，上吐下泻，舌苔白腻为辨证要点

方　名	方　解	加减变化	现代运用	注　意
平胃散	君：苍术，燥湿健脾。臣：厚朴，行气化湿，消胀除满。佐：陈皮，理气化滞，燥湿醒脾。使：炙甘草，和中调药；生姜、大枣，调和脾胃，培土制水	证属湿热者，宜加黄连、黄芩以清热燥湿；属寒湿者，宜加干姜、草豆蔻以温化寒湿；湿盛泄泻者，宜加茯苓、泽泻以利湿止泻	常用于慢性胃炎、消化道功能紊乱、胃及十二指肠溃疡等属湿滞脾胃者	因辛苦温燥，阴虚气滞，脾胃虚弱者，不宜使用
藿香正气散	君：藿香，芳香化浊，辟秽和中，发散风寒。臣：紫苏、白芷，解表散寒，兼化湿滞；半夏、陈皮，理气和胃，降逆止呕；白术、茯苓，补气健脾，和中止泻；厚朴、大腹皮，行气化湿；桔梗，宣肺利膈。佐：生姜、大枣、甘草：调和脾胃	若表邪偏重，寒热无汗者，可加香薷以助解表；兼气滞脘腹胀痛者，可加木香、延胡索以行气止痛	常用于急性胃肠炎或四时感冒属湿滞脾胃，外感风寒者	重在化湿和胃，解表散寒之力较弱，故服后宜温覆以助解表。湿热霍乱之吐泻，则非所宜

记忆处方——重理解活思维

类方比较：平胃散与藿香正气散

（1）均具有芳香化湿运脾、辟秽祛浊、行气和中之功，都可用治湿滞脾胃之脘腹痞满、吐泻食少、舌苔白腻等证。

（2）平胃散功专燥湿运脾、行气和胃，专治湿困脾胃、气机受阻之脘腹胀满、嗳气吞酸、口淡纳呆、苔白腻等证，为燥湿和胃的代表方。

（3）藿香正气散兼外散风寒，主治外感风寒、内伤湿滞之寒热头痛、腹痛吐泻等证，为解表化湿并用之剂。

第二节　清热祛湿

方　名	方　源	组　成	功　用	主　治	辨证要点
茵陈蒿汤	《伤寒论》	茵陈、栀子、大黄	清热，利湿，退黄	湿热黄疸。一身面目俱黄，黄色鲜明，发热，无汗或但头汗出，口渴欲饮，恶心呕吐，腹微满，小便短赤，大便不爽或秘结，舌红苔黄腻，脉沉数或滑数有力	治疗湿热黄疸之常用方，其证属湿热并重。临床应用以一身面目俱黄，黄色鲜明，舌苔黄腻，脉沉数或滑数有力为辨证要点
八正散	《太平惠民和剂局方》	滑石、木通、车前子、瞿麦、萹蓄、栀子、大黄、甘草、灯心草	清热泻火，利水通淋	湿热淋证。尿频尿急，溺时涩痛，淋漓不畅，尿色浑赤，甚则癃闭不通，小腹急满，口燥咽干，舌苔黄腻，脉滑数	主治湿热淋证之常用方。临床应用以尿频尿急，溺时涩痛，舌苔黄腻，脉滑数为辨证要点
三仁汤	《温病条辨》	杏仁、白蔻仁、薏苡仁、半夏、厚朴、滑石、通草、竹叶	宣畅气机，清利湿热	湿温初起及暑温挟湿之湿重于热证。头痛恶寒，身重疼痛，肢体倦怠，面色淡黄，胸闷不饥，午后身热，苔白不渴，脉弦细而濡	主治属湿温初起，湿重于热之证。临床应用以头痛恶寒，身重疼痛，午后身热，苔白不渴为辨证要点
甘露消毒丹	《医效秘传》	滑石、茵陈、黄芩、石菖蒲、藿香、白豆蔻、木通、连翘、射干、贝母、薄荷	利湿化浊，清热解毒	湿温时疫，邪在气分，湿热并重证。发热倦怠，胸闷腹胀，肢酸咽痛，身目发黄，咽肿口渴，小便短赤，泄泻淋浊，舌苔白或厚腻或干黄，脉濡数或滑数	治疗湿温时疫，湿热并重之证，为夏令暑湿季节常用方，故王士雄誉之为“治湿温时疫之主方”。临床应用以身热肢酸，口渴尿赤，或咽痛身黄，舌苔白腻或微黄为辨证要点

（续表）

方名	方源	组成	功用	主治	辨证要点
二妙散	《丹溪心法》	黄柏、苍术	清热燥湿	湿热下注证。筋骨疼痛，或两足痿软，或足膝红肿疼痛，或湿热带下，或下部湿疮、湿疹，小便短赤，舌苔黄腻者。	治疗湿热下注所致痿、痹、脚气、带下、湿疮等病证的基础方，其清热燥湿之力较强，宜于湿热俱重之证。临床应用以足膝肿痛，小便短赤，舌苔黄腻为辨证要点。

方名	方解	加减变化	现代运用	注意
茵陈蒿汤	茵陈，善于清热利湿退黄，为君药；栀子清热降火，通利三焦，引湿热从小便而出，为臣药；佐以大黄泻热逐疾，通利大便，导疲热由大便而下	若湿重于热者，可加茯苓、泽泻、猪苓以利水渗湿；热重于湿者，可加黄柏、龙胆草以清热祛湿；胁痛明显者，可加柴胡、川楝子以疏肝理气	常用于急性黄疸型传染性肝炎、胆囊炎、胆石症、钩端螺旋体病等所引起的黄疸，证属湿热内蕴者	
八正散	君：滑石、木通，清热利湿通淋。臣：车前子、瞿麦、萹蓄，清热利湿通淋。佐：栀子，清泄三焦湿热，通利水道；大黄，泄热降火，荡涤湿热。使：甘草，调和诸药，止茎中疼痛；灯心草，导热下行	苦寒清利，凡淋证属湿热下注者均可用之。若属血淋者，宜加生地、小蓟、白茅根以凉血止血；石淋，可加金钱草、海金沙、石韦等以化石通淋；膏淋，宜加萆薢、石菖蒲以分清化浊	常用于膀胱炎、尿道炎、急性前列腺炎、泌尿系结石、肾盂肾炎、术后或产后尿潴留等属湿热下注者	
三仁汤	君：杏仁，苦辛，宣利上焦肺气，气化则湿化；白蔻仁，芳香化湿，行气，调中；生薏仁，甘淡，渗利下焦湿热，健脾。三仁合用，能宣上、畅中、渗下，而具清利湿热、宣畅三焦气机之功。臣：半夏、厚朴，辛开苦降，化湿行气，散满消痞。佐：滑石、竹叶、通草，甘寒淡渗，利湿清热	若湿温初起，卫分症状较明显者，可加藿香、香薷以解表化湿；若寒热往来者，可加青蒿、草果以和解化湿	常用于肠伤寒、胃肠炎、肾盂肾炎、布氏杆菌病、肾小球肾炎以及关节炎等属湿重于热者	舌苔黄腻，热重于湿者则不宜使用
甘露消毒丹	君：滑石、茵陈、黄芩，清热除湿。臣：石菖蒲、藿香、白豆蔻，行气化湿，悦脾和中；木通，清热利湿通淋，导湿热从小便而去。佐：连翘、射干、贝母、薄荷，清热解毒，散结消肿，利咽止痛	若黄疸明显者，宜加栀子、大黄清泄湿热；咽喉肿甚，可加山豆根、板蓝根等以解毒消肿利咽	常用于肠伤寒、急性胃肠炎、黄疸型传染性肝炎、钩端螺旋体病、胆囊炎等证属湿热并重者	若湿热入营、谵语舌绛者，则非所宜
二妙散	方中黄柏为君，取其苦以燥湿，寒以清热，其性沉降，长于清下焦湿热。臣以苍术，辛散苦燥，长于健脾燥湿。二药相伍，清热燥湿，标本兼顾。入姜汁调服，取其辛散以助药力，增强通络止痛之功	运用宜根据病证之不同适当加味。湿热痿证，可加豨莶草、木瓜、萆薢等祛湿热，强筋骨；湿热脚气，宜加薏苡仁、木瓜、槟榔等渗湿降浊；下部湿疮、湿疹，可加赤小豆、土茯苓等清湿热，解疮毒	适用于风湿性关节炎、阴囊湿疹、阴道炎等属湿热下注者	

第三节 利水渗湿

方名	方源	组成	功用	主治	辨证要点
五苓散	《伤寒论》	泽泻、茯苓、猪苓、白术、桂枝	利水渗湿，温阳化气	膀胱气化不利之蓄水证。小便不利，头痛微热，烦渴欲饮，甚则水入即吐；或脐下动悸，吐涎沫而头目眩晕；或短气而咳；或水肿、泄泻。舌苔白，脉浮或浮数	利水化气之剂。临床应用以小便不利，舌苔白，脉浮或缓为辨证要点

（续表）

方 名	方 源	组 成	功 用	主 治	辨证要点
防己黄芪汤	《金匮要略》	防己、黄芪、白术、甘草（生姜、大枣）	益气祛风，健脾利水	表虚不固之风水或风湿证。汗出恶风，身重微肿，或肢节疼痛，小便不利，舌淡苔白，脉浮	是治疗风湿、风水属表虚证之常用方。临床应用以汗出恶风，小便不利，苔白脉浮为辨证要点

方 名	方 解	加减变化	现代运用	注 意
五苓散	君：泽泻（重用），甘淡性寒，渗湿利水。臣：猪苓、茯苓，渗湿利水，助泽泻渗泄之力；加白术健脾燥湿，运化水湿，扶土制水。佐：桂枝，通阳化气，疏散表邪	若水肿兼有表证者，可与越婢汤合用；水湿壅盛者，可与五皮散合用；泄泻偏于热者，须去桂枝，可加车前子、木通以利水清热	常用于急慢性肾炎、水肿、肝硬化腹水、心源性水肿、急性肠炎、尿潴留、脑积水等属水湿内停者	
防己黄芪汤	君：防己：祛风行水；黄芪：益气固表，且能利水消肿。臣：白术：益气固表，燥湿健脾。佐使：甘草：和中调药（生姜、大枣：调和营卫）	若兼喘者，加麻黄以宣肺平喘；腹痛肝脾不和者，加芍药以柔肝理脾；冲气上逆者，加桂枝以平冲降逆；水湿偏盛，腰膝肿者，加茯苓、泽泻以利水退肿	适用于慢性肾小球肾炎、心源性水肿、风湿性关节炎等属风水、风湿而兼表虚证者	若水湿壅盛肿甚者，非所宜

第四节 温化寒湿

方 名	方 源	组 成	功 用	主 治	辨证要点
苓桂术甘汤	《金匮要略》	茯苓、桂枝、白术、炙甘草	温阳化饮，健脾利湿	中阳不足之痰饮。胸胁支满，目眩心悸，短气而咳，舌苔白滑，脉弦滑或沉紧	治疗中阳不足痰饮病之代表方。临床应用以胸胁支满，目眩心悸，舌苔白滑为辨证要点
真武汤	《伤寒论》	炮附子、茯苓、白术、生姜、白芍药	温阳利水	阳虚水泛证。畏寒肢厥，小便不利，心下悸动不宁，头目眩晕，身体筋肉瞤动，站立不稳，四肢沉重疼痛，浮肿，腰以下为甚；或腹痛，泄泻；或咳喘呕逆。舌质淡胖，边有齿痕，舌苔白滑，脉沉细	温阳利水之基础方。临床应用以小便不利，肢体沉重或浮肿，舌质淡胖，苔白脉沉为辨证要点
实脾散	《重订严氏济生方》	炮附子、干姜、茯苓、白术、木瓜、厚朴、草果仁、木香、槟榔、甘草、生姜、大枣	温阳健脾，行气利水	脾肾阳虚，水气内停之阴水。下半身以下肿甚，手足不温，口中不渴，胸腹胀满，大便溏薄，舌苔白腻，脉沉弦而迟者	治疗脾肾阳虚水肿之常用方。临床应用以身半以下肿甚，胸腹胀满，舌淡苔腻，脉沉迟为辨证要点
萆薢分清散（饮）	《杨氏家藏方》	益智仁、川萆薢、石菖蒲、乌药	温肾利湿，分清化浊	下焦虚寒之膏淋、白浊。小便频数，浑浊不清，白如米泔，凝如膏糊，舌淡苔白，脉沉	主治下焦虚寒淋浊的常用方。临床应用以小便浑浊频数，舌淡苔白，脉沉为辨证要点

方 名	方 解	加减变化	现代运用	注 意
苓桂术甘汤	君：茯苓，健脾利水。臣：桂枝，温阳化气，平冲降逆。佐：白术，健脾燥湿；炙甘草，合桂枝辛甘化阳；合白术益气健脾。使（兼）：炙甘草，调和诸药	咳嗽痰多者，加半夏、陈皮以燥湿化痰；心下痞或腹中有水声者，可加枳实、生姜以消痰散水	适用于慢性支气管炎、支气管哮喘、心源性水肿、慢性肾小球肾炎水肿、梅尼埃病、神经官能症等属水饮停于中焦者	若饮邪化热，咳痰黏稠者，非所宜

（续表）

方名	方解	加减变化	现代运用	注意
真武汤	君：炮附子，温肾暖脾，化气行水。臣：茯苓，利水渗湿；白术，健脾燥湿；佐：生姜，温中散寒，宣散水气；白芍药，利小便以行水气；柔肝缓急止痛；敛阴舒筋	若水寒射肺而咳者，加干姜、细辛温肺化饮，五味子敛肺止咳；阴盛阳衰而下利甚者，去芍药之阴柔，加干姜以助温里散寒；水寒犯胃而呕者，加重生姜用量以和胃降逆，可更加吴茱萸、半夏以助温胃止呕	常用于慢性肾小球肾炎、心源性水肿、甲状腺功能低下、慢性支气管炎、慢性肠炎、肠结核等属脾肾阳虚，水湿内停者	
实脾散	君：炮附子、干姜，温肾温脾，化气行水。臣：茯苓、白术，健脾运湿。佐：木瓜，醒脾化湿，敛津护阴；厚朴、草果仁、木香、槟榔，行气利水。使：甘草、生姜、大枣，益脾和中，调和诸药	若气短乏力，倦惰懒言者，可加黄芪补气以助行水；小便不利，水肿甚者，可加猪苓、泽泻以增利水消肿之功；大便秘结者，可加牵牛子以通利二便	常用于慢性肾小球肾炎、心源性水肿、肝硬化腹水等属于脾肾阳虚气滞者	若属阳水者，非所宜
萆薢分清散	君：萆薢，善于利湿，分清化浊，是治白浊之要药。臣：益智仁，温肾阳，缩小便。佐：乌药，温肾祛寒，暖膀胱以助气化；石菖蒲，芳香化浊，分利小便。使：食盐少许，取其咸入肾经，直达病所之意	若兼虚寒腹痛者，可加肉桂、盐茴以温中祛寒；久病气虚者，可加黄芪、白术以益气祛湿 适用于乳糜尿、慢性前列腺炎、慢性肾盂肾炎、慢性肾炎、慢性盆腔炎等下焦虚寒，湿浊不化者	湿热白浊则非所宜	

记忆处方——重理解活思维

类方比较：真武汤与实脾散

(1) 均能温补脾肾、助阳行水，同治脾肾阳虚、阳不化气、水气内停之小便不利、水肿、苔白脉沉等阴水证。

(2) 真武汤偏于温肾利水，主治肾阳虚之水肿。症见小便不利、水肿、腹痛、兼阴随阳伤之身瞤动者。

(3) 实脾散偏于温补脾阳兼行气导滞之功，主治脾阳虚水停气滞之水肿。症见胸腹胀满、食减便溏、舌苔白腻。

第五节 祛风胜湿

方名	方源	组成	功用	主治	辨证要点
羌活胜湿汤	《脾胃论》	羌活、独活、藁本、防风、甘草（炙）、蔓荆子、川芎	祛风，胜湿，止痛	风湿在表之痹证。肩背痛不可回顾，头痛身重，或腰脊疼痛，难以转侧，苔白，脉浮	长于祛风胜湿止痛，主治风湿在表之头身重痛而表证不明显者。临床应用以头身重痛或腰脊疼痛，苔白脉浮为辨证要点
独活寄生汤	《备急千金要方》	独活、细辛、秦艽、防风、肉桂心、桑寄生、杜仲、牛膝、当归、川芎、干地黄、芍药、人参、茯苓、甘草	祛风湿，止痹痛，益肝肾，补气血	痹证日久，肝肾两虚，气血不足证。腰膝疼痛、痿软，肢节屈伸不利，或麻木不仁，畏寒喜温，心悸气短，舌淡苔白，脉细弱	治疗久痹而致肝肾两虚，气血不足证之常用方。临床应用以腰膝冷痛，肢节屈伸不利，心悸气短，脉细弱为辨证要点

方　名	方　解	加减变化	现代运用	注　意
羌活胜湿汤	君：羌活，祛上部风湿；独活，祛下部风湿；两者祛风除湿，散寒止痛。臣：防风、藁本，止头痛；川芎，活血行气。佐：蔓荆子，祛风止痛。使：甘草调和诸药	若湿邪较重，肢体酸楚甚者，可加苍术、细辛以助祛湿通络；郁久化热者，宜加黄芩、黄柏、知母等清里热	适用于风湿性关节炎、类风湿关节炎、骨质增生症、强直性脊柱炎等属风湿在表者	
独活寄生汤	君：独活，祛风散寒，除湿止痛。臣：细辛、秦艽、防风、肉桂心，祛风湿，止痹痛；桑寄生、杜仲、牛膝，祛风湿，补肝肾，强筋骨；当归、川芎、干地黄、芍药，养血和血；人参、茯苓、甘草，益气健脾。使(兼)：甘草，合白芍药缓急舒筋，调和诸药	痹证疼痛较剧者，可酌加制川乌、制草乌、白花蛇等以助搜风通络，活血止痛；寒邪偏盛者，酌加附子、干姜以温阳散寒；湿邪偏盛者，去地黄，酌加防己、薏苡仁、苍术以祛湿消肿；正虚不甚者，可减地黄、人参	常用于慢性关节炎、类风湿关节炎、风湿性坐骨神经痛、腰肌劳损、骨质增生症、小儿麻痹等属风寒湿痹日久，正气不足者	痹证之属湿热实证者忌用

考研专题——看未来展宏图

1. 其有利湿化浊、清热解毒功用的方剂是　(48/2010)

A. 连朴饮　　B. 三仁汤　　C. 八正散　　D. 甘露消毒丹

答案：D。甘露消毒丹利湿化浊，清热解毒。八正散清热泻火，利水通淋。连朴饮清热化湿，理气和中。三仁汤宣畅气机，清利湿热。

2. 三仁汤中配伍杏仁的用意是　(55/2010)

A. 宣利上焦肺气　B. 宣肺止咳平喘　C. 化痰降气平喘　D. 降气润肠通便

答案：A。三仁汤(《温病条辨》)组成为杏仁、白蔻仁、薏苡仁、半夏、厚朴、滑石、通草、竹叶，功用为宣畅气机、清利湿热。方中杏仁的作用为宣畅肺气，通调水道(宣上)。

3. 独活寄生汤的组成中不含有的药物是　(46/2009)

A. 杜仲、牛膝、细辛　B. 秦艽、防风、川芎　C. 人参、甘草、茯苓　D. 白术、荆芥、桂枝

答案：D。独活寄生汤的药物组成为独活、桑寄生、杜仲、牛膝、细辛、秦艽、茯苓、肉桂心、防风、川芎、人参、甘草、当归、芍药、干地黄。

4. 下列方剂中，组成药物含附子的是　(156/2009)

A. 实脾散　　B. 温经汤　　C. 乌梅丸　　D. 补阳还五汤

答案：AC。实脾散：炮附子、干姜、茯苓、白术、木瓜、厚朴、草果仁、木香、槟榔、甘草、生姜、大枣。温经汤：吴茱萸、桂枝、当归、川芎、芍药、牡丹皮、阿胶、麦门冬、人参、甘草、半夏、生姜。乌梅丸：乌梅、细辛、干姜、黄连、当归、附子、蜀椒、桂枝、黄柏、人参。补阳还五汤：生黄芪、当归尾、地龙、赤芍药、川芎、桃仁、红花。

5. 完带汤的功用特点是　(48/1992)

A. 健脾化湿止带，兼以清热　B. 健脾收涩止带，兼以化湿　C. 健脾化湿止带，兼以疏肝

D. 益气健脾和营，兼以止带　E. 健脾渗湿止带，兼以养血

答案：C。完带汤健脾疏肝，化湿止带。

6. 连朴饮的功用是　(49/2003)

A. 解表化湿，理气和中　B. 清热化湿，理气和中　C. 宣畅气机，清利湿热

D. 行气降浊，宣化寒痰　E. 温中行气，燥湿除满

答案：B。

7. 真武汤的组成药物除白术、茯苓、芍药外，其余是　(45/2006)

A. 炮附子、干姜　B. 生附子、人参　C. 炮附子、干姜

D. 生附子、干姜　E. 炮附子、生姜

答案：E。

8. 实脾散证的病因病机是 (48/1996)

A. 脾阳不足，冷积内结　B. 脾胃虚弱，痰食阻滞　C. 脾虚气滞，饮食停聚

D. 脾胃虚弱，饮食不化　E. 脾肾阳虚，水气内停

答案：E。实脾散证的病因病机是脾肾阳虚，阳不化水，水气内停。

9. 平胃散的功用是 (48/2002)

A. 清胆利湿，和胃化痰　B. 燥湿运脾，行气和胃　C. 行气消痞，健脾和胃

D. 行气温中，燥湿除满　E. 清胃凉血，降逆止呕

答案：B。

10. 原方用法要求药后"多饮暖水"的是 (44/1995)

A. 生脉散　B. 五苓散　C. 玉屏风散　D. 桑螵蛸散　E. 天台乌药散

答案：B。五苓散用法："……日三服，多饮暖水，汗出愈……"

11. 下元虚寒，症见小便白浊，频数无度，尿如米泔，凝如膏糊者，治宜选用 (54/1993)

A. 缩泉丸　B. 桑螵蛸散　C. 萆薢分清饮　D. 水陆二仙丹　E. 以上都不宜

答案：C。萆薢分清饮治疗虚寒白浊，症见小便白浊，频数无度，尿如米泔，凝如膏糊。

12. 以温阳健脾，行气利水为主要功用的方剂是 (50/2003)

A. 温脾汤　B. 健脾丸　C. 实脾散　D. 归脾汤　E. 真武汤

答案：C。

13. 真武汤是属于什么治法的方剂 (38/1990)

A. 温阳利水　B. 益气行水　C. 渗湿利水　D. 化气利水　E. 补肾利水

答案：A。

14. 某患者，一身悉肿，肢体沉重，心腹胀满，上气喘急，小便不利，舌苔白腻，脉沉缓，治宜选用的方剂是 (54/2001)

A. 五苓散　B. 五皮散　C. 猪苓汤　D. 真武汤　E. 实脾散

答案：B。五皮散主治皮水。

15. 完带汤主治证候所涉及的脏腑是 (51/1999,45/2004)

A. 心、脾　B. 脾、肾　C. 肝、肾　D. 肝、脾　E. 脾、肺

答案：D。完带汤治疗脾虚肝郁，湿浊带下，病在肝脾。

16. 外感于寒，内伤于湿，症见恶寒发热，头痛头重，无汗胸闷，腹痛吐泻，舌苔白腻，脉浮而细软者，治宜选用 (54/1996)

A. 新加香薷散　B. 藿香正气散　C. 羌活胜湿汤　D. 九味羌活汤　E. 以上都不适宜

答案：B。藿香正气散治疗外感风寒，内伤湿滞，症见霍乱吐泻，恶寒发热，腹痛。

17. 真武汤中配伍芍药的用意是 (48/1999)

A. 益阴和营　B. 益阴敛阴　C. 缓急止痛　D. 酸敛护阴　E. 敛阴缓急

答案：E。真武汤中配伍芍药的用意是：①利小便以行水气；②柔肝以止腹痛；③敛阴舒筋以止筋惕肉。

18. 卫外不固，汗出恶风，身重，小便不利，舌淡苔白，脉浮者，治宜选用 (53/1993)

A. 玉屏风散　B. 五皮散　C. 桂枝汤　D. 防己黄芪汤　E. 防己茯苓汤

答案：D。防己黄芪汤治疗风水或风湿，症见汗出恶风，身重，小便不利，舌淡苔白，脉浮。

19. 患者汗出恶风，身重，小便不利，舌淡苔白，脉浮。治宜选用 (53/2002)

A. 玉屏风散　B. 消风散　C. 桂枝汤　D. 防己黄芪汤　E. 羌活胜湿汤

答案：D。防己黄芪汤治疗风水或风湿。

20. A. 桂枝汤　B. 玉屏风散　C. 防己黄芪汤　D. 炙甘草汤　E. 补中益气汤

(1) 汗出恶风，身重，小便不利，舌淡苔白，脉浮者，治宜选用 (85/1991)

(2) 汗出恶风，面色白，舌淡苔薄白，脉浮虚软者，治宜选用 (86/1991)

答案：(1) C；(2) B。防己黄芪汤主治风水或风湿，症见汗出恶风，身重，小便不利，舌淡苔白，脉浮；玉屏风散主治表虚自汗，症见汗出恶风，面色白，舌淡苔薄白，脉浮虚软。

21. A. 解表化湿，理气和中　　B. 清热化湿，理气和中
C. 宣畅气机，清热利湿　　D. 行气降浊，宣化寒湿
E. 温中行气，燥湿除满
(1) 连朴饮的功用是　(89/2000)
(2) 鸡鸣散的功用是　(90/2000)
答案：(1) B；(2) D。

22. A. 清胆利湿，化痰和胃　　B. 清热祛湿，利胆退黄
C. 泻火凉肝，清热利湿　　D. 利湿化浊，清热解毒
E. 清热泻火，利水通淋
(1) 八正散的功用是　(89/2001)
(2) 甘露消毒丹的功用是　(90/2001)
答案：(1) E；(2) D。

23. A. 五皮散　B. 实脾散　C. 完带汤　D. 革薢分清饮　E. 苓桂术甘汤
(1) 功用为温阳健脾、行气利水的方剂是　(91/2002)
(2) 功用为温阳化饮、健脾利湿的方剂是　(92/2002)
答案：(1) B；(2) E。

24. A. 解表散寒　B. 温阳化气　C. 两者均是　D. 两者均非
(1) 桂枝在五苓散中的作用是　(113/1999)
(2) 桂枝在苓桂术甘汤中的作用是　(114/1999)
答案：(1) C；(2) B。五苓散中佐以桂枝，既解表散寒，又可以内助膀胱化气。桂枝在苓桂术甘汤中的作用是温阳化饮。

25. A. 化湿和胃　B. 敛阴护阴　C. 两者均是　D. 两者均非
(1) 木瓜在实脾散中的作用是　(113/2001)
(2) 芍药在真武汤中的作用是　(114/2001)
答案：(1) C；(2) B。实脾散中配伍木瓜意在芳香醒脾而化湿，并可敛阴护阴。真武汤中配伍芍药其意为：①利小便以行水气；②柔肝以止腹痛；③敛阴舒筋以止筋惕肉瞤。

26. 甘露消毒丹证的主要临床表现是　(136/2004)
A. 发热倦怠　B. 胸闷腹胀　C. 身黄颐肿　D. 吐泻淋浊
答案：ABCD。甘露消毒丹治疗湿温时疫，症见发热倦怠，胸闷腹胀，肢酸咽肿，咽肿口渴，小便短赤，泄泻淋浊等。

27. 完带汤所治带下证的病因病机是　(143/1991)
A. 肝气郁滞　B. 脾不健运　C. 带脉失约　D. 湿浊下注
答案：ABCD。完带汤证的病因病机是脾虚肝郁，湿浊下注，带脉失约。

28. 猪苓汤主治证候的病因病机是　(147/1994)
A. 水热互结　B. 邪热伤阴　C. 气化不利　D. 津液不布
答案：ABCD。猪苓汤证的病机是伤寒之邪入传阳明或少阳而化热，水热互结，气化不利，津液不布，邪热伤阴。

29. 人参、白术同用的方剂是　(146/1999)
A. 完带汤　B. 健脾丸　C. 真人养脏汤　D. 枳实消痞丸
答案：ABCD。四方都含有人参、白术。

30. 苓桂术甘汤中桂枝的配伍意义是　(149/1996)
A. 温阳化饮　B. 化气利水　C. 平冲降逆　D. 散寒止痛
答案：ABC。苓桂术甘汤中配伍桂枝意在温阳化饮，平冲降逆，苓桂相和以温阳化气、利水。

31. 下列选项中，属于实脾散组成的药物的是　(51/2007)
A. 生姜、芍药　B. 猪苓、滑石　C. 厚朴、木香　D. 苍术、陈皮
答案：C。实脾散温阳健脾，行气利水，主治阳虚水肿。方歌实脾苓术与木瓜，甘草木香大腹加；草果姜附兼厚朴，虚寒阴水效堪夸。

课后巩固——练知识增考技

一、填空题

1. 桂枝在五苓散中的作用是________，在苓桂术甘汤中的作用是________，在当归四逆汤中的作用是________。

2. 黄芪在防己黄芪汤中的作用是________，在玉屏风散中的作用是________，在补中益气汤中的作用是________。

3. 五皮散中的五皮是指桑白皮、大腹皮、________、________和________。

4. 苓桂术甘汤主治________，________所致的________病。

5. 真武汤主治________，________证，和太阳病发汗太过，________证。

6. 白芍药在真武汤中的作用是一者________；一者________；一者________。

7. 萆薢分清饮主治________，________所致的________证。

8. 甘露消毒丹的君药是________和________。

9. 杏仁在三仁汤中的作用是________，在麻子仁丸中的作用是________，在桑杏汤中的作用是________。

二、名词解释

1. 祛湿剂　　3. 清热祛湿　　4. 利水渗湿　　5. 温化水湿

2. 化湿和胃

三、简答题

1. 试述桂枝在五苓散、苓桂术甘汤、炙甘草汤、桃核承气汤中的作用特点。
2. 试述五苓散的配伍特点。
3. 试述白芍在真武汤中的配伍意义。
4. 试述苓桂术甘汤的配伍特点。
5. 试述猪苓汤的配伍特点。
6. 简述水湿为病与脏腑的关系。
7. 简述祛湿剂的使用注意事项。
8. 试述大黄在茵陈蒿汤、八正散、大承气汤中的作用特点。
9. 简述三仁汤的配伍特点。
10. 试述三仁汤中“三仁”的配伍意义。

四、论述题

1. 试比较平胃散与藿香正气散功效、主治的异同。
2. 试比较五苓散与苓桂术甘汤功效、主治的异同。
3. 试比较真武汤与实脾散功效、主治的异同。
4. 试比较八正散与小蓟饮子功效、主治的异同。
5. 试述对苓桂术甘汤体现“病痰饮者，当以温药和之”的理解。
6. 试述藿香正气散的组成原则。
7. 试述真武汤的组成原则。

五、选择题

【单选题】

1. 苓桂术甘汤的君药是
A. 茯苓 B. 白术 C. 桂枝 D. 甘草 E. 茯苓、桂枝
2. 平胃散组成中无
A. 苍术 B. 白术 C. 厚朴 D. 甘草 E. 大枣
3. 平胃散的功用是
A. 燥湿运脾,行气和胃 B. 解表化湿,理气和中 C. 行气温中,燥湿除满
D. 益气健脾,渗湿止泻 E. 温阳健脾,行气利水
4. 平胃散与藿香正气散的共有药物是
A. 苍术、白术 B. 厚朴、陈皮 C. 白术、茯苓 D. 苍术、厚朴 E. 厚朴、白术
5. 组成中同时含有栀子与大黄的方是
A. 八正散 B. 黄连解毒汤 C. 大承气汤 D. 龙胆泻肝汤 E. 芍药汤
6. 真武汤与实脾散的共同药物是
A. 附子、干姜 B. 附子、甘草 C. 生姜、大枣 D. 干姜、生姜 E. 附子、白术
7. 组成中有木瓜的方是
A. 萆薢分清饮 B. 实脾散 C. 藿香正气散 D. 三仁汤 E. 平胃散
8. 宣上畅中渗下的主要代表方剂是
A. 三仁汤 B. 藿香正气散 C. 甘露消毒丹 D. 藿朴夏苓汤 E. 黄芩滑石汤
9. 组成中无桂枝的方是
A. 五苓散 B. 猪苓汤 C. 炙甘草汤 D. 麻黄汤 E. 桃核承气汤
10. 真武汤组成中无
A. 生姜 B. 附子 C. 大枣 D. 白芍药 E. 白术
11. 三仁汤组成中无
A. 杏仁 B. 竹叶 C. 生薏苡仁 D. 白蔻仁 E. 草蔻仁
12. 连朴饮的功用是
A. 利湿化浊,清热解毒 B. 燥湿运脾,行气和胃 C. 清热化湿,理气和中
D. 疏风解表,化湿和中 E. 清热利湿,疏风止痛
13. 具有清热利湿退黄功用的方是
A. 三仁汤 B. 茵陈蒿汤 C. 八正散 D. 甘露消毒丹 E. 二妙散
14. 具有温阳健脾,行气利水功用的方是
A. 真武汤 B. 五苓散 C. 实脾散 D. 平胃散 E. 厚朴浊中汤
15. 真武汤的功用是
A. 温化痰饮 B. 温阳健脾 C. 除寒祛湿 D. 温阳利水 E. 五皮散
16. 苓桂术甘汤的功用是
A. 温阳化饮,健脾利湿 B. 利水渗湿,温阳化气 C. 行气温中,燥湿除满
D. 温中祛寒,健脾利湿 E. 温壮脾肾,利水消肿
17. 以下哪项不是防己黄芪汤的功用
A. 益气 B. 健脾 C. 祛风 D. 利水 E. 温阳
18. 具有益气祛风,健脾利水功效的方剂是
A. 五苓散 B. 藿香正气散 C. 羌活胜湿汤 D. 防己黄芪汤 E. 理中丸
19. 苓桂术甘汤中桂枝的作用是
A. 平冲降逆 B. 发汗解表 C. 温阳化饮 D. 温经通络 E. 温阳健脾
20. 五苓散与猪苓汤的共同药物是
A. 茯苓、泽泻 B. 茯苓、白术 C. 猪苓、滑石 D. 泽泻、阿胶 E. 猪苓、阿胶

21. 甘露清毒丹与三仁汤的共同药物是
A. 白蔻仁、白通草 B. 滑石、木通 C. 杏仁、白蔻仁 D. 滑石、白蔻仁 E. 白蔻仁、木通
22. 甘露消毒丹与萆薢分清饮的共同药物是
A. 川萆薢 B. 滑石 C. 石菖蒲 D. 绵茵陈 E. 木通
23. 具有利水清热养阴功用的方是
A. 五苓散 B. 猪苓汤 C. 八正散 D. 三仁汤 E. 六味地黄丸
24. 具有利水渗湿，温阳化气功用的是
A. 苓桂术甘汤 B. 猪苓汤 C. 五苓散 D. 真武汤 E. 厚朴温中汤
25. 八正散的功用是
A. 清心泄热，利水养阴 B. 凉血止血，利水通淋 C. 清热泻火，利水通淋
D. 淡渗利水，清热养阴 E. 清肝胆实火，除下焦湿热
26. 患者身半以下肿甚，手足不温，口中不渴，胸腹胀满，大便溏薄，舌苔白腻，脉沉弦而迟者。治宜
A. 厚朴温中汤 B. 真武汤 C. 实脾散 D. 防己黄芪汤 E. 平胃散
27. 真武汤治证的表现无
A. 小便不利 B. 肢体沉重水肿 C. 口渴喜饮 D. 心悸头眩 E. 筋惕肉瞤
28. 中阳不足，饮停心下之痰饮证。治宜
A. 二陈汤 B. 苓桂术甘汤 C. 五苓散 D. 温胆汤 E. 小青龙汤
29. 患者脘腹胀满，不思饮食，呕吐恶心，嗳气吞酸，肢体沉重，怠惰嗜卧，常多自利，舌苔白腻而厚，脉缓。治宜
A. 平胃散 B. 厚朴温中汤 C. 枳实消痞丸 D. 实脾散 E. 保和丸
30. 外感风寒，内伤湿滞之霍乱吐泻证。治宜
A. 小青龙汤 B. 香薷散 C. 藿香正气散 D. 五苓散 E. 连朴饮
31. 具有宣畅气机，清利湿热功用的方是
A. 三仁汤 B. 八正散 C. 二妙散 D. 龙胆泻肝汤 E. 茵陈蒿汤
32. 甘露消毒丹的功用是
A. 清热利湿退黄 B. 清热燥湿 C. 清热化湿，理气和中
D. 清热解毒，疏风散邪 E. 利湿化浊，清热解毒
33. 以下哪项不是实脾散的功用
A. 温阳 B. 滋肾 C. 健脾 D. 行气 E. 利水
34. 患者小便频数，白如米泔，凝如膏糊，舌淡苔白，脉沉。治宜
A. 真武汤 B. 萆薢分清饮 C. 缩泉丸 D. 桑螵蛸散 E. 肾气丸
35. 以下哪方所治病证无“小便不利”的表现
A. 五苓散 B. 真武汤 C. 实脾散 D. 八正散 E. 桃仁承气汤
36. 患者一身面目俱黄，黄色鲜明，腹微满，口中渴，小便短赤，舌苔黄腻，脉沉数等。治宜
A. 甘露消毒丹 B. 茵陈蒿汤 C. 黄连解毒汤 D. 茵陈四逆汤 E. 茵陈五苓散
37. 患者尿频尿急，溺时涩痛，淋沥不畅，尿色浑赤，甚则癃闭不通，小腹急满，口燥咽干，舌苔黄腻，脉滑数。治宜
A. 龙胆泻肝汤 B. 小蓟饮子 C. 二妙散 D. 八正散 E. 导赤散
38. 湿温初起，邪在气分，湿重于热之午后发热证。治宜
A. 青蒿鳖甲汤 B. 清营汤 C. 补中益气汤 D. 三仁汤 E. 丹栀逍遥散
39. 患者发热倦怠，胸闷腹胀，肢倦咽肿，身目发黄，身肿口渴，小便短赤，泄泻淋浊，舌苔淡白或厚腻或干黄。治宜
A. 茵陈蒿汤 B. 黄连解毒汤 C. 八正散 D. 普济消毒饮 E. 甘露消毒丹
40. 连朴饮治证的表现无
A. 上吐下泻 B. 胸脘痞闷 C. 心烦躁扰 D. 小便短赤 E. 舌苔白腻，脉滑

41. 苓桂术甘汤治证的表现无
A. 胸胁支满　B. 目眩心悸　C. 短气而咳
D. 舌苔白滑，脉弦滑　E. 哮鸣气喘

42. 患者一身悉肿，肢体沉重，心腹胀满，上气喘急，小便不利，以及妊娠水肿等，苔白腻，脉沉缓。治宜选方
A. 五皮散　B. 真武汤　C. 实脾散　D. 防已黄芪汤　E. 五苓散

43. 猪苓汤治证的表现无
A. 心烦不寐　B. 发热咳嗽　C. 呕恶下利　D. 口渴不喜饮　E. 小便不利

44. 外有风寒，内停水湿之小便不利证。治宜
A. 猪苓汤　B. 五苓散　C. 五皮散　D. 真武汤　E. 实脾散

45. 二妙散治证的表现无
A. 两足萎软　B. 足膝红肿疼痛　C. 湿热带下　D. 小便涩痛　E. 下部湿疮

46. 五苓散治证的表现无
A. 头痛微热　B. 头眩心悸　C. 短气而咳　D. 小便自利　E. 水肿泄泻

47. 革薢分清饮的君药是
A. 石菖蒲　B. 革薢　C. 乌药　D. 益智仁　E. 革薢、石菖蒲

48. 实脾散的君药是
A. 白术、茯苓　B. 附子、白术　C. 干姜、白术　D. 附子、干姜　E. 附子、生姜

49. 有关真武汤组成原则的论述，以下哪项有错误
A. 炮附子为君，温壮脾肾之阳，以化气行水
B. 茯苓、白术为臣，健脾利水，使水气从小便而出
C. 生姜为佐，既助君药温阳祛寒，又助臣药辛散水湿
D. 白芍药为佐，利小便以行水气
E. 白芍药为佐，调和营卫

【多选题】

50. 与藿香正气散组成无关的药物是
A. 白芷　B. 枳实　C. 防风　D. 半夏曲　E. 苍术

51. 组成中不含大黄的方剂是
A. 茵陈蒿汤　B. 八正散　C. 甘露消毒丹　D. 实脾散　E. 三仁汤

52. 平胃散与藿香正气散共同的药物是
A. 苍术　B. 厚朴　C. 陈皮　D. 生姜　E. 大枣

53. 平胃散与藿香正气散共同的功用是
A. 燥湿　B. 运脾　C. 理气　D. 和胃　E. 解表

54. 藿香正气散治证的病机是
A. 湿热外感　B. 湿热下注　C. 水热互结　D. 外感风寒　E. 内伤湿滞

55. 藿香正气散治证的表现有
A. 霍乱吐泻　B. 恶寒发热　C. 脘腹疼痛　D. 头痛　E. 舌苔黄腻

56. 茵陈蒿汤与八正散的共同药物是
A. 茵陈蒿　B. 栀子　C. 大黄　D. 滑石　E. 木通

57. 茵陈蒿汤的功用是
A. 祛痰　B. 疏肝　C. 清热　D. 利湿　E. 退黄

（选择题答案：1. A　2. B　3. A　4. B　5. A　6. E　7. B　8. A　9. B　10. C　11. E　12. C　13. B　14. C　15. D　16. A　17. E　18. D　19. A　20. D　21. D　22. C　23. D　24. C　25. C　26. C　27. C　28. B　29. A　30. C　31. A　32. E　33. B　34. B　35. E　36. B　37. D　38. D　39. E　40. E　41. E　42. A　43. D　44. B　45. D　46. D　47. B　48. D　49. E　50. BCE　51. CDE　52. BCDE　53. ABCD　54. BDE　55. ABCD　56. BC　57. CDE）

第十六章　祛　痰　剂

课堂记录——听要点抓考点

1. 组成：化痰药为主。
2. 作用：排除或消解痰饮。
3. 主治证：各种痰病。
4. 分类与适应证

	(1) 燥湿化痰	(2) 清热化痰	(3) 润燥化痰	(4) 温化寒痰	(5) 化痰熄风
主治证	湿痰证	热痰证	燥痰证	寒痰证	风痰证
代表方	二陈汤、温胆汤等	清气化痰丸、小陷胸汤	贝母瓜蒌散	苓甘五味姜辛汤	半夏白术天麻汤

5. 使用注意

(1) 辨别痰病的性质，分清寒热燥湿的不同。

(2) 治痰剂中每多配伍健脾祛湿药、理气药。

(3) 痰流经络、肌腠而为瘰疬、痰核者，常配伍软坚散结药。

第一节　燥湿化痰

方名	方源	组成	功用	主治	辨证要点
二陈汤	《太平惠民和剂局方》	半夏、橘红、茯苓、生姜、乌梅、甘草	燥湿化痰，理气和中	湿痰证。咳嗽痰多，色白易咯，恶心呕吐，胸膈痞闷，肢体困重，或头眩心悸，舌苔白滑或腻，脉滑	燥湿化痰的基础方。临床应用以咳嗽，呕恶，痰多色白易咯，舌苔白腻，脉滑为辨证要点
温胆汤	《三因极一病证方论》	半夏、竹茹、枳实、陈皮、茯苓、甘草、生姜、大枣	理气化痰，和胃利胆	胆郁痰扰证。胆怯易惊，头眩心悸，心烦不眠，夜多易梦；或呕恶呃逆，眩晕，癫痫。苔白腻，脉弦滑	治疗胆郁痰扰所致不眠、惊悸、呕吐以及眩晕、癫痫证的常用方。临床应用以心烦不寐，眩悸呕恶，苔白，腻，脉弦滑为辨证要点

方名	方解	加减变化	现代运用	注意
二陈汤	君：半夏，燥湿化痰，和胃降逆。臣：橘红，理气行滞，燥湿化痰；茯苓，健脾渗湿；生姜，制约半夏之毒；助半夏化痰降逆、和胃止呕；乌梅，收敛肺气。佐使：甘草，健脾和中，调和诸药	加减化裁，可用于多种痰证。治湿痰，可加苍术、厚朴以增燥湿化痰之力；治热痰，可加胆星、瓜蒌以清热化痰；治寒痰，可加干姜、细辛以温化寒痰；治风痰眩晕，可加天麻、僵蚕以化痰熄风；治食痰，可加莱菔子、麦芽以消食化痰；治郁痰，可加香附、青皮、郁金以解郁化痰；治痰流经络之瘰疬、痰核，可加海藻、昆布、牡蛎以软坚化痰	常用于慢性支气管炎、慢性胃炎、梅尼埃病、神经性呕吐等属湿痰者	因性燥，故燥痰者慎用；吐血、消渴、阴虚、血虚者忌用

（续表）

方名	方解	加减变化	现代运用	注意
温胆汤	君：半夏，燥湿化痰，降逆和胃。臣：竹茹，清胆和胃，止呕除烦。佐：枳实、陈皮，理气化痰；茯苓，健脾利湿。使：甘草，和中调药；生姜、大枣，调和脾胃，制约半夏之毒	若心热烦甚者，加黄连、山栀、豆豉以清热除烦；失眠者，加琥珀粉、远志以宁心安神；惊悸者，加珍珠母、生牡蛎、生龙齿以重镇定惊；呕吐呃逆者，酌加苏叶或梗、枇杷叶、旋覆花以降逆止呕；眩晕，可加天麻、钩藤以平肝熄风；癫痫抽搐，可加胆星、钩藤、全蝎以熄风止痉	常用于神经官能症、急慢性胃炎、消化性溃疡、慢性支气管炎、梅尼埃病、更年期综合征、癫痫等属胆郁痰扰者	

第二节 清热化痰

方名	方源	组成	功用	主治	辨证要点
清气化痰丸	《医方考》	胆南星、瓜蒌仁、黄芩、枳实、橘红、茯苓、杏仁、半夏	清热化痰，理气止咳	痰热咳嗽。咳嗽气喘，咯痰黄稠，胸膈痞闷，甚则气急呕恶，烦躁不宁，舌质红，苔黄腻，脉滑数	治疗痰热咳嗽的常用方。临床应用以咯痰黄稠，胸膈痞闷，舌红苔黄腻，脉滑数为辨证要点
小陷胸汤	《伤寒论》	黄连、半夏、瓜蒌实	清热化痰，宽胸散结	痰热互结证。胸脘痞闷，按之则痛，或心胸闷痛，或咳痰黄稠，舌红苔黄腻，脉滑数	治疗痰热结胸的常用方。临床应用以胸脘痞闷，按之则痛，舌红苔黄腻，脉滑数为辨证要点

方名	方解	加减变化	现代运用
清气化痰丸	君：胆南星，清热化痰。臣：瓜蒌仁，清肺化痰，导痰热从大便而下；黄芩，清肺降火。佐：枳实、橘红：行气化痰，理气宽胸；茯苓：健脾渗湿；杏仁：宣利肺气；半夏：燥湿化痰散结	若痰多气急者，可加鱼腥草、桑白皮；痰黏稠胶着难咯者，可减半夏用量，加青黛、蛤粉；恶心呕吐明显者，加竹茹；烦躁不眠者，可去黄芩，加清热除烦之黄连、山栀，并酌加琥珀粉、远志等宁心安神之品	常用于肺炎、急性支气管炎、慢性支气管炎急性发作等属痰热内结者
小陷胸汤	君：瓜蒌实，甘寒，清热涤痰，宽胸散结。臣：黄连，苦寒泄热除痞。佐：半夏，辛温化痰散结	方中加入破气除痞之枳实，可提高疗效。若心胸闷痛者，加柴胡、桔梗、郁金、赤芍药等以行气活血止痛；咳痰黄稠难咯者，可减半夏用量，加胆南星、杏仁、贝母等以清润化痰	常用于急性胃炎、胆囊炎、肝炎、冠心病、肺心病、急性支气管炎、胸膜炎、胸膜粘连等属痰热互结心下或胸膈者

小陷胸汤与大陷胸汤皆主治热实结胸，但病因、病位、病情、病势不尽相同，故方有大、小陷胸之分。小陷胸汤证为痰热互结心下，病位局限，病情相对较轻，病势较缓，仅见胸脘痞闷、按之始痛、脉象浮滑，故用瓜蒌与黄连、半夏相伍，清热涤痰散结。大陷胸汤证为水热互结心下，涉及胸腹，病情较重，病势较急，可见心下痛，按之石硬，甚则从心下至少腹硬满而痛不可近，脉象沉紧，故用大黄、芒硝与甘遂配伍，泻热逐水破结。

第三节 润燥化痰

方名	贝母瓜蒌散
方源	《医学心悟》
组成	贝母、瓜蒌、天花粉、橘红、茯苓、桔梗
主治	燥痰咳嗽。咳嗽呛急，咯痰不爽，涩而难出，咽喉干燥哽痛，苔白而干
辨证要点	治疗燥痰证的常用方。临床应用以咳嗽呛急，咯痰难出，咽喉干燥，苔白而干为辨证要点

（续表）

方 解	君：贝母，润肺清热，化痰止咳。臣：瓜蒌，润肺清热，理气化痰。佐：天花粉，润燥生津，清热化痰；橘红，理气化痰；茯苓，健脾渗湿；桔梗，宣肺利气
加减变化	如兼感风邪，咽痒而咳，微恶风者，可加桑叶、杏仁、蝉蜕、牛蒡子等宣肺散邪；燥热较甚，咽喉干涩哽痛明显者，可加麦门冬、玄参、生石膏等清燥润肺；声音嘶哑、痰中带血者，可去橘红，加南沙参、阿胶、白及等养阴清肺，化痰止血
现代运用	可用于肺结核、肺炎等属燥痰证者
注 意	对于肺肾阴虚，虚火上炎之咳嗽，则非所宜

第四节 温化寒痰

方 名	苓甘五味姜辛汤
方 源	《金匮要略》
组 成	干姜、细辛、茯苓、五味子、甘草
功 用	温肺化饮
主 治	寒饮咳嗽。咳痰量多，清稀色白，或喜唾涎沫，胸满不舒，舌苔白滑，脉弦滑
辨证要点	治寒饮咳嗽的常用方。临床应用以咳嗽痰多稀白，舌苔白滑，脉象弦滑为辨证要点
方 解	君：干姜，温肺散寒以化饮，温运脾阳以化湿。臣：细辛，温肺散寒；茯苓，健脾渗湿。佐：五味子，敛肺止咳，配伍细辛、干姜，散中有收。使：甘草，和中调药
加减变化	若痰多欲呕者，加半夏以温化寒痰，降逆止呕；咳甚喘急者，加杏仁、厚朴以降气止咳；脾虚食少者，可加人参、白术、陈皮等以益气健脾
现代运用	常用于慢性支气管炎、肺气肿等属寒饮内停者
注 意	凡肺燥有热、阴虚咳嗽、痰中带血者，忌用

第五节 化痰熄风

方 名	半夏白术天麻汤
方 源	《医学心悟》
组 成	半夏、天麻、白术、茯苓、橘红、甘草、生姜、大枣
功 用	化痰熄风，健脾祛湿
主 治	风痰上扰证。眩晕，头痛，胸膈痞闷，恶心呕吐，舌苔白腻，脉弦滑
辨证要点	治风痰眩晕、头痛的常用方。临床应用以眩晕头痛，舌苔白腻，脉弦滑为辨证要点
方 解	君：半夏，燥湿化痰，降逆止呕；天麻，平肝熄风。臣：白术、茯苓，健脾运湿。佐：橘红，理气化痰。使：甘草、生姜、大枣，和中调药；制约半夏之毒
加减变化	若眩晕较甚者，可加僵蚕、胆南星等以加强化痰熄风之力；头痛甚者，加蔓荆子、白蒺藜等以祛风止痛；呕吐甚者，可加代赭石、旋覆花以镇逆止呕；兼气虚者，可加党参、生黄芪以益气；湿痰偏盛，舌苔白滑者，可加泽泻、桂枝以渗湿化饮
现代运用	常用于耳源性眩晕、高血压病、神经性眩晕、癫痫、面神经瘫痪等属风痰上扰者
注 意	阴虚阳亢，气血不足所致之眩晕，不宜使用

考研专题——看未来展宏图

1. 温胆汤(《三因方》)的组成药物除半夏、竹茹、生姜、大枣外，其余是 (42/2001)

A. 陈皮、枳实、白茯苓、生甘草 B. 橘红、枳实、白茯苓、炙甘草 C. 橘红、枳壳、赤茯苓、生甘草

D. 陈皮、枳壳、赤茯苓、炙甘草 E. 陈皮、枳壳、白茯苓、生甘草

答案：B。温胆汤组成为橘红、枳实、白茯苓、炙甘草、半夏、竹茹、生姜、大枣。

2. 胆胃不和，痰热内扰，症见虚烦不眠，惊悸不宁，或呕吐呃逆者，治宜选用 (53/1994)

A. 蒿芩清胆汤 B. 温胆汤 C. 清气化痰丸 D. 小陷胸汤 E. 礞石滚痰丸

答案：B。

3. 二陈汤治疗“风痰”,《医方集解》加减法中指明应加用的药物是 (50/2004)

A. 黄芩、胆星 B. 南星、竹沥 C. 干姜、细辛 D. 防风、白芥子 E. 枳实、厚朴

答案：B。《医方集解》在二陈汤的加减法中指明“治痰通用二陈。风痰加南星、白附、皂角、竹沥……”

4. 痰热互结，症见胸脘痞闷，按之则痛，舌苔黄腻，脉滑数者，治宜选用 (50/1996)

A. 清气化痰丸 B. 贝母瓜蒌散 C. 小陷胸汤 D. 泻白散 E. 以上都不适宜

答案：C。小陷胸汤主治痰热互结证。症见题干所述。

5. 患者身不甚热，干咳无痰，咽干口渴，右脉数大。治疗宜用 (56/2006)

A. 桑菊饮 B. 桑杏汤 C. 止嗽散 D. 杏苏散 E. 贝母瓜蒌散

答案：B。题干所述乃外感温燥，邪在肺卫之轻证。备选五方，均治咳嗽。桑菊饮适用于风温初起，肺失清肃，但咳而身热不甚者；止嗽散适用于风邪犯肺所致之咳嗽咽痒者；杏苏散适用于外感凉燥，恶寒无汗，咳嗽痰稀，鼻塞嗌干者；贝母瓜蒌散适用于肺燥有痰，咳吐不爽，咽喉干燥者；桑杏汤清宣温燥，适用于外感温燥，身不甚热，干咳无痰，咽干口渴，右脉数大之证。

6. 胆胃不和，痰热内扰，症见虚烦不眠，惊悸不宁者，治宜选用 (52/1995)

A. 酸枣仁汤 B. 珍珠母丸 C. 蒿芩清胆汤 D. 清气化痰丸 E. 温胆汤

答案：E。温胆汤主治胆胃不和，痰热内扰证。

7. 治疗风痰眩晕和痰厥头痛的代表方剂是 (51/2003)

A. 天麻钩藤饮 B. 镇肝熄风汤 C. 苓桂术甘汤 D. 川芎茶调散 E. 半夏白术天麻汤

答案：E。半夏白术天麻汤治疗风痰上扰之头痛眩晕，也治痰厥头痛。

8. 小陷胸汤证邪结的部位是 (53/1997)

A. 胸中 B. 心下 C. 两胁 D. 少腹 E. 心下至少腹

答案：B。小陷胸汤证的病机是痰热结于心下或胸膈，气郁不通。

9. 半夏白术天麻汤的功用是 (47/2002)

A. 镇肝熄风，滋阴潜阳 B. 平肝熄风，清热活血 C. 滋阴养血，柔肝熄风

D. 燥湿化痰，平肝熄风 E. 祛风清热，养血活血

答案：D。

10. A. 温胆汤 B. 茯苓丸 C. 滚痰丸 D. 小陷胸汤 E. 清气化痰丸

(1) 胸脘痞闷，按之则痛，或咳痰黄稠，舌苔黄腻，脉滑数者，治宜选用 (91/2000)

(2) 胸脘痞闷，喘咳痰稠，大便秘结，或惊悸癫狂，舌苔黄厚，脉滑者，治宜选用 (92/2000)

答案：(1) D;(2) C。滚痰丸主治实火顽痰证，症见胸脘痞闷，喘咳痰稠，大便秘结，或惊悸癫狂，舌苔黄厚，脉滑。小陷胸汤主治痰热互结证，症见胸脘痞闷，按之则痛，或咳痰黄稠，舌苔黄腻，脉滑数。

11. A. 温胆汤 B. 清气化痰丸 C. 茯苓丸 D. 半夏白术天麻汤 E. 小陷胸汤

(1) 痰热内结，症见咳嗽痰黄，胸闷痞满，小便短赤，舌质红，苔黄腻，脉滑数者，治宜选用 (91/2001)

(2) 痰热互结，症见胸脘痞闷，按之则痛，舌苔黄腻，脉滑数者，治宜选用 (92/2001)

答案：(1) B;(2) E。

12. A. 温胆汤　　B. 清气化痰丸　　C. 苇茎汤　　D. 泻白散　　E. 小陷胸汤

(1) 痰热内结，症见咳嗽痰黄。胸膈痞满，小便短赤，舌质红，苔黄腻，脉滑数者治宜选用　(85/2003)

(2) 痰热互结，症见胸脘痞闷，按之则痛，舌苔黄腻，脉滑数者，治宜选用　(86/2003)

答案：(1) B；(2) E。小陷胸汤主治痰热互结证，症见胸脘痞闷，按之则痛，或咳痰黄稠，舌苔黄腻，脉滑数。后者痰阻热结，故痛。清气化痰丸主治痰热咳嗽，症见痰稠色黄，胸闷痞满，舌质红，苔黄腻，脉滑数。

13. A. 清胆利湿，和胃化痰　　B. 降气快膈，化痰消食　　C. 清胃化痰，降逆止呕
D. 行气温中，燥湿除满　　E. 理气化痰，温中和胃

(1) 三子养亲汤的功用是　(94/2006)

(2) 厚朴温中汤的功用是　(95/2006)

答案：(1) B；(2) D。

14. 定痫丸具有的治疗作用是　(150/1993)

A. 涤痰　　B. 宣窍　　C. 镇惊　　D. 止痉

答案：ABCD。定痫丸涤痰熄风，开窍安神，方中配伍全蝎、僵蚕、天麻熄风止痉，配伍琥珀、辰砂镇惊安神。

课后巩固——练知识增考核

一、填空题

1. 小陷胸汤原治伤寒表证误下，邪热内陷，痰热结于心下所致的________。
2. 清气化痰丸的功效是________，方中配伍黄芩的作用是________，配伍枳实的作用是________。
3. 滚痰丸主治________证，方中________药物的配伍体现了通腑逐邪的制方思想。
4. 止嗽散主治________之咳嗽证，其辨证要点为________。
5. 二陈汤的功效是________，主治________证，其"二陈"指________药物。
6. 温胆汤君药是________，臣药是________，两者配伍的作用是________。
7. 半夏白术天麻汤主治________证，以________、________、舌苔白腻为辨证要点。
8.《医宗必读》中说："脾为________，治痰不理________，非其治也。"庞安常说："善治痰者，不治痰而________，气顺则一身之津液亦随气而顺矣。"

二、名词解释

1. 小结胸病　　2. 化痰熄风　　3. 祛痰剂

三、简答题

1. 半夏白术天麻汤与天麻钩藤饮均可治疗眩晕、头痛，其主治病机和立法有何不同？
2. 试简述二陈汤中配伍乌梅的意义。
3. 贝母瓜蒌散主治燥痰咳嗽，为何配用性燥的橘红和渗湿的茯苓？
4. 二陈汤的组方配伍有何特点？
5. 祛痰剂配伍健脾理气药有何意义？
6. 使用祛痰剂时应注意什么？

四、论述题

1. 试比较二陈汤与温胆汤功用、主治异同。
2. 试述清气化痰丸的组成原则。
3. 试述温胆汤的组成原则。

五、选择题

【单选题】

1. 苓甘五味姜辛汤的功效是
   A. 温阳化痰　B. 温化寒痰　C. 温脾化饮　D. 温肾化痰　E. 温肺化饮
2. 患者咳嗽，痰多色白易咯，胸膈痞闷，恶心呕吐，肢体困倦，舌苔白润，脉滑。治宜
   A. 藿香正气散　B. 平胃散　C. 二陈汤　D. 茯苓丸　E. 苓甘五味姜辛汤
3. 具有理气化痰，清胆和胃功效的方剂是
   A. 蒿芩清胆汤　B. 二陈汤　C. 清气化痰丸　D. 温胆汤　E. 以上均非
4. 清气化痰丸的君药是
   A. 黄芩　B. 半夏　C. 瓜蒌　D. 胆南星　E. 枳实
5. 组成中没有含二陈汤药物的方剂是
   A. 温胆汤　B. 半夏白术天麻汤　C. 藿香正气散　D. 清气化痰丸　E. 杏苏散
6. 温胆汤治证的表现无
   A. 虚烦不眠证　B. 呕逆证　C. 惊悸不宁证　D. 肺热咳嗽证　E. 癫痫证
7. 二陈汤的功效是
   A. 燥湿化痰，理气和中　B. 燥湿祛痰，行气开郁　C. 降逆化痰，益气和中
   D. 行气散结，降逆化痰　E. 以上均非
8. 贝母瓜蒌散组成药物中无
   A. 花粉　B. 半夏　C. 桔梗　D. 茯苓　E. 贝母
9. 患者咳嗽痰少而黏，咯痰不爽，咽干口燥，舌红苔干。治宜
   A. 止嗽散　B. 贝母瓜蒌散　C. 桑菊饮　D. 养阴清肺汤　E. 杏苏散
10. 半夏白术天麻汤中半夏与天麻的配伍意义
    A. 化痰　B. 降逆　C. 熄风　D. 定惊　E. 熄风化痰
11. 温胆汤的君药是
    A. 半夏　B. 陈皮　C. 茯苓　D. 竹茹　E. 枳实
12. 患者咳嗽，痰稠色黄，咯之不爽，胸膈痞闷，甚则气急呕恶，舌质红，苔黄腻，脉滑数。治宜
    A. 小陷胸汤　B. 滚痰丸　C. 清气化痰丸　D. 贝母瓜蒌散　E. 百合固金汤
13. 患者胆怯易惊，虚烦不宁，失眠多梦，呕吐呃逆。治宜
    A. 酸枣仁汤　B. 朱砂安神丸　C. 温胆汤　D. 天王补心丹　E. 甘麦大枣汤
14. 半夏在小陷胸汤中的作用是
    A. 散结消痞　B. 降逆止呕　C. 理气化痰　D. 燥湿止咳　E. 以上均非
15. 胸脘痞闷，按之则痛，舌苔黄腻，脉滑数。治宜
    A. 保和丸　B. 枳实导滞丸　C. 健脾丸　D. 小陷胸汤　E. 二陈汤
16. 患者眩晕头痛，胸闷呕恶，舌苔白腻，脉弦滑等。治宜
    A. 天麻钩藤饮　B. 镇肝熄风汤　C. 羚角钩藤汤　D. 半夏白术天麻汤　E. 苓桂术甘汤
17. 清气化痰丸组成药物中无
    A. 黄芩　B. 瓜蒌仁　C. 胆南星　D. 制半夏　E. 甘草
18. 组成中无半夏的方剂是
    A. 清气化痰丸　B. 小陷胸汤　C. 温胆汤　D. 贝母瓜蒌散　E. 二陈汤
19. 患者咳嗽，咳痰量多，清稀色白，胸膈不快，舌苔白滑，脉弦滑。治宜
    A. 小青龙汤　B. 苏子降气汤　C. 杏苏散　D. 苓甘五味姜辛汤　E. 二陈汤
20. 有关温胆汤组成原则的论述，以下哪一项有错误
    A. 半夏为君，燥湿化痰，降逆和胃　B. 竹茹为臣，清胆和胃，止呕除烦
    C. 陈皮为佐，理气化痰，使气顺痰消　D. 茯苓为使，健脾利湿，使湿去则痰不生
    E. 炙甘草、生姜、大枣为使，益脾和中

21. 有关方中的君药，以下哪一项错误
A. 二陈汤——半夏 B. 温胆汤——半夏 C. 小陷胸汤——瓜蒌
D. 滚痰丸——礞石 E. 清气化痰丸——半夏
22. 半夏白术天麻汤的功效是
A. 燥湿化痰，平肝熄风 B. 涤痰熄风 C. 镇肝熄风，滋阴潜阳
D. 凉肝熄风，增液舒筋 E. 镇肝熄风
23. 组成中无陈皮的方剂是
A. 平胃散 B. 藿香正气丸 C. 杏苏散
D. 半夏白术天麻汤 E. 小陷胸汤

【多选题】

24. 温胆汤主治症状有
A. 呕吐呃逆 B. 癫痫 C. 失眠多梦 D. 胆怯易惊 E. 虚烦不宁
25. 组成中有半夏的方剂是
A. 二陈汤 B. 温胆汤 C. 贝母瓜蒌散 D. 清气化痰丸 E. 半夏白术天麻汤
26. 组成中含有二陈汤药物的方剂是
A. 温胆汤 B. 半夏白术天麻汤 C. 藿香正气散 D. 清气化痰丸 E. 杏苏散
27. 温胆汤与清气化痰丸共有的药物是
A. 枳实 B. 半夏 C. 陈皮 D. 甘草 E. 茯苓
28. 祛痰剂的分类包括
A. 燥湿化痰 B. 清热化痰 C. 润燥化痰 D. 化痰熄风 E. 祛痰化湿
29. 组成中含有橘红(陈皮)、半夏的方剂是
A. 二陈汤 B. 清气化痰丸 C. 温胆汤 D. 半夏白术天麻汤 E. 茯苓

（选择题答案：1. E 2. C 3. D 4. D 5. D 6. D 7. A 8. B 9. B 10. E 11. A 12. C 13. C 14. A 15. D 16. D 17. E 18. D 19. D 20. D 21. E 22. A 23. E 24. ABCDE 25. ABDE 26. ABCE 27. ABCE 28. ABCD 29. ABCD）

第十七章 消 食 剂

课堂记录——听要点抓考点

1. 组成：消食药为主。
2. 作用：消食化滞或健脾消食。
3. 主治证：食积证。
4. 分类与适应证

	(1) 消食化滞	(2) 健脾消食
主治证	食积内停	脾虚食积
代表方	保和丸，木香槟榔丸，枳实导滞丸	健脾丸

5. 使用注意

(1) 消食剂常配伍行气、祛湿、清热和健脾之品,必要是酌泻下药以攻积导滞。

(2) 正确使用泻下剂与消食剂。

(3) 消食剂大多有攻伐作用,不宜久服。纯虚无实者禁用。

第一节　消食化滞

方名	方源	组成	功用	主治	辨证要点
保和丸	《丹溪心法》	山楂、神曲、莱菔子、半夏、陈皮、茯苓、连翘	消食和胃	食滞胃脘证。脘腹痞满胀痛,嗳腐吞酸,恶食呕逆,或大便泄泻,舌苔厚腻,脉滑	治疗一切食积之常用方。临床应用以脘腹胀满,嗳腐厌食,苔厚腻,脉滑为辨证要点
枳实导滞丸	《内外伤辨惑论》	大黄、枳实、神曲、黄芩、黄连、茯苓、泽泻、白术	消导化积,清热利湿	湿热食积证。脘腹胀痛,下痢泄泻,或大便秘结,小便短赤,舌苔黄腻,脉沉有力	治疗湿热食积,内阻胃肠证的常用方。临床应用以脘腹胀满,大便失常,苔黄腻,脉沉有力为辨证要点

方名	方解	加减变化	现代运用	注意
保和丸	君:山楂(重用),酸甘微温,善消肉食油腻之积。臣:神曲,甘辛而温,消食和胃,能化酒食陈腐之积;莱菔子,辛甘下气,长于消面食之积,宽畅胸膈,消除涨满。三药合用,可消化各种饮食积滞。佐:半夏,辛温,燥湿祛痰,下气散结止呕;陈皮,辛苦温,燥湿化痰,理气和中;茯苓,甘平,健脾和中,化痰利湿;连翘,苦寒芳香,散结清热	药力较缓,若食积较重者,可加枳实、槟榔;苔黄脉数者,可加黄连、黄芩;大便秘结者,可加大黄;兼脾虚者,可加白术	常用于急慢性胃炎、急慢性肠炎、消化不良、婴幼儿腹泻等属食积内停者	属攻伐之剂,故不宜久服
枳实导滞丸	君:大黄,攻积泻热,使积热从大便而下。臣:枳实,行气导滞,消积除满;神曲,消食化滞和胃。枳实、神曲助大黄攻积导滞。佐:黄芩、黄连,清热燥湿,厚肠止痢;茯苓、泽泻,利水渗湿;白术,燥湿健脾,使攻积而不伤正	腹胀满较甚,里急后重者,可加木香、槟榔等以助理气导滞之功	常用于胃肠功能紊乱、慢性痢疾等属湿热积滞者	泄泻无积滞及孕妇均不宜使用

第二节　健脾消食

方名	健脾丸
方源	《证治准绳》
组成	人参、白术、茯苓、甘草、山药、肉豆蔻、山楂、神曲、麦芽、木香、砂仁、陈皮、黄连
功用	健脾和胃,消食止泻
主治	脾虚食积证。食少难消,脘腹痞闷,大便溏薄,倦怠乏力,苔腻微黄,脉虚弱
辨证要点	治疗脾虚食滞之常用方。临床应用以脘腹痞闷,食少难消,大便溏薄,苔腻微黄,脉虚弱为辨证要点
方解	君:人参,甘温补气,健脾养胃。臣:白术,补气益中,健脾燥湿。君臣合用,增强补气健脾益胃之效。佐:茯苓,健脾渗湿,白术、茯苓相配,健脾助运,相辅相成。使:炙甘草,益气和中,调和诸药
加减变化	湿甚者加车前子、泽泻以利水渗湿;兼寒者去黄连,加干姜以温中祛寒。消补兼施之剂,但补益之药多壅滞,消克之品易伤脾,临床应用时应权衡轻重,配伍适宜
现代运用	常用于慢性胃炎、消化不良属脾虚食滞者

考研专题——看未来展宏图

1. 木香槟榔丸较枳实导滞丸更强的功用是　(50/2009)

A. 泻热逐邪　B. 导滞化湿　C. 行气除满　D. 行气攻下

答案：D。木香槟榔丸与枳实导滞丸均为消下并用的消食导滞剂，但前者以诸多行气药配伍攻下药，其攻破之力较强，主治湿热食积之重证，后者以大黄攻积泄热为君，配以行气利湿之品，适用于湿热食积内阻肠胃之轻证。

2. 消补兼施，主治脾胃虚弱，食少难消，脘腹痞闷，大便溏薄之症的方剂是　(52/1994)

A. 保和丸　B. 健脾丸　C. 实脾散　D. 枳实导滞丸　E. 枳实消痞丸

答案：B。健脾丸主治脾虚食停证。

3. 健脾丸的功用是　(42/2004，49/2000)

A. 健脾和胃，消食止泻　B. 健脾和胃，消痞除满　C. 健脾和胃，化食消痞

D. 健脾消痞，渗湿止泻　E. 健脾消痞，化积除湿

答案：A。

4.《医方集解》所载木香槟榔丸较张子和在原方组成药物上多　(45/1996)

A. 神曲、山楂　B. 神曲、麦芽　C. 神曲、半夏　D. 半夏、连翘　E. 三棱、芒硝

答案：E。《医方集解》所载木香槟榔丸较之多三棱、枳壳，并以芒硝水为丸。

5. 健脾丸的功用是　(48/1995)

A. 益气健脾，和胃渗湿　B. 益气健脾，和胃止呕　C. 健脾和胃，消食止泻

D. 健脾和胃，理气止痛　E. 健脾和胃，消痞除满

答案：C。

6. 保和丸中配伍连翘的主要用意是　(147/1993)

A. 清热　B. 解毒　C. 除烦　D. 散结

答案：AD。保和丸中配伍连翘意在清热散结。

课后巩固——练知识增考技

一、填空题

1. 患者脾胃虚弱，食少难消，脘腹痞闷，大便溏薄，疲倦乏力，苔腻微黄，脉虚弱，治宜选方________；患者脾虚气滞，寒热互结，心下痞满，不欲饮食，倦怠乏力，大便不畅，舌苔腻而微黄，治宜选方________。

2. 保和丸中所用的消食药是________。

3. 健脾丸中所用的消食药是________。

4. 保和丸与健脾丸均具有________的功效，但其中健脾丸的功效并能________。

5. 枳实导滞丸的功效是________、________。方以________作为君药。

6. 健脾丸的君药是________、________、________。

7. 枳实导滞丸是________法与________法并用之剂，用治泄泻、下痢，属________法。

8. 消导化积剂分为________、________两类，多属________之剂。

9. 木香槟榔丸的功效是________、________。方以木香、________为君药。

10. 健脾丸主治________，________之证；归脾丸主治________之证。

二、名词解释

消导化积剂

三、简答题

1. 试述连翘在保和丸、银翘散、清营汤、凉膈散中的作用特点。
2. 试述黄连在清胃散、朱砂安神丸、健脾丸、芍药汤中的作用特点有何不同。
3. 试简述消导化积剂的分类、适应证、代表方剂。
4. 试述消导化积剂与泻下剂如何区别应用。
5. 试述消导化积剂使用时应注意什么。
6. 试述保和丸主治证的病机，方中配伍连翘有何意义？
7. 试简述枳实导滞丸主治证的病机及方剂的配伍特点。
8. 试简述健脾丸主治证的病机及方剂的配伍特点。
9. 试述木香槟榔丸主治证的病机及方剂的配伍特点。

四、论述题

1. 试分析健脾丸与保和丸功效、主治上的异同。
2. 试分析保和丸的组成原则，并说明其功效、主治。
3. 参苓白术散、四神丸、真人养脏汤、健脾丸均可用治泄泻，临证如何区别应用？
4. 试分析枳实导滞丸与木香槟榔丸功效、主治的异同。

五、选择题

【单选题】

1. 保和丸的功效是
   A. 消食健脾　B. 消食和胃　C. 消食祛积　D. 消食导滞　E. 健脾消痞
2. 保和丸的组成药物中无
   A. 连翘、神曲　B. 枳壳、麦芽　C. 山楂、茯苓　D. 陈皮、半夏　E. 莱菔子
3. 连翘在保和丸中的作用是
   A. 清热解毒　B. 辛凉透表　C. 透热转气　D. 清泄胸膈之热　E. 清热散结
4. 保和丸和健脾丸中相同的药是
   A. 半夏、肉豆蔻　B. 连翘、黄连　C. 木香、砂仁　D. 山楂、麦芽　E. 神曲、山楂
5. 枳实导滞丸的组成药物中无
   A. 大黄、枳实　B. 神曲、茯苓　C. 山楂、麦芽　D. 黄芩、黄连　E. 白术、泽泻
6. 下列说法错误的是
   A. 神曲是保和丸的君药　B. 大黄是枳实导滞丸的君药　C. 山楂尤善消肉食油腻之积
   D. 消导化积剂与泻下剂均能消除有形之实邪　E. 健脾丸是一首消补兼施的方剂
7. 保和丸主治证候中无
   A. 脘腹痞满时痛　B. 嗳腐吞酸　C. 恶食呕逆　D. 形体消瘦　E. 大便泄泻
8. 枳实导滞丸的功效是
   A. 消食导滞，清热祛湿　B. 消食化积，健脾和胃　C. 消食化积，行气除满
   D. 消食导滞，健脾止泻　E. 以上均非
9. 枳实导滞丸的主治证的表现中无
   A. 脘腹胀痛　B. 恶心呕吐　C. 下痢泄泻　D. 大便秘结　E. 小便短赤
10. 枳实导滞丸的组成药物中无
    A. 大黄　B. 茯苓　C. 黄柏　D. 白术　E. 神曲
11. 木香槟榔丸组成药物中有
    A. 大黄、黄连、黄柏　B. 大黄、黄连、黄芩　C. 木香、青皮、茯苓
    D. 白术、陈皮、莪术　E. 槟榔、黄连、甘草

12. 具有健脾和胃、消食止泻作用的方剂是
A. 四君子汤　B. 保和丸　C. 健脾丸　D. 木香槟榔丸　E. 枳实导滞丸
13. 木香槟榔丸主治的表现无
A. 脘腹痞满胀痛　B. 赤白痢疾　C. 里急后重　D. 大便秘结　E. 舌苔白腻
14. 食少难消,脘腹痞闷,大便溏薄,苔腻微黄,脉象虚弱。治宜
A. 枳实导滞丸　B. 健脾丸　C. 参苓白术散　D. 保和丸　E. 藿香正气散
15. 组方中含四君子汤的方剂是
A. 健脾丸　B. 保和丸　C. 半夏泻心汤　D. 枳实导滞丸　E. 以上均非
16. 健脾丸主治证病机在于
A. 饮食过度,食积内停　B. 脾虚食停,生湿化热　C. 食积内停,蕴生湿热
D. 食积内停,寒热互结　E. 食停纳呆,脘腹痞满
17. 健脾丸的组成药物中无
A. 山药　B. 黄连　C. 木香　D. 砂仁　E. 草豆蔻
18. “但消不补”的方剂是
A. 健脾丸　B. 保和丸　C. 四君子汤　D. 枳实消痞丸　E. 半夏泻心汤
19. “补消并用”的方剂是
A. 保和丸　B. 健脾丸　C. 枳实导滞丸　D. 木香槟榔丸　E. 参苓白术散
20. 组成药物中含有“焦三仙”药物的方剂是
A. 保和丸　B. 枳实消痞丸　C. 参苓白术散　D. 健脾丸　E. 枳术丸

【多选题】

21. 健脾丸与枳实消痞丸共有的是
A. 都可治脘腹痞闷　B. 都以食少难消,脉象虚弱为证治要点
C. 均为消补兼施之剂　D. 组成药物中均含有四君子汤
E. 都有行气消痞之功
22. 组成药物中含有四君子汤药物的方剂是
A. 参苓白术散　B. 枳实消痞丸　C. 健脾丸　D. 实脾散　E. 完带汤
23. 健脾丸与归脾丸组成药物中所共有的药物是
A. 木香　B. 陈皮　C. 砂仁　D. 人参　E. 白术
24. 组成药物中含有黄连的方剂是
A. 清胃散　B. 枳实消痞丸　C. 真人养脏汤　D. 健脾丸　E. 普济消毒饮
25. 组成药物中含有肉豆蔻的是
A. 真人养脏汤　B. 健脾丸　C. 四神丸　D. 保和丸　E. 三仁汤

(选择题答案:1. B　2. B　3. E　4. E　5. C　6. A　7. D　8. A　9. B　10. C　11. A　12. C　13. E　14. B　15. A　16. B　17. E　18. B　19. B　20. D　21. ABCD　22. BC　23. ADE　24. ABDE　25. ABC)

第十八章　驱　虫　剂

课堂记录——听要点抓考点

1. 组成:安蛔、驱虫药物为主。
2. 作用:驱虫或杀虫。

3. 主治证：人体寄生虫病(主要是消化道寄生虫病)。

4. 使用注意

(1) 宜在空腹时服用，尤以临睡前服用为妥。

(2) 忌油腻食物。

方　名	乌梅丸
方　源	《伤寒论》
组　成	乌梅、细辛、干姜、黄连、当归、附子、蜀椒、桂枝、黄柏、人参
功　用	温脏安蛔
主　治	脏寒蛔厥证。脘腹阵痛，烦闷呕吐，时发时止，得食则吐，甚则吐蛔，手足厥冷；或久泻久痢
辨证要点	治疗脏寒蛔厥证的常用方。临床应用以腹痛时作，烦闷呕吐，常自吐蛔，手足厥冷为辨证要点
方　解	君：苇茎，清肺热，利肺窍。臣：冬瓜仁，清热涤痰，利湿排脓；薏苡仁，清肺化痰，渗湿排脓。佐：桃仁，活血逐瘀，润燥滑肠，使热痰瘀从大便而解
加减变化	以安蛔为主，杀虫之力较弱，临床运用时可酌加使君子、苦楝根皮、榧子、槟榔等以增强驱虫作用。若热重者，可去附子、干姜；寒重者，可减黄连、黄柏；口苦，心下疼热甚者，重用乌梅、黄连，并加川楝子、白芍药；无虚者，可去人参、当归；呕吐者，可加吴茱萸、半夏；大便不通者，可加大黄、槟榔
现代运用	常用于治疗胆道蛔虫症、慢性菌痢、慢性胃肠炎、结肠炎等证属寒热错杂，气血虚弱者

记忆处方——重理解活思维

特殊的治法

辛甘化阳：是指用辛味药与甘药相互配伍以扶助阳气，强壮阳气的治法。——桂甘汤(桂枝之辛与甘草之甘相互配伍，辛甘合化为阳，从而起到通心脉，和血气，振奋心阳的作用，用治心阳不振的心动悸等证)、小建中汤(饴糖＋桂枝)、苓桂术甘汤、桂枝汤。

酸甘化阴：是指用酸味药和甘味药相互配伍以益阴的治法。化阴，即敛阴，滋阴并进而使阴血日长之意。临床常用于阴不济阳之风。——桂枝汤(白芍药之酸与甘草之甘相合配伍，酸甘并用，既敛又滋，从而起到化阴滋营的作用，以补充营阴的不足)、小建中汤(白芍药＋饴糖)。

急下存阴法：指在热性病过程中，热邪积滞内结，津液日益不耗损，此时亟须应用寒下方剂以通导大便，清泻实热，从而达到保存津液的一种治法。——大承气汤(峻下热结，以治疗实热积滞，内结肠胃之阳明腑实证)。

釜底抽薪法：指用寒苦降下，通导大便以泻除实热之邪的方法。本法好比抽取锅底下燃烧的柴草以降低锅内温度一样。泛指寒下法，以其苦寒泄降，清除实热积滞，导热下行，起到釜底抽薪的效果。——大承气汤。

调和营卫法：是纠正营卫不和，解除风邪的一种治法。——桂枝汤(桂枝＋芍药)。

滋阴疏肝法：指以滋阴补肾药与疏畅肝气药相合组方，使肝气和畅、柔达的方法。——一贯煎(治疗肝阴虚，肝气不舒之胸脘胁痛证)。

滋阴潜阳法：指用滋阴的药物配伍重镇潜阳药，具有滋养肝肾，平肝潜阳的作用，用治肝肾阴虚，肝阳上亢，肝风内动病证的一种治法。——镇肝熄风汤。

补气止血法：又称益气摄血，是指通过益气健脾以统血、摄血，从而治疗气虚脾不统血所致出血日久不止之证的一种治法。——归脾汤、固冲汤(补中益气汤)。

补气活血法：是指重用补气之药，以令气旺血行，瘀去络通的一种治法。用治气虚血瘀，"因虚致瘀"的中风证。——补阳还五汤。

益气升阳法：指以补气药配伍升举阳气药组合成方，以治疗中气虚弱，清阳下陷病证的一种法。——补中益气汤。

透热转气法：是治疗温病热入营分的一种治法。当邪热初入营分之时，证见身热夜甚，神烦少寐，时有谵语，斑疹隐隐，舌绛。治疗除清营解毒外，可清气透热，导营热向外透发，从外而解的治法。——青营汤。

记忆处方——重理解活思维

养阴透热：温病后期，阴液已伤，而邪热仍稽留阴分导致夜热早凉，热退无汗，舌红少苔，脉细数时，用养阴退热药（鳖甲），配合芳香透热药（青蒿）治疗，使阴复热退，热透邪出的一种治法。——青蒿鳖甲汤。

化痰熄风法：是治疗风痰上扰证的一种治法。风痰上扰证以眩晕，呕恶，舌苔白腻为症，其由脾湿生痰，痰阻清阳，加之肝风内动，风痰上扰清空所致，治疗上应采用化痰熄风药，以祛除风痰。——半夏白术天麻汤。

凉肝熄风法：清肝热平熄肝风。——羚角钩藤汤。

逆流挽舟法：为治疗痢疾初起而有表证（外感挟湿型痢疾）的一种方法。——败毒散。

通因通用法：为反治法之一，指应用通下的方药来治疗表现上有通泄的病症的一种治法。——芍药汤、大承气汤。

补火生土法：指温壮，补益命门之火，以温养脾土的治法，用以治疗命门火衰，不能上暖脾土，脾失健运之五更泄泻，不思饮食，食不消化之证。——四神丸。

辛开苦降法：当寒热互结，肠胃不和而见心下痞满，呕吐下利时，用辛味药之辛散以开通心下之痞结，配以苦味药之苦降，苦寒以清降泄热，降泄胃气以止呕，两者合用，平调寒热，开结降泄以治心下痞证。——半夏泻心汤、枳实消痞丸。

温阳止血法：指用温补脾阳的药物，来恢复脾统血的功能，以达制止出血的治法，用治脾阳虚寒所致的出血证。——黄土汤、理中丸。

凉血止血法：十灰散。

凉血散瘀法：凉血兼散瘀。主治热入血及热伤血络证，因热与血相持和离经之血易致瘀，治宜凉血养阴，使热清血宁而无耗血之虑，又配散血使血止而无留瘀之弊。——犀角地黄汤。

清肝宁肺止血法：咳血方。

温阳利水法：真武汤。

温阳化饮法：苓桂术甘汤。

增水行舟法：指以滋阴增液的药物组成方剂，功能滑润肠道，导下便结津枯，尤偏于阴亏液涸之便秘的一种治法。滋阴增液，润肠通便，犹如水涨则船行通畅，故名之。——增液汤、增液承气汤。

滋水涵木法：即滋肾养肝。指运用滋肾阴、补肾水以达到润养肝阴的方法。此法常用治肾阴亏虚肝木偏旺的病症。——杞菊地黄丸、一贯煎。

益气固表法：玉屏风散。

疏肝健脾法：逍遥散。

疏肝理脾法：四逆散。

解表清里法：防风通圣散、葛根芩连汤。

解郁透气法：四逆散。

益气渗湿：参苓白术散、防己黄芪汤。

益气解表法：败毒散。

培土生金：即补脾益肺，指用补脾土的方法，使脾气健运，能正常地生化水谷精气，上养于肺，以治疗肺脏亏虚病症的一种治法。——参苓白术散、六君子汤、麦门冬汤。

考研专题——看未来展宏图

1. 犀黄丸与小金丹二方中相同的药物是　(154/2009)

A. 乳香　B. 没药　C. 地龙　D. 麝香

答案：ABD。小金丹组成为白胶香、制草乌、五灵脂、地龙、木鳖子、乳香、没药、当归身、麝香、墨炭；犀黄丸组成为牛黄、麝香、乳香、没药、黄米饭。

2. 小儿虫积，腹痛时作，面黄体瘦，肚腹胀满，发热口臭，大便失常者，治疗宜用　(53/2006)

A. 肥儿丸　B. 布袋丸　C. 化虫丸　D. 伐木丸　E. 乌梅丸

答案：A。乌梅丸为温脏安蛔之剂，主治蛔厥；伐木丸功能消积、燥湿、泻肝、驱虫，适用于钩虫所致之黄肿病；化虫丸纯由杀虫药物组成，为驱杀肠中诸虫之通剂，适用于肠道寄生虫病而体质较好者。题干所述病证，当属虫积成疳，且有"疳热"征象，三方皆不适宜。布袋丸与肥儿丸均治虫疳，但布袋丸驱虫消疳与补中健脾并进，适于虫积日久，脾胃虚弱者；肥儿丸杀虫消积，健脾清热，适用于虫积腹痛，消化不良，积久成疳，脾虚胃热者。

3. 下列哪组药物不是或不完全是乌梅丸的组成药物 (41/1995)

A. 乌梅、肉桂　B. 干姜、附子　C. 蜀椒、细辛　D. 黄连、黄柏　E. 人参、当归

答案：A。乌梅丸方中用桂枝，而非肉桂。

4. 黄连、黄柏同用的方剂是 (149/1998)

A. 乌梅丸　B. 枳实消痞丸　C. 木香槟榔丸　D. 黄连解毒汤

答案：ACD。木香槟榔丸由木香、槟榔、青皮、陈皮、黄连、黄柏、大黄、香附子、牵牛、莪术组成；乌梅丸组成为乌梅、细辛、干姜、黄连、当归、附子、蜀椒、桂枝、人参、黄柏；黄连解毒汤组成为黄连、栀子、黄柏、黄芩。

5. 治疗久泻久痢之寒热虚实错杂证，宜首选 (55/2008)

A. 芍药汤　B. 乌梅丸　C. 白头翁汤　D. 葛根黄芩黄连汤

答案：B。乌梅丸治疗久泻久痢(寒热错杂，正气虚弱)。

课后巩固——练知识增考技

一、填空题

1. 乌梅丸中酸辛苦并用的意义是酸以________，辛以________，苦以________。
2. 布袋丸的功效是________，________，________。
3. 寒热并用的方有________，________，________。
4. 乌梅丸功效________，主治________之蛔厥证。

二、名词解释

1. 消法　2. 驱虫剂　3. 蛔厥证　4. 疳证

三、简答题

1. 桂枝在乌梅丸、桂枝汤、小建中汤、当归四逆汤中各有什么作用？
2. 布袋丸有什么配伍特点？
3. 使用驱虫剂时应注意什么？
4. 乌梅丸有什么配伍特点？
5. 乌梅丸中人参与当归的配伍意义是什么？

四、论述题

1. 试述乌梅丸的组成原则。
2. 试比较乌梅丸与真人养脏汤功用及主治之异同。
3. 试比较乌梅丸与半夏泻心汤功用及主治之异同。

五、选择题

【单选题】

1. 组成中有芦荟的方是

A. 龙胆泻肝汤　B. 蒿芩清胆汤　C. 温胆汤　D. 布袋丸　E. 四逆散

2. 驱虫法归属于"八法"中哪一种治法

A. 补法　B. 下法　C. 和法　D. 温法　E. 消法

3. 驱虫剂的服药时间一般是
A. 睡前 B. 空腹 C. 饭后 D. 平旦 E. 五更
4. 乌梅丸组成中无
A. 白芍 B. 当归 C. 人参 D. 桂枝 E. 黄柏
5. 组成中同时含有干姜、黄连的方是
A. 四逆汤 B. 连朴饮 C. 乌梅丸 D. 理中丸 E. 清胃散
6. 组成中同时含有附子、干姜的方是
A. 半夏泻心汤 B. 真武汤 C. 肾气丸 D. 乌梅丸 E. 理中丸
7. 组成中含有四君子汤药物的方是
A. 补中益气汤 B. 真武汤 C. 完带汤 D. 布袋丸 E. 理中丸
8. 布袋丸的治证表现无
A. 形体肥胖 B. 体热面黄 C. 肢细腹大 D. 头发枯黄 E. 两目黯黑
9. 具有驱蛔消疳,补养脾胃功用的方是
A. 枳实消痞丸 B. 健脾丸 C. 枳术丸 D. 布袋丸 E. 乌梅丸
10. 乌梅丸的功用是
A. 温脏清腑 B. 平调寒热 C. 缓急止痛 D. 温脏安蛔 E. 驱蛔消疳
11. 脏寒腑热,蛔动不安之蛔厥证,证宜
A. 四逆散 B. 乌梅丸 C. 四逆汤 D. 苏合香丸 E. 大承气汤
12. 患者腹痛时作,心烦呕吐,时发时止,常自吐蛔,手足厥冷,治宜
A. 四逆汤 B. 理中丸 C. 四逆散 D. 乌梅丸 E. 小建中汤
13. 以下哪方所治病证无"四肢厥逆"的表现
A. 四逆散 B. 四逆汤 C. 大承气汤 D. 布袋丸 E. 当归四逆汤
14. 以下哪项不是乌梅丸的功用
A. 安蛔止痛 B. 平调寒热 C. 止泻止痢 D. 温中补虚 E. 调和肝脾
15. 乌梅丸治证的表现无
A. 腹痛不休 B. 心烦 C. 呕吐 D. 常自吐蛔 E. 手足厥冷
16. 乌梅丸的君药是
A. 附子 B. 蜀椒 C. 乌梅 D. 黄连 E. 干姜
17. 乌梅在乌梅汤中的作用
A. 辛以伏蛔 B. 酸以安蛔 C. 苦以下蛔 D. 生津止渴 E. 收敛止咳
18. 平调寒热的方是
A. 银翘散 B. 黄土汤 C. 麻杏甘石汤 D. 乌梅丸 E. 大黄附子汤
19. 乌梅丸中黄连与黄柏的配伍意义是
A. 苦令蛔下 B. 清热坚阴 C. 清泄相火 D. 清热燥湿 E. 泻火解毒
20. 乌梅丸中蜀椒与细辛的配伍意义是
A. 辛散寒邪 B. 散寒止痛 C. 温中止痛 D. 伏蛔温脏 E. 温脏散寒
21. 桂枝在乌梅丸中的作用
A. 温脏散寒 B. 温通血脉 C. 温通心阳 D. 温阳化气 E. 温阳化饮

【多选题】

22. 组成中同时含有附子、干姜的方剂是
A. 四逆汤 B. 真武汤 C. 理中丸 D. 乌梅丸 E. 实脾散
23. 组成中含有四君子汤药物的方剂是
A. 布袋丸 B. 枳实消痞丸 C. 健脾丸 D. 实脾散 E. 完带汤
24. 寒热并用的方剂是
A. 乌梅丸 B. 半夏泻心汤 C. 黄连汤 D. 温脾汤 E. 桃核承气汤

25. 组成中含有细辛的方剂是

A. 乌梅丸 B. 小青龙汤 C. 川芎茶调散 D. 独活寄生汤 E. 当归四逆汤

(选择题答案：1. D 2. E 3. B 4. A 5. C 6. D 7. D 8. A 9. D 10. D 11. B 12. D 13. D 14. E 15. A 16. C 17. B 18. D 19. A 20. D 21. A 22. ADE 23. ABC 24. ABC 25. ABCDE)

第十九章 涌 吐 药

课堂记录——听要点抓考点

1. 组成：以涌吐药为主。

2. 作用：涌吐痰涎、宿食、毒物等。

3. 治证：痰厥、食积、误食毒物。

4. 使用注意

(1) 本类方剂药力迅猛，副作用大，易伤胃气，凡年老体弱、孕产妇、幼儿应慎用，咯血、吐血者当忌用。

(2) 临证时当注意用药的剂量、用法、禁忌、中毒的解救措施以及药后调养等。

(3) 服用涌吐剂应从小剂量开始，渐增剂量，中病即止。

(4) 药后不吐者，应探喉以助涌吐；服后吐不止者，用姜汁或冷粥冷开水以解吐；若吐仍不止，以麝香少量内服以解瓜蒂散之涌吐不止；以甘草、贯众煎汤以解救急稀涎散之涌吐不止。

(5) 吐后调理：令病者避风，以防吐后体虚外感；注意调理脾胃。

5. "吐法"立法依据："其高者，引而越之。"

6. 涌吐剂的配伍方法

(1) 以苦寒酸咸之瓜蒂、藜芦、食盐为主，其常用配伍是：①苦酸相配(如瓜蒂＋赤小豆)以达"酸苦涌泄"之功。②配轻清宣泄之品以(如豆豉)宣散胸中郁结。③配辛温豁痰之品(如皂角)以开窍通关。

(2) 酸苦涌泄：指酸味药与苦味药相配，用治痰涎宿食壅滞胸脘之证的一种治法。

7. 方剂——瓜蒂散(《伤寒论》)

(1) 主治：痰涎宿食壅滞胸脘证。

(2) 证机分析：

痰涎壅塞胸膈 }
宿食停于上脘 }
→胸中气机阻滞—胸中痞硬
→气逆上冲—咽喉不得息，寸脉微浮
→胃气失和—烦懊不安

(3) 辨证要点：胸脘胀闷痞硬，欲吐不吐，懊恼不安，气上冲咽喉不得息，或误食毒物仍在胃中。

(4) 病机：痰涎壅滞胸中，宿食停积上脘，气逆上冲。

(5) 治法：涌吐痰食。

(6) 方解：君：瓜蒂，味苦，涌吐痰涎宿食。臣：赤小豆，味酸，祛湿除满。君臣相配，"酸苦涌泄"，以达峻吐之功。佐：淡豆豉，轻清上行，宣解胸中郁气以助酸苦涌泄之力；并于快吐之中兼以护胃安中，使吐不伤正。配伍要点：酸苦涌泄，并与谷物相配，以使吐不伤胃。

(7) 服用法：将瓜蒂、赤小豆研末和匀，每服 1～3 克，以淡豆豉 9 克煎汤送服。如急救催吐，药后可用洁净羽毛探喉取吐。

(8) 使用注意：服后吐不止者，可取麝香 0.1～0.15 克或丁香末 0.3～0.6 克，用开水冲服解之。

8. 类方比较：保和丸与瓜蒂散。

(1) 保和丸：其痰涎宿食停滞于胃中而非胸膈，所治之证亦无气逆冲上之势，故治以消导化痰，理气和胃之法。

(2) 瓜蒂散：其痰涎宿食主要停滞于胸膈上脘，病者形盛气实，所治之证且有气逆冲上之势，故治以酸苦涌泄痰涎宿食之法，因势利导，驱邪外达。

(3) 两者均有祛除痰涎宿食之功，均可用治痰涎宿食停滞之证。

记忆处方——重理解活思维

方中药对的作用

麻黄汤中麻黄配杏仁的作用	宣肺平喘
桂枝汤中桂枝配白芍的作用	调和营卫
小青龙汤中细辛、干姜、五味子相配的作用	温肺化饮，敛肺平喘止咳
桑菊饮中中桔梗配杏仁的作用	宣肺止咳
大承气汤中大黄配芒硝的作用	峻下热结
小柴胡汤中柴胡配黄芩的作用	和解少阳
四逆散中柴胡配枳实的作用	疏肝理脾
逍遥散中柴胡配当归、白芍药的作用	疏肝养血
半夏泻心汤中半夏、干姜、黄芩、黄连相配的作用	调和寒热、辛开苦降、散结除痞
白虎汤中石膏配知母的作用	清热生津
清营汤中金银花、连翘、黄连、竹叶相配的作用	透热转气
清胃散中黄连配升麻的作用	清散胃热
玉女煎中石膏配熟地黄的作用	清胃滋阴
青蒿鳖甲汤中青蒿配鳖甲的作用	养阴透热
理中丸中干姜配人参的作用	温中补虚
四逆汤中附子配干姜的作用	回阳救逆
当归四逆汤中当归配桂枝的作用	温经散寒，养血通脉
补中益气汤中黄芪配柴胡、升麻的作用	补气升阳
四物汤中当归配熟地黄的作用	补血和血
当归补血汤中黄芪配当归的作用	补气生血
朱砂安神丸中朱砂配黄连的作用	清心镇惊安神
酸枣仁汤中酸枣仁配川芎的作用	养血调肝安神
半夏厚朴汤中半夏配厚朴的作用	化痰行气散结
旋覆代赭汤中旋覆花配代赭石的作用	化痰降逆止噫
血府逐瘀汤中柴胡、桔梗、枳壳相配的作用	调畅气机，促进血行

课后巩固——练知识增考技

一、填空题

1. 凡以________药物为主组成，具有________等作用，以治疗________的方剂，统称为涌吐剂。
2. 瓜蒂散功效________，主治________证。

二、名词解释

酸苦涌泄

三、简答题

1. 简述瓜蒂散的配伍特点。
2. 简述使用涌吐剂时应注意的事项。

四、论述题

1. 试述瓜蒂散的组成原则。
2. 试比较瓜蒂散与保和丸功用及主治之异同。

五、选择题

【单选题】

1. 瓜蒂散治证的表现无
   A. 胸中痞硬 B. 懊侬不安 C. 心烦喜呕 D. 气上冲咽喉不得息 E. 寸脉微浮
2. 瓜蒂散属于“十剂”中的
   A. 宣剂 B. 泄剂 C. 轻剂 D. 通剂 E. 重剂
3. 瓜蒂散的功用是
   A. 涌吐痰涎宿食 B. 苦以泄热 C. 酸以生津 D. 护胃安中 E. 宣解胸中邪气
4. 痰涎壅滞胸中，或宿食停积上脘之证。治宜
   A. 至宝丹 B. 瓜蒂散 C. 保和丸 D. 控涎丹 E. 苏合香丸
5. 酸苦涌泄法的代表方法是
   A. 盐汤探吐汤 B. 救急稀涎散 C. 参芦饮 D. 瓜蒂散 E. 三圣散
6. 瓜蒂散中瓜蒂与赤小豆的配伍意义是
   A. 酸苦涌泄 B. 清热解毒 C. 辟秽祛浊 D. 苦降邪热 E. 酸以生津
7. 瓜蒂散的君药是
   A. 赤小豆 B. 香豉 C. 瓜蒂 D. 柿蒂 E. 绿豆
8. 瓜蒂在瓜蒂散中的作用
   A. 苦以降热 B. 苦以坚阴 C. 涌吐痰涎宿食 D. 宣解胸中邪气 E. 祛湿除满
9. 组成中无山栀子的方是
   A. 茵陈蒿汤 B. 黄连解毒汤 C. 连朴饮 D. 瓜蒂散 E. 八正散
10. 组成中有赤小豆的方是
    A. 仙方活命饮 B. 五味消毒饮 C. 八正散 D. 甘露消毒丹 E. 瓜蒂散
11. 瓜蒂散的服药方法是
    A. 分服 B. 顿服 C. 频服 D. 空腹服 E. 临卧服

【多选题】

12. 涌吐剂常用于
    A. 中风、癫狂、喉痹之痰涎壅塞　B. 宿食停滞胃脘　C. 毒物尚留胃中
    D. 干霍乱吐泻不得　E. 实热壅结阳明腑之大便不通
13. 瓜蒂散治证的表现有
    A. 胸中痞硬　B. 懊憹不安　C. 欲吐不出
    D. 气上冲咽喉不得息　E. 尺脉浮数
14. 涌吐剂适用病位是
    A. 咽喉　B. 胸膈　C. 胃脘　D. 大肠　E. 小肠

（选择题答案：1. C　2. A　3. A　4. B　5. D　6. A　7. C　8. C　9. D　10. E　11. B　12. ABCD　13. ABCD　14. ABC）

附录　方剂学总结与趣记

方类、方名、方源	主　治	功　用	证治要点	药物组成	方剂趣记
1. 解表剂					
1.1　辛温解表					
★麻黄汤 《伤寒论》	外感风寒表实证	发汗解表，宣肺平喘	恶寒发热，无汗而喘，脉浮紧	麻黄、炙甘草、桂枝、杏仁	麻黄杏甘桂 麻黄心肝贵(谐音，下同)
麻黄加术汤 《伤寒论》	风寒湿痹	发汗解表，散寒祛湿	风寒湿脾	麻黄、桂枝、杏仁、炙甘草、白术	麻黄加术汤，湿家身疼尝
麻杏苡甘汤 《伤寒论》	风湿一身尽疼	解表祛湿	风湿一身尽疼，发热，日晡所剧者	麻黄、桂枝、杏仁、炙甘草、白术	麻杏苡甘，日晡得安
大清龙汤 《伤寒论》	外感风寒	发汗解表，清除烦热	外感风寒，不汗出而烦躁，身疼痛，脉浮紧	麻黄、桂枝、甘草、杏仁、石膏、生姜、大枣、石膏	枝麻膏杏，三大青龙 芝麻高兴，三大青龙 "三"指生姜、大枣、甘草(下同)
三拗汤 《太平惠民和剂局》	感冒风邪	宣肺解表	感冒风邪，鼻塞声重，语音不出，咳嗽胸闷	麻黄、杏仁、甘草	三拗杏姜甘黄 山妞杏将干黄
华盖散 《太平惠民和剂局》	肺感风寒	宣肺解表，祛痰止咳	肺感风寒，咳嗽上气，痰气不利，呀呷有声，脉浮者	旋覆花、麻黄、前胡、荆芥穗、甘草、半夏、赤芍药、生姜、大枣	陈桑苏杏，茯麻甘华盖散 陈山苏醒，服麻甘华盖散
★桂枝汤 《伤寒论》	外感风寒表虚证	解肌发表，调和营卫	发热，恶风，汗出，脉浮缓	桂枝、芍药、炙甘草、生姜、大枣	桂枝汤，三芍 桂枝汤，三勺
桂枝加桂汤 《伤寒论》	太阳病误用温针发汗过度	温通心阳，平冲降逆	太阳病误用温针或发汗过多而发奔豚	桂枝、芍药、炙甘草、生姜、大枣	桂枝加桂，(奔豚病退)
桂枝加芍药汤 《伤寒论》	太阳病误下腹痛	调和气血，缓急止痛	太阳病误下，邪陷太阴，腹满时痛者	桂枝、芍药、炙甘草、生姜、大枣	桂枝加芍药(腹满时痛消)
★九味羌活汤 《此事难知》	外感风寒湿邪，兼有里热证	发汗祛湿，兼清里热	恶寒发热头痛无汗肢体酸楚疼痛口苦微渴	羌活、防风、苍术、细辛、川芎、白芷、生地黄、黄芩、甘草	防芷芩芎草地苍，细饮九味羌活汤。 防止秦琼草地藏，细饮九味羌活汤
羌活胜湿汤 《此事难知》张元素方	祛风胜湿止痛	祛风胜湿止痛	风湿在表，肩背痛不可回顾，头痛身重，或腰脊疼痛，难以转侧，苔白脉浮	旋覆花、麻黄、前胡、荆芥穗、甘草、半夏、赤芍药、生姜、枣	高风二活芎蔓甘(胜湿) 高峰二活熊蛮干(生事)
★香薷散 《太平惠民和剂局方》	阴暑	祛暑解表，化湿和中	恶寒发热，头重身痛，无汗，胸闷，苔白腻，脉浮	香薷、白扁豆、厚朴、酒	香薷酒扁豆厚朴 香薷酒偏逗厚朴
新加香薷散 《温病条辨》	暑温	祛暑解表，清热化湿	暑温，发热头痛，恶寒无汗，口渴面赤，胸闷不舒，舌苔白腻，脉浮而数	香薷、金银花、鲜扁豆花、厚朴、连翘	香薷散新加银翘，祛暑湿清热解表

（续表）

方类、方名、方源	主治	功用	证治要点	药物组成	方剂趣记
★小青龙汤 《伤寒论》	外寒内饮证	解表散寒，温肺化饮	恶寒发热，无汗，喘咳，痰多而稀，舌苔薄白，脉浮	麻黄、桂枝、芍药、细辛、干姜、炙甘草、半夏、五味子	小青龙麻辛甘味子，干姜芍桂夏(求饶) 小青龙骂心肝味子，干姜嫂跪下(求饶)
射干麻黄汤 《金匮要略》	宣肺祛痰下气止咳	宣肺祛痰，下气止咳	咳而上气，喉中有水鸡声者	射干、麻黄、甘草、桂枝、杏仁	射干麻黄(汤有)五半辛姜紫枣花 射干麻黄(汤有)五瓣新疆紫枣花
★止嗽散 《医学心语》	风邪犯肺证	宣利肺气，疏风止咳	咳嗽咽痒，微有恶风发热，舌苔薄白	紫苑、百部、桔梗、荆芥、白前、甘草、陈皮	陈梗芥前百菀(买)止嗽草。(百草苑陈桔芥前) 陈更借钱百万(买)止嗽草
金沸草散 《太平惠民和剂局方》	风邪犯肺证	发散风寒，降气化痰	伤风咳嗽，恶寒发热，咳嗽痰多，鼻塞流涕，舌苔白腻，脉浮	麻黄、桑白皮、紫苏子、杏仁、赤茯苓、陈皮、炙甘草	夏旋甘麻药芥前 夏旋干妈要借钱
1.2　辛凉解表					
★银翘散 《温病条辨》	温病初起	辛凉透表，清热解毒	发热，微恶风寒，咽痛，口渴，脉浮数	金银花、连翘、桔梗、薄荷、竹叶、生甘草、荆芥穗、淡豆豉、牛蒡子、芦根	银翘荷牛，桔豉穗叶草根 银翘河牛，急吃穗叶草根
★桑菊饮 《温病条辨》	风温初起	疏风清热，宣肺止咳	咳嗽，发热不甚，微渴，脉浮数	桑叶、菊花、杏仁、连翘、薄荷、桔梗、甘草、苇根	桑菊杏桔连甘草荷芦根(都除掉) 桑菊杏姐连甘草和芦根(都除掉)
★麻黄杏仁甘草石膏汤 《伤寒论》	表邪未解，肺热咳喘证	辛凉宣肺，清热平喘	发热，喘急，苔薄黄，脉数	麻黄、石膏、杏仁、甘草	麻杏石甘，清肺平喘
越婢汤 《金匮要略》	风水	发汗利水	一身系肿，恶风，脉浮，不渴，续自汗出，无大热者	麻黄、石膏、生姜、甘草、大枣	越婢(有)三石麻? 越婢(有)三十吗? 三：生姜、大枣、甘草
★柴葛解肌汤 《伤寒六书》	感冒风寒，郁而化热证	解肌清热	恶寒渐轻，身热增盛者，头痛无汗，目疼鼻干，心烦不眠，嗌干耳聋，眼眶痛，舌苔薄黄，脉微洪	柴胡、葛根、炙甘草、黄芩、羌活、白芷、芍药、桔梗、生姜、大枣、石膏	柴葛，石芩三桔芍羌芷 柴哥，石琴三姐烧枪支 注：三指生姜、大枣、甘草
柴葛解肌汤 《医学心语》	外感风热	解肌清热	不恶寒而口渴，浮数，舌黄	柴胡、葛根、甘草、芍药、黄芩、知母、生地黄、牡丹皮、贝母	柴葛，芩芍知贝丹草生 柴哥，琴嫂知贝丹朝圣
★升麻葛根汤 《闫氏小儿方论》	麻疹初起	解肌透疹	麻疹不出，发而不透，身热恶风，头痛肢疼，咳嗽，且赤流泪，口渴，舌红苔干，脉浮数	升麻、葛根、芍药、甘草	升麻葛根草药汤
竹叶柳蒡汤 《先醒斋医学广笔记》	痧疹透发不出	透疹解表，清泄肺胃	痧疹透发不出，咳喘，烦闷躁乱，咽喉肿痛者	西河柳、荆芥穗、干葛、蝉蜕、炒牛蒡、知母、薄荷、玄参、甘草、麦门冬、淡竹叶	竹叶柳蒡蝉知冬，荷芥草膏元葛梗 竹叶柳旁蝉知冬，河界草高圆蛤惊

（续表）

方类、方名、方源	主　治	功　用	证治要点	药物组成	方剂趣记
1.3　扶正解表					
★败毒散 太平惠民和剂局方（人参败毒散）	气虚外感证	散寒祛湿，益气解表	憎寒壮热，肢体酸痛，无汗，脉浮按之无力	羌活、独活、柴胡、前胡、川芎、枳壳、茯苓、桔梗、人参、甘草	（败毒）前川羌荷壳，桔草独羌胡人茯 （摆渡）前川江河俏，结草独将胡人伏
荆防败毒散 《摄生众妙方》	气虚外感证	发汗解表，散风祛湿	外感风寒湿邪，以及时疫疟疾，痢疾，疮疡具有风寒湿表证者	羌活、柴胡、前胡、枳壳、茯苓、荆芥、防风、桔梗、川芎、甘草	荆防（败毒）去人参。* 荆防（败毒）去人参。* （*“败毒”指败毒散）
★参苏饮 《太平惠民和剂局方》	虚人外感风寒，内有痰饮证	益气解表，理气化痰	恶寒发热，无汗，头痛鼻塞，咳嗽痰白，胸膈满闷，倦怠无力，气短懒言，舌苔白，脉弱	紫苏叶、葛根、人参、半夏、前胡、茯苓、木香、枳壳、桔梗、炙甘草、生姜、大枣	参苏，木前枳夏茯三葛陈梗 伸诉，目前只吓服三个陈梗
★再造散 《伤寒六书》	阳气虚弱，外感风寒	助阳益气，解表散寒	身热恶寒，无汗头痛，热轻寒重，肢冷嗜卧，神疲懒言，面色苍白，舌淡苔白，脉沉无力，或浮大无力	黄芪、人参、熟附子、桂枝、甘草、细辛、羌活、防风、川芎、煨生姜、大枣、赤芍药	再造桂芍姜，芪附芎人枣羌辛草防 再造贵少将，欺负穷人早抢新草房
麻黄附子细辛汤 《伤寒论》	少阳病始得之，反发热，脉沉者	助阳解表	少阳病始得之，反发热，脉沉者	麻黄、附子、细辛	子细麻黄，（解表助阳） 仔细麻黄，（解表助阳）
★加减葳蕤汤 《通俗伤寒论》	阳虚外感风热证	滋阴解表	头痛身热，微恶风寒，咳嗽，口渴，无汗或汗出不多，咽干，心烦，舌红，脉数	葳蕤、葱白、淡豆豉、薄荷、白薇、桔梗、大枣、甘草	（加减）葳蕤草荷葱，（滋阴）白薇豆梗红 （加减）葳蕤草和葱，（滋阴）白薇豆更红
葱白七味饮 《外台秘要》	病后阴血亏虚	养血解表	病后阴血亏虚，调摄不慎，感受外邪。或失血之后，感冒风寒，头痛身热，微寒无汗	葱白、葛根、新豉、生姜、麦门冬、干地黄	姜豉葛地水，麦葱白（七味） 将吃各地水，买葱白（七味）
2. 泻下剂					
2.1　寒下					
★大承气汤 《伤寒论》	阳明腑实证，热结旁流，里热实证之热厥痉病	峻下热结	数日不大便，脘腹胀满，苔黄厚干或焦黑，燥裂，脉沉有力	大黄、枳实、厚朴、芒硝	大硝积厚 大笑之后
小承气汤 《伤寒论》	阳明腑实证“痞满腑实”	健脾消食，清热驱虫	大便不通，谵语潮热，脘腹痞满；或、痢疾初起，腹中胀痛，里急后重，老黄舌，滑疾脉	大黄、厚朴、枳实	（小承气）朴黄实 （小城砌）破黄石
调味承气汤 《伤寒论》	阳明腑实证“羊屎燥实”	健脾消食，清热驱虫	大便不通，恶热口渴；或胃肠积热引起的发斑，口齿咽痛，正黄舌，滑数脉	大黄、甘草、芒硝	（调味承气），大黄甘硝 （调味承气），大黄干笑

（续表）

方类、方名、方源	主治	功用	证治要点	药物组成	方剂趣记
复方大承气汤《中西医结合治疗急腹症》	阳明腑实证	通里攻下，行气活血	气胀较明显者，单纯性肠梗阻	厚朴、炒莱菔子、枳壳、大黄、赤芍药、芒硝、桃仁	（大承气加味气血焦），黄厚积芒莱赤桃 （大承气加味气血焦），皇后只忙来吃桃
★大黄牡丹汤《金匮要略》	肠痈初起	泻热破瘀，散结消肿	少腹疼痛拒按，右足屈而不伸，舌苔黄脉，滑数	大黄、桃仁、牡丹皮、冬瓜仁、芒硝	黄牡丹芒硝冬瓜桃 黄牡丹芒硝冬瓜桃
阑尾化瘀汤《急腹症手册》	急性阑尾炎瘀滞型	化滞通结，清热解毒	发热不高，脘腹胀闷，嗳气纳减，恶心反胃，腹痛，绕脐作痛，或痛有定处，拒按或有肿块，大便秘结，小便黄，苔白腻，脉弦紧或涩或细	大黄、牡丹皮、桃仁、延胡索、木香、金银花、川楝子	大黄牡丹汤－冬芒＋川木金元
阑尾清化汤《急腹症手册》	急性阑尾炎蕴热期	清热解毒，行气活血	发热，午后较甚，口干渴，腹痛重，食欲不佳，便秘，尿黄赤	大黄、牡丹皮、桃仁、川楝子、甘草、赤芍药、金银花、蒲公英	大黄牡丹汤－冬芒＋蒲金川草芍
阑尾清解汤《急腹症手册》	急性阑尾炎热毒期	清热解毒，消肿通结	发热恶寒或不恶寒，口干渴，面红目赤，唇干舌燥，呕恶不能食，腹胀痛拒按，大便秘结，小便赤涩或尿痛，舌红绛，苔黄腻或黄糙，脉洪大滑数或弦数	大黄、牡丹皮、冬瓜仁、蒲公英、金银花、川楝子、木香、甘草	大黄牡丹汤－芒硝＋川木金蒲草
2.2 温下					
★大黄附子汤《金匮要略》	寒积腹痛	温里散寒，通便止痛	便秘腹痛，胁下偏痛，发，手足不温，舌苔白腻，脉弦紧	附子、大黄、细辛	大黄细附 大黄媳妇
★温脾汤《备急千金要方》	寒积腹痛	攻下寒积，温补脾阳	便秘腹痛，脐下绞结，绕脐不止，手足欠温，苔白，脉沉弦	大黄、附子、干姜、人参、甘草	（温脾）附大人芒归草干姜 （温脾）符大人芒归炒干姜
★三物备急丸《金匮要略》	寒实腹痛	攻逐寒积	猝然心腹胀痛，大便不通	巴豆、大黄、干姜、蜜	（三物备急）黄蜜巴豆姜 （三物备急）黄蜜巴豆浆
2.3 润下					
★五仁丸《世医得效方》	津枯便秘	润肠通便	大便秘结，口干渴饮，燥少津、脉细涩	杏仁、桃仁、柏子仁、松子仁、郁李仁、陈皮	（五仁）松陈柏郁桃杏 （五仁）送陈伯于桃杏
★济川煎《景岳全书》	肾虚便秘	温肾益精，润肠通便	大便秘结，小便清长，腰膝酸软，舌淡苔白，脉沉迟	肉苁蓉、当归、牛膝、泽泻、升麻、枳壳	（济川）牛当归，壳麻泽苁蓉 （济川）牛当归，俏马则从容
★麻子仁丸，脾约丸《伤寒论》	脾约证	润肠泻热，行气通便	肠胃燥热，脾津不足，大便秘结，小便频数	麻子仁、芍药、炙枳实、大黄、厚朴、杏仁	麻子杏黄蜜药朴实 麻子姓黄蜜要朴实

（续表）

方类、方名、方源	主　治	功　用	证治要点	药物组成	方剂趣记
2.4　攻补兼施					
★黄龙汤 《伤寒六书》	阳明腑实，气血不足证	攻下热结，益气养血	大便秘结，脘腹胀满，身热口渴，神倦少气，舌苔焦黄，脉虚	大黄、芒硝、枳实、厚朴、甘草、人参、当归、生姜、大枣、桔梗	（黄龙）桔硝人，实归朴三军 （黄龙）结骁人，食鬼破三军 （三：生姜、大枣、甘草。军：大黄）
新加黄龙汤 《温病条辨》	热结里实气阴不足证	泄热通便，滋阴益气	大便秘结，神倦少气，口干咽燥，唇裂舌焦，苔焦黄或焦黑燥裂	细生地、生甘草、人参、生大黄、芒硝、玄参、麦门冬、当归、海参、姜汁	人麦海归芒，姜草地玄黄 人卖海龟忙，将草地闲黄
★增液承气汤 《温病条辨》	热结阴亏证	滋阴增液，泄热通便	燥屎不行，下之不通，脘腹胀满，口干唇燥，舌红苔黄，脉细数	玄参、麦门冬、细生地、大黄、芒硝	（增液承气妙），黄地麦元硝 （增液承气妙），皇帝卖元宵
★十枣汤 《伤寒论》	①悬饮 ②水肿	攻逐水饮	咳唾，胸胁引痛，心下痞硬，干呕短气，水肿，二便不利，头痛目眩，苔滑，脉沉弦	芫花、甘遂、大戟、大枣	（十）枣戟遂芫，（胸胁饮悬） （十）枣脊髓圆，（胸胁饮悬）
控涎丹 《三因极一病证方论》	痰饮伏在胸膈上下	祛痰逐饮	痰饮伏在胸膈上下，忽然胸背、颈项、股胯隐痛不可忍，筋骨牵引钓痛，走易不定	甘遂、大戟、白芥子	芥(问)戟遂姜(控涎) 借(问)几岁将(控涎)
★禹功散 《儒门事亲》	阳水（水肿实证而无热象）	逐水通便，行气消肿	遍身水肿，腹胀喘满，小便不利，大便秘结，脉沉有力	黑牵牛、茴香	禹公牵牛茴，姜（行气逐水） 禹公牵牛回，将（行气逐水）
导水丸 《儒门事亲》	水肿（湿热之证）	泻热逐水	①遍身浮肿，二便不利，口渴，溲赤，苔黄，脉数。②湿热腰痛，痰湿流注身痛者	黑牵牛、滑石、大黄、黄芩	（导水）大滑芩牛 （导水）大话擒牛
3. 和解剂					
3.1　和解少阳					
★小柴胡汤 《伤寒论》	伤寒少阳证；妇人热入血室	和解少阳	往来寒热，胸胁苦满，心烦喜呕，口苦咽干，目眩，默默不欲饮食，舌苔薄白，脉弦	柴胡、黄芩、人参、半夏、炙甘草、生姜、大枣	小柴胡芩人半甘姜枣 小柴胡情人伴甘姜嫂
★蒿芩清胆汤 《重订通俗伤寒论》	少阳湿热证	清胆利湿，和胃化痰	寒热如疟，寒轻热重，口苦膈闷，胸胁胀疼，小便短少，吐酸苦水，或呕黄涎而黏，甚则干呕呃逆，舌红苔白腻，脉数弦滑	青蒿、黄芩、淡竹茹、姜半夏、赤茯苓、生枳壳、广陈皮、碧玉散（滑石、甘草、青黛）	蒿芩夏苓，竹陈积黛滑草 高琴下令，诸臣只戴花草
3.2　调和肝脾					

(续表)

方类、方名、方源	主治	功用	证治要点	药物组成	方剂趣记
★四逆散 《伤寒论》	阳郁厥逆之证，肝脾不和证	透邪解郁，疏肝理气	手足不温，泄利，胁肋胀闷，脘腹疼痛，脉弦	柴胡、炙干草、枳实、芍药	(四逆)积芍甘柴 四逆只烧干柴
★逍遥散 《太平惠民和剂局方》	肝郁血虚脾弱证	疏肝解郁，养血健脾	两胁作痛，头痛目眩，口燥咽干，神疲食少，月经不调，乳房胀痛	柴胡、当归、白芍药、白术、茯苓、炙甘草、烧生姜、薄荷	(逍遥)胡姜荷草，药归术苓 (逍遥)湖江河草，要归树岭
加味逍遥散 《内科摘要》	肝郁血虚生热证	养血健脾，疏肝清热	肝郁血虚生热证，烦躁易怒，或自汗盗汗，或头痛目涩，或颊赤口干，或月经不调，少腹胀痛，或小便涩痛，舌红苔薄黄，脉弦虚数	当归、芍药、茯苓、白术、柴胡、牡丹皮、山栀、甘草	丹栀逍遥散，健脾又疏肝 丹栀逍遥散，(健脾又疏肝)
★痛泻要方 《丹溪心法》	痛泻	补脾柔肝，祛湿止泻	腹痛，泄泻，泻必腹痛，舌苔薄白，脉两关不调，弦而缓	炒白术、白芍药、陈皮、防风	(痛泻要方)，陈药术防 (痛泻要方)，臣要住房
3.3　调和寒热					
★半夏泻心汤 《伤寒论》	寒热互结之痞证	寒热平调，散结除痞	心下痞满，满而不痛，呕吐，肠鸣下痢，舌苔腻而微黄	半夏、黄芩、干姜、人参、黄连、大枣、炙甘草	半夏(泻心)，三人连芩 半夏(泻心)，三人练琴
生姜泻心汤 《伤寒论》	水热互结痞证	和胃消痞，宣散水气	心下痞(硬)，干噫食臭，腹中雷鸣下利	半夏泻心汤减干姜二两，加生姜四两	生姜泻心，减干姜，加生姜
甘草泻心汤 《伤寒论》	胃气虚弱痞证	和胃补中，降逆消痞	胃气虚弱痞证，下利日数十行，谷不化，腹中雷鸣，心下痞(硬)而满，干呕，心烦不得安	半夏泻心汤加甘草一两	益气和胃想，甘草泻心汤，加甘草一两
黄连汤 《伤寒论》	上热下寒证	寒热并调，和胃降逆	胸中有热，胃中有邪气，腹中痛，欲呕吐者	黄连、炙甘草、干姜、桂枝、人参、半夏、大枣	黄连(汤)，三人夏桂 黄连(汤)，三人下跪
3.4　表里双解					
★大柴胡汤 《金匮要略》	少阳阳明合病	和解少阳，内泻热结	往来寒热，胸胁苦满，呕不止，郁郁微烦，心下满痛，便秘或下利，舌苔黄，脉弦数有力	柴胡、黄芩、白芍药、半夏、枳实、大黄、生姜、大枣	姜芍药枣夏川军，枳实(为了)大柴胡 江琴要找夏川军，只是(为了)打豺虎
复方大柴胡汤 《中西医结合治疗急腹证》	溃疡病急性穿孔缓解后，腹腔感染	和解少阳理气泄热	溃疡病急性穿孔缓解后，腹腔感染。上腹及右下腹压痛，肠鸣，便燥，身热，苔黄，脉数	柴胡、黄芩、枳壳、川楝子、延胡索、白芍药、生大黄、木香、蒲公英、生甘草	复方大柴胡，黄壳香草蒲，药楝胡芩(鼓) 复方大柴胡，黄巧想抄谱，要练胡琴(鼓)
★防风通圣散 《宣明论方》	风热壅盛，表里俱实证	疏风解表，清热通便	憎寒壮热无汗，头目昏眩，目赤睛痛，口苦舌干，咽喉不利，涕唾稠黏，便秘溲赤，舌苔黄腻，脉数有力. 疮疡肿毒，肠风痔漏，鼻赤瘾疹	麻黄、荆芥、防风、薄荷、大黄、芒硝、滑石、黑山栀、连翘、川芎、当归、白芍药、白术、石膏、黄芩、桔梗、甘草	(通圣)将军石荷栀芩术草防， 芒桔川白麻归荆石姜翘 (通神)将军石河值勤住草房， 忙借船摆妈归金石姜桥

（续表）

方类、方名、方源	主　治	功　用	证治要点	药物组成	方剂趣记
★葛根黄芩黄连汤 《伤寒论》	协热下利证	解表清里	身热，下利，胸脘烦热，口干作渴，喘而汗出，舌红苔黄，脉数或促	葛根、炙甘草、黄芩、黄连	葛根芩连草，清里又解表 葛根芩连草，清里又解表
★疏凿饮子 《济生方》	阳水实证	泻下逐水，疏风发表	遍身水肿，气喘，口渴，二便不利	商陆、泽泻、赤小豆、羌活、大腹皮、椒目、木通、秦艽、槟榔、茯苓皮	（疏凿）椒通羌艽商，槟榔腹泻茯豆姜 （疏凿）交通抢救商，宾郎腹泻服豆浆
4. 清热剂					
4.1　清气分热					
★白虎汤 《伤寒论》	阳明气分热盛证	清热生津	身大热，汗大出，口大渴，脉洪大	石膏、知母、炙甘草、粳米	（白虎）粳石母甘，（好残酷） （白虎）精食母肝，（好残酷）
白虎加人参汤 《伤寒论》	白虎汤证	清热，益气生津	汗吐下后，里热炽盛而见四大症者	知母、石膏、炙甘草、粳米、人参	白虎加人参汤，清热益气生津尝
白虎加桂枝汤 《伤寒论》	温疟	清热，通络和营卫	温疟，其脉如平，身无寒但热，骨节疼烦，时呕。风湿热痹，壮热，气粗烦躁，关节肿痛，口渴苔白，脉弦数	知母、炙甘草、石膏、粳米、桂枝	（清热通络吃），白虎加桂枝
白虎加苍术汤 《伤寒论》	湿温病	清热祛湿	湿温病。身热胸痞，汗多，舌红苔白腻。风湿热痹，如上	石膏、知母、甘草、粳米、苍术	白虎加苍术，湿温病得除
★竹叶石膏汤 《伤寒论》	伤寒、温病、暑病余热未清，气津两伤证	清热生津，益气和胃	身热，多汗，气逆欲呕，烦渴喜饮，口干，舌红少津，脉虚数	石膏、竹叶、半夏、麦门冬、人参、炙甘草、粳米	竹甘夏石人麦米 竹竿下十人卖米
4.2　清营凉血					
★清营汤 《温病条辨》	热入营分证	清营解毒，透热养阴	身热夜甚，口渴或不渴，神烦少寐，谵语目喜开，或闭不一，斑疹隐隐，舌绛干，脉数	犀角（水牛角代）、生地黄、玄参、竹叶心、麦门冬、丹参、黄连、金银花、连翘	（清营）翘黄地竹犀丹麦银元 （清营）娇皇帝住西单卖银元
★犀角地黄汤 《备急千金要方》	热入血分证；热伤血络证	清热解毒，凉血散瘀	身热谵语，斑色紫黑，吐血，便血衄血，尿血，舌绛，脉数	犀角（水牛角代）、生地黄、芍药、牡丹皮	犀地牡丹芍，（清热凉血好） 西地牡丹少，（清热凉血好）
清瘟败毒饮 《疫疹一得》	瘟疫热毒气血两燔证	清热解毒，凉血泻火	瘟疫热毒，气血两燔证	生石膏、水犀角、川连、栀子、桔梗、黄芩、知母、赤芍药、玄参、连翘、甘草、牡丹皮、鲜竹叶	清瘟栀丹膏地桔竹草，参知翘犀芩连芍 清瘟智丹高地截竹草，深知桥西芩连少
神犀丹 《温热经纬》 引叶天士方	温热暑疫，邪入营血证	清热开窍，凉血解毒	温热暑疫，邪入营血证	水牛角、石菖蒲、黄芩、生地黄、金银花、金汁、连翘、板蓝根、香豉、玄参、花粉、紫草	天玄银翘蒲蓝紫，金地（神）犀芩香豉 天悬银桥铺蓝紫，金帝（神）犀浸香池

（续表）

方类、方名、方源	主治	功用	证治要点	药物组成	方剂趣记
★黄连解毒汤 《外台秘要》	三焦火毒热盛证	泻火解毒	大热烦躁，错语不眠，口燥咽干，吐衄，发斑，痈肿疔毒，舌红苔黄，脉数有力	黄连、栀子、黄芩、黄柏	黄连芩栀柏 黄连请侄伯
★普济消毒饮 《东垣试效方》	大头瘟	清热解毒，疏风散邪	恶寒发热，咽喉不利，舌燥口渴，头面红肿痛，目不能开，舌红苔黄，脉浮数有力	黄芩、黄连、陈皮、甘草、玄参、柴胡、桔梗、连翘、板蓝根、马勃、牛蒡子、薄荷、僵蚕、升麻	（普济）荷（坤）参芩翘马，蓝胡陈梗连甘蚕牛 （普济）和（坤）生擒俏马，兰狐陈更连赶残牛
4.3 清热解毒					
★凉膈散 《太平惠民和剂局方》	上中二焦火热证	泻火通便，清上泄下	身热口渴，胸膈烦热，面赤唇焦，口舌生疮，咽痛，吐衄，便秘溲赤	连翘、川大黄、朴硝、甘草、山栀子仁、薄荷、黄芩、竹叶、蜂蜜	（凉膈）竹甘栀连，黄朴蜜薄芩 （凉膈）竹竿支帘，皇甫谧拔琴
★仙方活命饮 《校注妇人良方》	痈疡肿毒初起	清热解毒，消肿溃坚，活血止痛	红肿焮痛，身热凛寒，苔薄白或黄，脉数有力	金银花、白芷、贝母、防风、赤芍药、当归尾、甘草、皂角刺、制穿山甲、天花粉、乳香、没药、陈皮	银风芷药贝草天，当甲没乳角陈酒（仙方） 迎风只要背朝天，当甲没乳叫陈酒（仙方）
五味消毒饮 《医中金鉴》	疔疮初起痈疡疖肿	清热解毒，消散疔疮	疔疮初起，发热恶寒，疮形如粟，坚硬根深，状如铁钉；痈疡疖肿，红肿热痛，舌红苔黄，脉数	金银花、野菊花、蒲公英、紫花地丁、紫背天葵子	（五味消毒），野花蒲天地 （五味消毒），野花铺天地
四妙勇安汤 《验方新编》	脱疽	清热解毒，活血止痛	脱疽。热度炽盛，患肢黯红微肿灼热，溃烂腐臭，疼痛剧烈或发热口渴，舌红脉数	金银花、玄参、当归、甘草	四妙勇安，银草归元 四妙勇安，引草归原
4.4 清脏腑热					
★导赤散 《小儿药证直诀》	心经火热证	清心利水养阴	心胸烦热，面赤口渴，口舌生疮，小便淋痛，舌红脉数	木通、生地黄、生甘草、竹叶	（导赤）竹甘通地 （导赤）竹竿捅地
清心莲子饮 《太平惠民和剂局方》	心火偏旺，气阴两虚，湿热下注证	清心火，益气阴，止淋浊	遗精淋浊，血崩带下，遇劳则发；或肾阴不足，口舌干燥，烦躁发热	黄芩、麦门冬、地骨皮、车前子、炙甘草、石莲肉、白茯苓、黄芪、人参	（清心莲子）前人芩，芪石骨草麦苓（隐） （倾心练字）前人勤，奇石古草卖灵（隐）
★龙胆泻肝汤 《医方集解》	肝胆实火上炎证；肝胆湿热下注证	清肝胆实火，泻下焦湿热	头痛目赤，舌红，苔黄腻，脉弦数有力，胁痛口苦，耳聋、耳肿，阴肿阴痒，小便淋浊，带下黄臭	龙胆草、柴胡、泽泻、木通、黄芩、栀子、当归、生地黄、生甘草、车前子	胡归生龙子，芩山草木泻 乌龟生龙子，群山草木谢
泻青丸 《小儿药证直诀》	肝经郁火	清肝泻火	肝经郁火。目赤肿痛，烦躁易怒，不能安卧，尿赤便秘，脉洪实，小儿急惊，热盛抽搐	当归、龙胆草、川芎、山栀子、大黄、羌活、防风、竹叶	黄龙羌（上泻青），川芎栀子当风 黄龙墙（上写青），川熊之子当疯

（续表）

方类、方名、方源	主　治	功　用	证治要点	药物组成	方剂趣记
当归龙荟丸 《丹溪心法》	肝胆实火	清泻肝胆实火	肝胆实火。头晕目眩，神志不宁，谵语发狂，或大便秘结，小便赤涩	当归、龙胆草、栀子、大黄、黄连、黄柏、黄芩、芦荟、木香、麝香	当归龙荟（丸）大黄，黄连解毒麝木香
★左金丸，六一丸 《丹溪心法》	肝火犯胃证	清泻肝火，降逆止呕	胁肋疼痛，嘈杂吞酸，呕吐口苦，舌红苔黄，脉弦数	黄连、吴茱萸（6∶1）	（左金）茱连 （佐金）珠联
戊己丸 《太平惠民和剂局方》	肝脾不和引起的胃痛吞酸，腹痛泄泻	疏肝理脾，清热和胃	肝脾不和引起的胃痛吞酸，腹痛泄泻	黄连、吴茱萸、白芍	（戊己）药黄萸 （戊己）要黄鱼
★泻白散 《小儿药证直诀》	肺热喘咳证	清泻肺热，平喘止咳	气喘咳嗽，皮肤蒸热，日晡尤甚，舌红苔黄	桑白皮、地骨皮、炙甘草、粳米	白骨粳（泻白）草 白骨精（泻白）草
葶苈大枣泻肺汤 《金匮要略》	痰涎壅盛，咳喘胸满	泻肺行水，下气平喘	痰涎壅盛，咳喘胸满	葶苈、大枣	葶苈大枣（泻肺），下气平喘行水
★苇茎汤 《备急千金要方》	肺痈	清肺化痰，逐瘀排脓	身有微热，咳嗽痰多，吐腥臭脓血，胸中隐隐作痛，舌红苔黄腻，脉滑数	苇茎、薏苡仁、瓜瓣、桃仁	苇仁瓣桃 伟人搬桃
★清胃散 《兰室秘藏》	胃火牙痛	清胃凉血	牙痛牵引头疼，面颊发热，唇舌颊腮肿痛，牙龈腐烂等，舌红苔黄，脉滑数	川黄连、生地黄、当归身、牡丹皮、升麻	（清胃）当地连升丹 （清味）当地炼升丹
泻黄散 《小儿药证直诀》	脾胃伏火	泻脾胃伏火	脾胃伏火，口疮口臭，烦渴易饥，口燥唇干，舌红脉数，以及脾热弄舌	藿香、山栀、石膏、甘草、防风	（泻黄）甘石防山藿 （谢黄）干事放山火
★玉女煎 《景岳全书》	胃热阴虚证	清胃热，滋肾阴	头痛，牙痛，牙龈出血，烦热干渴，舌红苔黄而干	石膏、熟地黄、麦门冬、知母、牛膝	玉女膏熟地麦母牛 玉女高熟地卖母牛
★芍药汤 《素问病机气宜保命集》	湿热痢疾	清热燥湿，调气和血	下痢脓血，赤白相兼，或白多赤少，腹痛里急后重，肛门灼热，小便短赤，舌苔黄腻	芍药、当归、黄连、槟榔、木香、甘草、大黄、黄芩、肉桂	芩香莲当官，大草药榔 秦香莲当官，大吵要郎
黄芩汤 《伤寒论》	热泻热利	清热止利，和中止痛	热泻热利。身热口苦，腹痛下利，舌红苔黄，脉数	黄芩、芍药、甘草、大枣	黄芩药甘枣 皇亲要甘枣
香连丸 《太平惠民和剂局方》	湿热疾痢	清热燥湿，行气化滞	湿热疾痢，脓血相兼，腹痛，里急后重	黄连、木香	（香）连木香
★白头翁汤 《伤寒论》	热毒痢疾	清热解毒，凉血止痢	便脓血，赤多白少，腹痛，里急后重，肛门灼热，口渴，舌红苔黄，脉弦数	白头翁、黄柏、黄连、秦皮	白头翁连柏秦 白头翁练百琴
白头翁加甘草阿胶汤	产后热痢	清热解毒，燥湿凉血止痢		白头翁、甘草、阿胶、秦皮、黄连、黄柏	白头翁加甘草阿胶（汤，产后血虚热痢尝）

（续表）

方类、方名、方源	主 治	功 用	证治要点	药物组成	方剂趣记
4.5 清热祛暑					
★六一散 《伤寒直格》	暑湿证	清暑利湿	身热烦渴，小便不利，泄泻	滑石、甘草	（六一儿童玩）滑甘 （六一儿童玩）滑杆
益元散 《伤寒直格》	暑湿证	清心解暑兼能安神	暑湿证合兼心悸怔忡，失眠多梦者	滑石、甘草、辰砂、灯芯	（益元）六一（加）灯砂 （议员）六一（加）灯纱
碧玉散 《伤寒直格》	暑湿证	清解暑热	暑湿证兼有肝胆郁热者	滑石、甘草、青黛	六一黛碧玉 六一带碧玉
鸡苏散 《伤寒直格》	暑湿证	疏风解暑	暑湿证兼微恶风寒，头痛头胀，咳嗽不爽者	滑石、甘草、薄荷	鸡苏荷六一 急速贺六一
★桂苓甘露饮 《宣明论方》	暑湿证	清暑解热，化气利湿	发热头痛，烦渴引饮，小便不利，霍乱吐下	滑石、茯苓、甘草、白术、泽泻、官桂、石膏、寒水石、猪苓	桂苓甘（露）膏寒滑，泽白猪 桂林甘（路）高寒滑，择白猪
★清暑益气汤 《温热经纬》	暑热气津两伤证	清暑益气，养阴生津	身热汗多，口渴心烦，小便短赤，体倦少气，精神不振，脉虚数	西洋参、西瓜翠衣、石斛、麦门冬、黄连、竹叶、荷梗、知母、甘草、粳米	（清暑）西斛荷叶翠，麦草知粳连 （清树）西湖荷叶翠，麦草枝精连
4.6 清虚热					
★青蒿鳖甲汤 《温病条辨》	温病后期，邪伏阴分证	养阴透热	夜热早凉，热退无汗，舌红少苔，脉细数	青蒿、鳖甲、细生地、知母、牡丹皮	贾母地青丹 贾母递清丹
★清骨散 《证治准绳》	虚劳发热	清虚热，退骨蒸	潮热骨蒸，唇红颧赤，困倦盗汗，心烦口渴，舌红少苔，脉细数	银柴胡、胡黄连、秦艽、鳖甲、地骨皮、青蒿、知母、甘草	（清骨）二胡艽知青草甲骨（文） （青骨）二胡教知清抄甲骨（文）
秦艽鳖甲散 《卫生保鉴》	风劳病	滋阴养血，清热除蒸	风劳病。骨蒸盗汗，肌肉消瘦，唇红颊赤，午后潮热，咳嗽困倦，脉微数	地骨皮、柴胡、鳖甲、秦艽、知母、当归、青蒿、乌梅	秦艽鳖甲骨母归，柴胡（除蒸采）青梅 秦舅别家姑母归，差虎（出征采）青梅
★当归六黄汤 《兰室秘藏》	阴虚火旺盗汗	滋阴泻火，固表止汗	发热盗汗，面赤心烦，口干唇燥，大便干结，小便黄赤，舌红苔黄，脉数	当归、生地黄、熟地黄、黄芩、黄连、黄柏、黄芪	当归三黄芪二地 当归三皇气二帝
5. 温里剂					
5.1 温中祛寒					
★理中丸 《伤寒论》	脾胃虚寒证	温中散寒，补气健脾	脘腹疼痛喜温欲按，自利不渴畏寒肢冷，呕吐，不欲饮食，舌淡苔白，脉沉细	干姜、人参、炙甘草、白术	（理中）人姜术甘 （李仲）人将猪赶

（续表）

方类、方名、方源	主　治	功　用	证治要点	药物组成	方剂趣记
附子理中丸《阎氏小儿方论》	脾胃虚寒重证	温阳祛寒，益气健脾	脾胃虚寒，风冷相乘，脘腹疼痛，霍乱吐利转筋	人参、白术、干姜、炙甘草、黑附子	附子理中丸，温阳又祛寒
桂枝人参汤《伤寒论》	太阳病，外证未除而数下之	温里解表，益气健脾	太阳病，外证未除而数下之，遂协热下利，利下不止，心下痞硬，表里不解	干姜、桂枝、人参、白术、甘草	桂枝人参（汤），白术甘草姜
★小建中汤《伤寒论》	虚劳里急证	温中补虚，和里缓急	腹痛喜温喜按，面色无华，舌淡苔白，虚烦心悸，手足烦热，咽干口燥，脉细弦	饴糖、芍药、桂枝、炙甘草、生姜、大枣	三（小建中）糖药桂 三小见中堂要跪
黄芪建中汤《金匮要略》	虚劳里急诸不足	温中补气，和里缓急	劳虚里急，诸不足	白芍药、桂枝、炙甘草、生姜、大枣、饴糖、黄芪	黄芪建中，补气温中
当归建中汤《千金翼方》	产后腹痛	温补气血，缓急止痛	产后腹痛	白芍药、桂枝、炙甘草、生姜、大枣、饴糖、当归	当归建中，缓急止痛
大建中汤《金匮要略》	虚寒腹痛	温中补虚，降逆止痛	虚寒腹痛	蜀椒、干姜、人参、胶饴	糖蜀人干姜（有大建） 唐蜀人干将（有大建树）
★吴茱萸汤《伤寒论》	虚寒呕吐证	温中补虚，降逆止呕	食谷欲呕，畏寒喜热，或胃脘痛，吞酸嘈杂，或厥阴头痛，干呕吐涎沫，或少阴吐利，手足逆冷，烦躁欲死	吴茱萸、人参、大枣、生姜	吴萸人姜枣 吴萸扔姜枣
小半夏汤《金匮要略》	呕反不渴	和胃止呕，散饮降逆	呕反不渴，心下有支饮者，以及诸呕吐谷不得下者	半夏、生姜	小半夏生姜半斤，（和胃降逆散支饮） 小半夏升姜半斤，（和胃降逆散支饮）
5.2　回阳救逆					
★四逆汤《伤寒论》	少阴病	回阳救逆	四肢厥逆，恶寒倦卧，腹痛下利，舌淡苔白，脉微	生附子、干姜、炙甘草	四逆附子草干姜 四妮父子炒干姜
通脉四逆汤《伤寒论》	少阴病	回阳通脉	少阴病，下利清谷，里寒外热，手足厥逆，脉微欲绝，身反不恶寒，其人面赤，或利止，脉不出	甘草、附子、干姜	通脉四逆姜加量
四逆加人参汤《伤寒论》	少阴病	回阳益气，救逆固脱	阴寒内盛，四肢厥逆，恶寒蜷卧，脉微而复自下利，利虽止而余正仍在者	生附子、干姜、炙甘草、人参	四逆加人参汤，益气固脱又回阳
百通汤《伤寒论》	少阴病	通阳破阴	少阴病，下利脉微者	葱白、干姜、附子	（白通）葱姜附 （白通）葱将富
参附汤《正体类要》	阳气暴脱	益气回阳	阳气暴脱	人参、附子	参附汤，来回阳

（续表）

方类、方名、方源	主　治	功　用	证治要点	药物组成	方剂趣记
★回阳救急汤 《伤寒六书》	寒邪直中三阴，真阳衰微证	回阳救急，益气生脉	恶寒踡卧，四肢厥冷或身寒战慄，唇指青紫，神衰欲寐，吐泻腹痛，口不渴，舌淡苔白，脉沉数甚或无脉	熟附子、干姜、肉桂、人参、白术、茯苓、陈皮、炙甘草、五味子、半夏、麝香、生姜	附子五人半草姜，茯术肉皮香 父子五人拌草姜，服猪肉皮香
回阳救急汤 《重订通俗伤寒论》	少阴病	回阳生脉	少阴病下利脉微，甚则利不止，肢厥无脉，干呕心烦	黑附子、紫瑶桂、别直参、原麦冬、辰砂、川姜、姜半夏、湖广术、北五味、炒广皮、清炙草、真麝香	五附桂半参麦草砂姜术皮香
5.3　温经散寒					
★当归四逆汤 《伤寒论》	血虚寒厥证	温经散寒，养血通脉	手足厥寒，肢体疼痛，口不渴，舌淡苔白，脉沉细或细而欲绝	当归、桂枝、芍药、细辛、炙甘草、通草、大枣	通枣草药，桂当细辛 童造草药，贵当细心
★黄芪桂枝五物汤 《金匮要略》	血痹	益气温经，和血通痹	肌肤麻木，脉微涩而紧	黄芪、芍药、桂枝、生姜、大枣	黄芪桂枝药姜枣（五物），麻木不仁血痹消
★阳和汤 《外科证治全生集》	阴疽属于阳虚寒凝证	温阳补血，散寒通滞	漫肿无头，皮色不变，酸痛无热，口中不渴，舌淡苔白，脉沉细或迟细	熟地黄、鹿角胶、肉桂、麻黄、白芥子、姜炭、生甘草	（阳和）麻熟地姜芥草鹿肉 （阳和）麻熟地姜芥炒鹿肉
小金丹 《外科证之全生集》	寒湿痰瘀	化痰除湿，祛瘀通络	寒湿痰瘀所致的流注，痰核，瘰疬，乳岩，横痃，贴骨疽，蟮拱头。初起皮肤不便，肿硬作痛者	白胶香、草乌、五灵脂、地龙、䗪虫、乳香、没药、当归、麝香、黑炭	三香灵龙鳖药归（小金丹）墨乌 三香玲珑别要归（小金丹）抹屋
犀黄丸 《外科证之全生集》	瘰疬，流注等	解毒消痈，化痰散结，活血祛瘀	乳岩，横痃，瘰疬，痰核，流注，肺痈，小肠痈	牛黄、麝香、乳香、没药	（犀黄）牛没乳，（吃）米饭香
6. 补益剂					
6.1　补气					
★四君子汤 《太平惠民和剂局方》	脾胃气虚证	益气健脾	面色㿠白，语音低微，气短乏力，食少便溏	人参、白术、茯苓、甘草	参苓术草（四君子） 森林树草（四君子）
异功散 《小儿药证直诀》	脾胃气虚兼气滞证	益气健脾，行气化滞	饮食减少，大便溏薄，胸脘痞闷不舒，或呕吐泄泻	人参、白术、茯苓、炙甘草、陈皮、生姜、大枣	（异功）四君加陈皮，健脾和胃又益
六君子汤 《医学正传》	脾胃气虚兼痰湿	益气健脾，燥湿化痰	食少便溏，胸脘痞闷，呕	人参、白术、茯苓、炙甘草、陈皮、半夏、大枣、生姜	六君四君加陈夏 六君四君挟陈虾
香砂六君子汤 《古今名医方论》	脾胃气虚，痰阻气滞证	益气化痰，行气温中	呕吐痞闷，不思饮食，脘腹胀痛，消瘦倦怠，或气虚肿满呕吐痞闷，不思饮食，脘腹胀痛，消瘦倦怠，或气虚肿满	人参、白术、茯苓、甘草、陈皮、半夏、砂仁、木香、生姜	香砂六君子汤加生姜，健脾和胃尝

（续表）

方类、方名、方源	主 治	功 用	证治要点	药物组成	方剂趣记
保元汤《博爱心鉴》	虚损劳怯，元气不足	益气温阳	倦怠乏力，少气畏寒，以及小儿痘疮，阳虚顶陷，不能发起灌浆者	黄芪、人参、炙甘草、肉桂、生姜	（保元）芪人姜肉草 （保元）旗人将肉炒
★参苓白术散《太平惠民和剂局方》	脾虚挟湿证	益气健脾，渗湿止泻	饮食不化，胸脘痞满，肠鸣泄泻，四肢乏力，形体消瘦，面色萎黄	人参、白术、白茯苓、莲子肉、薏苡仁、缩砂仁、桔梗、白扁豆、甘草、山药、大枣	参苓术草桔连豆砂薏山药 森林术草接连斗杀一山妖
资生丸《先醒斋医学广笔记》	胎元不固 脾虚健运	益气健脾，和胃渗湿，消食理气	妊娠三月，阳明脉衰，胎元不固。亦治脾胃虚弱，食少便溏，脘腹作胀，恶心呕吐，消瘦乏力等证	人参、白术、白茯苓、广陈皮、山楂肉、甘草、怀山药、川黄连、薏苡仁、白扁豆、白豆蔻仁、藿香、莲子肉、泽泻、桔梗、芡实、麦芽	（资生）陈泽连藿芰豆楂，参苓白术散去砂 （资深）陈泽连伙卖豆渣，参苓白术散去砂
★补中益气汤《内外伤辨惑》	脾胃气虚证，气虚下陷证，气虚发热证	补中益气，升阳举陷	饮食减少，体倦肢软，少气懒言，面色㿠白，大便稀溏．脱肛，子宫脱垂，久泄久痢，崩漏，气短乏力．身热，自汗，渴喜热饮，气短乏力	黄芪、炙甘草、人参、当归、陈皮、升麻、柴胡、白术	（补中益气）甘胡，皮人芪麻当术 （补中义气）赶虎，皮人骑马挡猪
举元煎《景岳全书》	气虚下陷证	益气升提		黄芪、炙甘草、人参、炙甘草、升麻	（举元）芪麻人甘术 （举元）骑马人赶猪
升陷汤《医学衷中参西录》	大气下陷证	益气升陷	气短不足以息，或努力呼吸，有似乎喘，或气息将停，危在顷刻	生黄芪、知母、柴胡、桔梗、升麻	（升陷用）芪知柴梗吗》 （升陷用）七支柴梗吗》
升阳益胃汤《内外伤辨惑论》		益气升阳，清热除湿	脾胃虚弱，湿热滞留中焦。怠惰嗜卧，四肢不收，体重节肿，口苦舌干，饮食无味，食不消化，大便不调	黄芪、半夏、人参、炙甘草、独活、防风、白芍药、羌活、陈皮、茯苓、柴胡、泽泻、白术、黄连、生姜、大枣	（益胃）四君少放屁，胡泻二活连夏芪 依偎四君少放屁，胡泻二活连下棋
★玉屏风散《医方类聚》	表虚自汗	益气固表止汗	汗出恶风，面色㿠白	黄芪、防风、白术	玉屏风，芪术防 欲停风，齐住房
★生脉散《医学启源》	温热暑热耗气伤阴证．久咳肺虚，气阴两虚证	益气生津，敛阴止汗	汗多神疲，体倦乏力，气短懒言，咽干口渴．干咳少痰，短气自汗，口干舌	人参、麦门冬、五味子	生脉麦五味人参，热伤气阴此方治 生脉买无味人参，热伤气阴此方治
★人参蛤蚧散《御药院方》	肺肾气虚喘息，咳嗽	补肺益肾，止咳定喘	喘息咳嗽，痰稠色黄，咳吐浓血，胸中烦热，身体羸瘦，遍体水肿	蛤蚧、人参、甘草、杏仁、茯苓、贝母、桑白皮、知母	贝知蚧（咳喘），草杏桑茯人 卑职皆（咳喘），吵醒桑夫人
人参胡桃汤《夷坚已志》	肺肾两虚	补肺肾定喘逆	肺肾两虚，气促痰喘者	人参、胡桃肉	人参胡桃（汤，用时加）生姜

（续表）

方类、方名、方源	主治	功用	证治要点	药物组成	方剂趣记
6.2 补血					
★四物汤 《仙授理伤续断秘方》	营血虚滞证	补血和血	心悸失眠，头晕目眩，面色无华，月经不调，量少或经闭不行，脐腹作痛	熟地黄、当归、川芎、白芍药	当地(四物)药芎 当地(饲物)药熊
桃红四物汤 《医宗金鉴》	妇女经期超前	养血活血	妇女经期超前，血多有块，色紫稠黏，腹痛等	熟地黄、当归、白芍药、川芎、桃仁、红花	桃红四物，血养瘀逐
胶艾汤 《金匮要略》	妇人冲任虚损	养血止血，调经安胎	妇人冲妊虚损，崩漏带下，月经过多，淋漓不止等	川芎、阿胶、甘草、艾叶、当归、芍药、干地黄	胶艾四物加草酒，补血止血调经好
★当归补血汤 《内外伤辨惑论》	血虚发热证	补气生血	肌热面红，烦渴欲饮，脉洪大而虚，重按无力，妇人经期，产后血虚，发热头痛，疮疡溃后，久不愈合	黄芪、当归	当归(补血)芪，(生血又补气) 当归(补血)奇，(生血又补气)
★归脾汤 《正体类要》	心脾气血两虚证，脾不统血	益气补血，健脾养心	心悸怔忡，健忘失眠，面色萎黄，体倦食少，盗汗虚热	黄芪、龙眼肉、白术、白茯苓、酸枣仁、人参、木香、炙甘草、当归、远志	(归脾)四君枣芪归，远志龙眼香 (归脾)四君找奇龟，远知龙眼香
6.3 气血双补					
★八珍汤 《正体类要》	气血两虚证	益气补血	面色苍白或萎黄，头晕目眩，心悸怔忡，四肢倦怠，气短懒言，饮食减少，头晕目眩	人参、熟地黄、白术、白茯苓、当归、川芎、白芍药、炙甘草、生姜、大枣	八珍四君四物(加)三
十全大补汤 《太平惠民合剂局方》	气血不足	温补气血	气血不足，饮食减少，久病体虚，脚膝无力，面色萎黄，精神倦怠，以及疮疡不敛，妇女崩漏	人参、地黄、肉桂、川芎茯苓、白术、炙甘草、黄芪、川当归、白芍药、生姜、大枣	十全八珍芪桂 十全八珍奇贵
人参养荣汤 《三因极一病证方论》	积劳虚损	益气补血，养心安神	积劳虚损，气血不足，四肢沉滞，骨肉酸痛，动则喘咳，小便拘急，腰背强痛，心虚惊悸，咽干唇燥，饮食无味，形体瘦削等	黄芪、当归、桂心、炙甘草、陈皮、白术、人参、白芍药、熟地黄、五味子、茯苓、远志、生姜、大枣	人参养荣远陈桂，姜枣八珍除芎芪五味 人参养荣愿陈贵，江嫂八珍除熊妻无畏
★泰山磐石散 《古今医统大全》	堕胎，滑胎	益气健脾，养血安胎	胎动不安，屡有堕胎，宿疾，面色㿠白，倦怠乏力，不思饮食	人参、黄芪、白术、炙甘草、当归、川芎、白芍药、熟地黄、川续断、糯米、黄芩、砂仁	泰山磐石断米砂，八珍无苓芩芪(加) 泰山磐石断迷沙，八珍无岭亲戚(家)
保产无忧散 《女科一产后编》	妊娠胎动	益气养血，理气安胎	妊娠胎动，腰疼腹痛，势欲小产，或临产时，交骨不开，横生逆下，或子死腹中	当归、川芎、炒黑芥穗、艾叶、枳壳、炙黄芪、菟丝子、羌活、厚朴、川贝母、白芍药、甘草、生姜	芍姜艾芪芎厚贝，芥羌甘枳菟子归 少将爱骑熊后背，借枪赶只兔子归

（续表）

方类、方名、方源	主　治	功　用	证治要点	药物组成	方剂趣记
6.4　补阴					
★六味地黄丸 《小儿药证直诀》	肾阴虚证	滋阴补肾	腰膝酸软，牙齿动摇，足膝作痛，头晕目眩，耳鸣耳聋，遗精，牙齿动摇，足膝作痛，头晕目眩，耳鸣耳聋，遗精	熟地黄、山茱萸、山药、泽泻、牡丹皮、茯苓	灵山地黄，牡丹茱萸泻 灵山地黄，牡丹茱萸谢
知柏地黄丸 《医宗金鉴》	阴虚火旺证	滋阴降火	骨蒸潮热，虚烦盗汗，腰膝酸痛，遗精等证	熟地黄、山茱萸、山药、泽泻、牡丹皮、茯苓、知母、黄柏	知柏地黄丸，阴虚火旺疗
杞菊地黄丸 《医级》	肝肾阴虚证	滋肾养肝明目	两目晕花，视物模糊，或眼睛干涩，迎风流泪等证	熟地黄、山茱萸、山药、泽泻、牡丹皮、茯苓、枸杞子、菊花	杞菊地黄丸，滋肾又养肝
麦味地黄丸 《寿世保元》	肺肾阴虚，或喘或咳者	滋补肺肾	肺肾阴虚，或喘或咳者	熟地黄、山茱萸、山药、泽泻、牡丹皮、茯苓、麦门冬、五味子	麦味地黄丸，咳喘盗汗宜
都气丸 《医贯》	肾虚气喘，或呃逆之证	滋肾纳气	肾虚喘逆	熟地黄、山茱萸、山药、泽黄泻、牡丹皮、茯苓、五味子	（都气）六味（加）五味
★左归丸 《景岳全书》	真阴不足证	滋阴补肾，填精益髓	头晕目眩，腰膝酸软，遗精滑泄，自汗盗汗，舌干口燥	熟地黄、山药、枸杞、山茱萸、菟丝子、鹿角胶、龟板胶、牛膝	（左归）杞地萸山药，菟丝（缠）牛板鹿胶 （昨归）基地遇山妖，吐丝（缠）牛扳鹿胶
左归饮 《景岳全书》	真阴不足证	补益肾阴	腰峻遗泄，盗汉，口燥咽干，口渴欲饮，舌尖红，脉细数	熟地黄、山药、枸杞子、炙甘草、茯苓、山茱萸	（左归饮）地，药杞茯萸甘 （左归淫）帝，要几付鱼竿
★大补阴丸 《丹溪心法》	阴虚火旺证	滋阴降火	骨蒸潮热，盗汗遗精，足膝疼痛，咳嗽咳血，心烦易怒	熟地黄、龟版、黄柏、知母、猪脊髓	柏知地龟密脊（补阴） 百只地龟密集（补阴）
★炙甘草汤 《伤寒论》	阴血不足，阳气虚弱证。虚劳肺痿证	滋阴养血，益气温阳，复脉止悸	心动悸，脉结代，虚羸少气，舌光少苔，质干瘦，咳嗽，咳痰不多，涎唾多，虚烦不眠，自汗盗汗，大便干结，脉虚数，咽干舌燥	生地黄、炙甘草、生姜、人参、桂枝、阿胶、麦门冬、麻仁、大枣	（复脉）胶参麦草地，麻桂大人姜酒 （复脉）浇省麦草地，麻桂大人奖酒
加减复脉汤 《温病条辨》	温热病后期，邪热久羁，阴液亏虚	滋阴养血，生津润燥	温热病后期，邪热久羁阴液亏虚，身热面赤，口干舌燥，脉虚大，手足热甚于手足背者	炙甘草、干地黄、生白芍、麦冬、阿胶、麻仁	麦地草芍麻仁胶，（加减复脉润血燥） 麦地草少麻人浇，（加减复脉润血燥）
★一贯煎 《继名医类案》	肝肾阴虚，肝气不舒证	滋阴疏肝	胸脘胁痛，吞酸吐苦，口咽干燥，舌红少苔，疝气瘕聚	生地黄、北沙参、麦门冬、当归、枸杞子、川楝子	当地一贯杀狗卖金楝 当地一贯沙枸麦金楝
★百合固金汤 《慎斋遗书》	肺肾阴亏，虚火上炎证	滋阴保肺，止咳化痰	咳嗽气喘，咽喉燥痛，痰中带血，头晕目眩，午后潮热	百合、生地黄、熟地黄、麦门冬、白芍药、当归、贝母、生甘草、玄参、桔梗	地地麦草药，百元皆归母（固金） 弟弟卖草药，百元皆归母（固金）

（续表）

方类、方名、方源	主 治	功 用	证治要点	药物组成	方剂趣记
★补肺阿胶汤 《小儿药证直诀》	小儿肺虚有热证	养阴补肺，清热止血	咳嗽气喘，咽喉干燥，喉中有声，痰中带血	阿胶、牛蒡子、炙甘草、马兜铃、杏仁、糯米	牛马行嚼草米 牛马杏胶草米
★益胃汤 《温病条辨》	阳明温病，胃阴损伤证	养阴益胃	不能食，口干咽燥	生地黄、麦门冬、冰糖、玉竹、沙参	益胃玉地麦沙糖 益胃玉帝卖砂糖
6.4 补阳					
★肾气丸 《金匮要略》	肾阳不足证	补肾助阳	腰痛脚软，身半以下，常有冷感，少腹拘急，小便不利，小便反多，入夜尤甚，阳痿早泄，痰饮，水肿，化液，水饮内停，脚气，转胞，消渴	干地黄、山药、山茱萸、泽泻、茯苓、牡丹皮、桂枝、附子	（肾气）附桂牡（吃）黄萸药茯泻 （神气）富贵母（吃）黄鱼要腹泻
加味肾气丸	肾虚水肿	温补肾阳，利水消肿	肾（阳）虚水肿，腰重脚肿，小便不利	附子、官桂、茯苓、泽泻、山茱萸、山药、车前子、牡丹皮、牛膝、熟地黄	（济生的）牛车肾气 （济生的）牛车神气
十补丸 《济生方》	肾阳虚损精血不足	补肾阳，益精血	肾阳虚损，精血不足证	附子、五味子、山茱萸、山药、牡丹皮、鹿茸、熟地黄、肉桂、茯苓、泽泻	肾气喂鹿，肾虚（十补）
★右归丸 《景岳全书》	肾阳不足，命门火衰证	温补肾阳，填精益髓	气衰神疲，畏寒肢冷，腰膝软弱，阳痿遗精，阳衰无子，小便自遗，饮食减少，大便不实	附子、肉桂、鹿角胶、熟地黄、山药、山茱萸、枸杞子、菟丝子、杜仲、当归	山鹿杞杜附桂，当地萸丝（右归） 山鹿嫉妒富贵，当地鱼丝（又贵）
右归饮 《景岳全书》	肾阳不足证	温补肾阳，填精补血	气怯神疲，腹痛腰峻，肢冷脉细，舌淡苔白，或阴胜格阳，真寒假热之证	熟地黄、山药、枸杞子、山茱萸、炙甘草、肉桂、杜仲、制附子	黄萸（右）桂，（饮）杞附仲草药 黄鱼（又）贵，（饮）几附中草药
6.6 阴阳并补					
★地黄饮子 《黄帝素问宣明论》	喑痱	滋肾阴，补肾阳，开窍化痰	舌强，不能言，足废，不能用，口干，不欲饮，足冷面赤	熟地黄、肉苁蓉、巴戟天、山茱萸、石斛、附子、五味子、官桂、白茯苓、麦门冬、石菖蒲、远志、生姜、大枣、薄荷	地荷附官苁远冬茯斛，菖姜枣巴萸味 地河副官从远东赴湖，尝姜枣巴鱼味
★龟鹿二仙胶 《医便》	真元虚损，精血不足证	滋阴填精，益气壮阳	全身瘦削，阳痿遗精，腰膝酸软，久不孕育，两目昏花	鹿角胶、龟版胶、人参、枸杞子	龟鹿二仙参枸杞 龟鹿二仙生狗奇
★七宝美髯丹 《本草纲目》	肝肾不足证	补益肝肾，乌发壮骨	须发早白，脱发，齿牙动摇，腰膝酸软，梦遗滑精，肾虚不育	赤何首乌、白何首乌、赤茯苓、白茯苓、牛膝、当归、枸杞子、菟丝子、补骨脂	七宝赤白乌归杞茯脂牛菟 七宝赤白乌龟欺负纸牛兔
7. 固涩剂					
7.1 固表止汗					

（续表）

方类、方名、方源	主　治	功　用	证治要点	药物组成	方剂趣记
★牡蛎散《太平惠民和剂局方》	自汗，盗汗	益气固表，敛阴止汗	身常自汗，夜卧尤甚，心悸惊惕，短气烦倦，舌淡红，脉细弱	牡蛎、黄芪、麻黄根、小麦	芪麻麦牡蛎 骑马卖牡蛎
7.2　敛肺止咳					
★九仙散《医学正传》	久咳肺虚证	敛肺止咳，益气养阴	久咳不已，咳甚则气喘，自汗，痰少而黏，脉虚数	罂粟壳、人参、款冬花、桑白皮、桔梗、五味子、阿胶、乌梅、贝母	桑白五人枣梅款，母姜胶罂桔（九仙） 桑白五人早没款，由将教婴结（九仙）
7.3　涩肠固脱					
★真人养脏汤《太平惠民和剂局方》	久泻久痢	涩肠止泻，温中补虚	泻痢无度，滑脱不禁，甚至脱肛坠下，脐腹疼痛，不思饮食，舌淡苔白，脉迟细	罂粟壳、人参、当归、白术、肉豆蔻、肉桂、炙甘草、白芍药、木香、诃子	（真）人诃木桂罂药当术草寇 （真）人和穆桂英要挡住草寇
★四神丸《内科摘要》	肾泄	温肾暖脾，固肠止泻	五更泄泻，不思饮食，食少不化或腹痛肢冷，神疲乏力，舌淡苔薄白，脉沉迟无力	补骨脂、肉豆蔻、五味子、吴茱萸、大枣、生姜	（四神）早将骨肉喂鱼 （四神）枣姜骨肉味萸
★桃花汤《伤寒论》	虚寒痢	温中涩肠止痢	下痢不止，便脓血，血色黯不鲜，日久不愈，腹痛喜温喜按，舌淡苔白，脉迟弱或细微	赤石脂、干姜、粳米	姜米脂（包桃花汤） 江米纸（包桃花糖）
7.4　涩精止遗					
★金锁固精丸《医方集解》	遗精	补肾涩精	遗精，滑泄，神疲乏力，四肢酸软，腰痛耳鸣，舌淡苔白，脉细弱	沙苑子、芡实、莲须、龙骨、牡蛎	（金锁固）牡龙，二莲实蒺藜 全锁固牡龙，二莲实吉利
水陆二仙丹《洪氏集验方》	肾虚不摄	补肾涩精	男子遗精白浊，小便频数，女子带下，纯属肾虚不摄者	芡实、金樱子	（水陆二仙）实樱，（补肾涩精宜施）
★桑螵蛸散《本草衍义》	心肾两虚证	调补心肾，涩精止遗	小便频数，色如米泔，或遗尿，遗精，心神恍惚，健忘，舌淡苔白，脉细弱	桑螵蛸、远志、石菖蒲、龙骨、人参、茯神、当归、龟版	桑螵蛸龙龟，神人菖远归 桑螵削龙鬼，神人唱远归
★缩泉丸《妇人良方》	膀胱虚寒证	温肾祛寒，缩尿止遗	小便频数，遗尿不止，舌淡，脉沉弱	益智仁、乌药、山药	乌山（缩泉）益智仁（遗尿） 巫山（缩泉）医治人（遗尿）
7.5　固崩止带					
★固冲汤《医学衷中参西录》	脾气虚弱，冲脉不固证	益气健脾，固冲摄血	血崩或月经过多，色淡质稀，心悸气短，腰膝酸软，舌淡，脉微弱	白术、生黄芪、龙骨、牡蛎、山茱萸、生杭芍、海螵蛸、茜草、棕边炭、五倍子	术棕芪萸蛸，牡龙茜倍芍 猪总骑鱼笑，母龙谦卑少

（续表）

方类、方名、方源	主治	功用	证治要点	药物组成	方剂趣记
★固经丸 《丹溪心法》	崩漏	滋阴清热，固经止血	经行不止或下血量多，血色深红，或紫黑稠黏，腰膝酸软，手足心热，舌红，脉弦数	白芍药、龟版、黄柏、黄芩、椿根皮、香附	龟柏药椿香芩(固经) 龟伯要春香勤(固经)
★易黄汤 《傅青主女科》	湿热带下	补肾清热，祛湿止带	带下色黄，其气腥秽，舌红	山药、芡实、黄柏、车前子、白果	山芡柏车白果(易黄) 山堑百车白果(易黄)
清带汤 《医学衷中参西录》	妇女赤白带下，绵绵不绝者	滋阴收涩，化瘀止带	带下绵绵不绝	生山药、生龙骨、生牡蛎、海螵蛸、茜草	(清带)牡龙药蛸茜 (清代)牡龙要消遣
8. 安神剂					
8.1 重镇安神					
★朱砂安神丸 《内外伤辨惑论》	心火亢盛，阴血不足证	重镇安神，清心泻火	失眠多梦，怔忡惊悸，心神烦乱，舌红，脉细数	朱砂、黄连、炙甘草、生地黄、当归	朱砂甘当黄地 朱沙敢当皇帝
生铁落饮 《医学心语》	痰火上扰之癫狂证	镇心安神，清热化痰		天门冬、麦门冬、贝母、胆星、橘红、远志肉、石菖蒲、连翘、茯苓、茯神、钩藤、玄参、丹参、辰砂、生铁落	二参贝生铁砂蒲二冬，二茯远翘钩红星 二身背生铁砂扑二冬，二茯愿巧钩红星
★磁朱丸 《备急千金要方》	心肾不交证	益阴明目，重镇安神	视物昏花，耳鸣耳聋，心悸失眠，癫痫	磁石、朱砂、神曲	磁朱神曲(安心神)
8.2 滋养安神					
★天王补心丹 《校注妇人良方》	阴虚血少，神志不安证	滋阴养血，补心安神	心悸失眠，神疲健忘，梦遗虚烦，手足心热，口舌生疮，舌红少苔，脉细数	生地黄、人参、丹参、玄参、茯苓、五味子、远志、桔梗、当归、天冬、麦门冬、柏子仁、酸枣仁、朱砂	(天王补心)味丹麦柏枣，人桔地苓远天砂归元 (天王补心)喂丹美百枣，人杰地灵愿天煞归元
柏子养心汤 《体仁汇编》	惊悸怔忡	养心安神，滋阴补肾	阴血亏虚，心肾失调所致之精神恍惚，惊悸怔忡，夜寐多梦，健忘盗汗，舌红少苔，脉细而数	柏子仁、枸杞子、麦门冬、当归、石菖蒲、茯神、玄参、熟地黄、甘草	百子归原地，铺草卖神狗 柏子归元地，蒲草麦神枸
孔圣枕中 《备急千金要方》	心肾不足	补肾宁心，益智安神	心肾不足而致健忘失眠，心神不安	龟版、龙骨、远志、石菖蒲	(孔圣枕中丹)，龟龙菖蒲远蜜酒 (孔圣枕中丹)，龟龙猖扑远蜜酒
★酸枣仁汤 《金匮要略》	虚烦不眠证	养血安神，清热除烦	虚烦不安，失眠，心悸，头目眩晕，咽干口燥，舌红，脉弦细	酸枣仁、甘草、知母、茯苓、川芎	川酸枣(用)苓知草 串酸枣(用)灵芝草

（续表）

方类、方名、方源	主　治	功　用	证治要点	药物组成	方剂趣记
★甘麦大枣汤 《金匮要略》	脏躁	养心安神，和中缓急	精神恍惚，睡眠不安，心中烦乱，悲伤欲哭，不能自主，甚则言行失常，呵欠频作，舌淡红，苔少，脉细微数	小麦、甘草、大枣	甘麦大枣（治脏燥，滋养心神用之妙）
9. 开窍剂					
9.1 凉开					
★安宫牛黄丸 《温病条辨》	邪热内陷心包证	清热开窍，豁痰解毒	高热烦躁，神昏谵语，口干舌燥，痰涎壅盛，舌红或绛，脉数。小儿惊厥，中风昏迷	牛黄、麝香、郁金、犀角（水牛角代）、黄连、黄芩、山栀、朱砂、雄黄、冰片、珍珠、金箔衣	（安宫）牛金辰连冰，芩麝栀郁珍犀雄 （安宫）牛津辰练兵，擒射之余珍惜熊
牛黄清心丸 《豆疹世医心法》	温热之邪内陷心包	清热解毒，开窍安神	温热之邪，内陷心包，身热，神昏谵语，烦躁不安，以及小儿高热惊厥，中风窍闭等证	牛黄、朱砂、黄连、黄芩、栀子、郁金	朱蜜连芩栀郁，牛黄（清心） 朱密练琴之余，牛黄（清心）
★紫雪 《外台秘要》	热邪内陷心包，热盛动风证	清热开窍，熄风止痉	高热，神昏谵语，烦躁不安，痉厥，斑疹吐衄，口渴引饮，唇焦齿燥，便秘尿赤，舌红绛苔干黄，脉数有力或弦。小儿惊厥	犀角（水牛角代）、羚羊角、麝香、石膏、寒水石、滑石、磁石、青木香、沉香、玄参、升麻、炙甘草、丁香、朴硝、硝石、朱砂、黄金	硝二麻用四石元二角，（把）四香金砂草 肖二妈用四十元二角，（把）四箱金砂炒
★至宝丹 《太平惠民和剂局方》	痰热内闭心包证	清热开窍，化浊解毒	身热烦燥，神昏谵语，痰盛气粗，舌红苔黄垢而腻，脉滑数，及中风中暑，小儿惊厥	犀角（水牛角代）、麝香、朱砂、雄黄、生玳瑁屑、琥珀、龙脑、金箔、银箔、牛黄、安息香	龙琥朱牛玳（至宝），金银麝雄（得）安犀 龙虎猪牛带（至宝），金银射熊（得）安息
★行军散 《霍乱论》	暑秽	清热开窍，辟秽解毒	吐泻腹痛，烦闷欲绝，头目昏晕，不省人事，并治口疮咽痛，点目去风热障翳，搐鼻可避时疫之气	西牛黄、麝香、珍珠、冰片、硼砂、明雄黄、硝石、飞金	（行军）硝冰金珍麝雄牛，硼 （行军）小兵金针射雄牛，嘭
9.2 温开					
★苏合香丸 《广济方》	寒闭证	芳香开窍，行气温中	突然昏倒，牙关紧闭，不省人事，苔白，脉迟，心腹胀痛，甚则昏厥，亦治中风，中气及感受时行瘴疠之气见有上述症状者	苏合香、麝香、冰片、安息香、白术、青木香、犀角（水牛角代）、香附子、朱砂、诃黎勒、檀香、沉香、丁香、荜茇、乳香	九香犀柯（来），砂术荜茇冰 酒香稀客（来），杀猪荜茇病 九香：青沉丁附安乳（白）苏麝檀香 九香；清晨叮咐安乳（白）苏麝檀香
冠心苏合丸 《中国药典》	心绞痛 胸闷憋气	芳香开窍，行气活血，宽胸止痛	心绞痛，胸闷闭气，属于痰浊气滞血瘀者	苏合香、冰片、乳香、檀香、青木香	（冠心苏合）四香冰 （冠心苏合）四箱冰 四香：青乳苏壇（青乳书坛）

（续表）

方类、方名、方源	主治	功用	证治要点	药物组成	方剂趣记
★紫金锭，玉枢丹 《片玉心书》	中暑时疫；外敷疔疮疖肿，虫咬损伤	化痰开窍，辟秽解毒，消肿止痛	脘腹胀闷，疼痛，恶心呕吐，泄泻，及小儿痰厥，外敷疔疮疖肿，虫咬伤，无名肿毒痄腮，丹毒，喉风	山慈姑、麝香、红大戟、千金子霜、五倍子、雄黄、朱砂	五倍千金，大姑麝砂黄 五倍千金，大姑射沙皇
10. 理气剂					
10.1 行气					
★越鞠丸 《丹溪心法》	郁证	行气解郁	胸膈痞闷，脘腹胀痛，饮食不消，恶心呕吐，嗳腐吞酸	香附、苍术、川芎、神曲、栀子	（越鞠）栀曲芎，香附术 （越鞠）智取熊，降伏猪
★柴胡疏肝散 《景岳全书》	肝气郁滞证	疏肝解郁，行气止痛	胁肋疼痛，嗳气太息，或寒热往来，脘腹胀满，脉弦	柴胡、陈皮、川芎、香附、枳壳、芍药、炙甘草	柴胡（疏肝）壳，陈芎香草药 柴胡疏肝窍，陈兄相草药
★四磨汤 《济生方》	肝气郁结证	行气降逆，宽胸散结	胸膈胀闷，上气喘急，心下痞满，不思饮食	天台乌药、人参、槟榔、沉香	（四磨）人，乌香槟 （四磨）人，无香槟
★瓜蒌薤白白酒汤 《金匮要略》	胸痹	通阳散结，行气祛痰	胸中闷痛，甚至胸痛彻背，喘息咳唾，短气，舌苔白腻，脉弦沉或紧	瓜蒌实、薤白、白酒	瓜蒌薤白白酒（汤，胸痹疼痛急煎尝）
瓜蒌薤白半夏汤 《金匮要略》	胸痹	通阳散结，祛痰宽胸	胸中满痛彻背，背痛彻胸，不能安卧者	瓜蒌实、薤白、半夏、白酒	瓜薤半白酒
枳实薤白桂枝汤 《金匮要略》	胸痹	通阳散结，下气祛痰	气结在胸，胸满而痛，心中痞气，气从胁下上逆抢心，舌苔白腻，脉沉弦或紧	枳实、厚朴、薤白、桂枝、瓜蒌	厚瓜薤实桂
★半夏厚朴汤 《金匮要略》	梅核气	行气散结，降逆化痰	咽中如有物阻，咯吐不出，吞咽不下，胸膈满闷，苔白润，脉弦滑弦缓	半夏、厚朴、茯苓、生姜、苏叶	（梅核气）夏厚姜茯苏 （梅核气）下后将复苏
★枳实消痞丸，失笑丸 《兰室秘藏》	脾虚气滞，寒热互结证	行气消痞，健脾和胃	心下痞满，不思饮食，倦怠乏力，大便失调	枳实、干生姜、炙甘草、麦芽曲、茯苓、白术、半夏曲、人参、厚朴、黄连	半夏实厚，四君姜麦黄连（消痞） 半夏时候，四君将卖黄连（消痞）
★厚朴温中汤 《内外伤辨惑论》	寒湿气滞证	行气温中，燥湿除满	脘腹胀满，或疼痛，不思饮食，四肢倦怠，舌苔白腻，脉沉弦	厚朴、沉香、炙甘草、茯苓、草豆蔻仁、木香、干姜、生姜	厚朴温中汤，豆茯草二姜，（加点）陈皮香 厚朴温中汤，豆腐炒二姜，（加点）陈皮香
★良附丸 《良方集腋》	气滞寒凝证	行气疏肝，祛寒止痛	胸闷胁痛，胃脘疼痛，畏寒喜热，妇女痛经	高良姜、香附子	良附（丸，治肝气把胃犯）
★金铃子散 《素问病机气宜保命集》	肝郁化火证	疏肝泄热，活血止痛	心胸胁肋，诸痛，时发时止，口苦，舌红苔黄，脉弦数	川楝子、延胡索	金铃玄胡 金铃悬壶

（续表）

方类、方名、方源	主　治	功　用	证治要点	药物组成	方剂趣记
★天台乌药散 《医学发明》	寒疝证（小肠疝气）	行气疏肝，散寒止痛	小肠疝气，少腹引控，睾丸而痛，偏坠肿胀，或少腹疼痛，苔白脉弦	天台乌药、木香、小茴香、青皮、高良姜、槟榔、川楝子、巴豆	巴金茴香（在天台），木乌青槟（喝）高良酒 巴金回乡（在天台），木屋请宾（喝）高梁酒
★橘核丸 《济生方》	㿗疝	行气止痛，软坚散结	睾丸肿胀偏坠，或坚硬如石，或痛引脐腹	橘核、海藻、昆布、川楝子、桃仁、厚朴、木通、枳实、延胡索、肉桂、木香	橘核桃香枳实桂，通海厚布索楝（坠） 橘和桃香只是贵，通海厚布锁链（坠）
★暖肝煎 《景岳全书》	肝肾虚寒证	温补肝肾，行气止痛	睾丸冷痛，或少腹疼痛，畏寒喜暖，舌淡苔白，脉沉迟	小茴香、肉桂、当归、枸杞子、乌药、沉香、茯苓，加生姜煎	姜苓当茴官，乌枸香（暖肝） 将领当回关，乌狗香（暖肝）
★加味乌药汤 《济阴纲目》	痛经	行气活血，调经止痛	月经前或，月经时，小腹胀满，胀甚于痛，或连胸胁，乳房胀痛	香附、乌药、缩砂、木香、延胡索、甘草、生姜	甘附姜砂木香，乌胡 干父将杀木香，乌呼
10.2　降气					
★苏子降气汤 《太平惠民和剂局方》	实喘	降气平喘，祛痰止咳	痰涎壅盛，喘咳短气，胸膈满闷，痰多稀白，或呼多吸少，腰疼脚软，或肢体浮肿，苔白滑，脉弦滑	紫苏子、半夏、当归、甘草、前胡、厚朴、肉桂、生姜、大枣、陈皮	苏子归厚胡，官桂半苏三 苏子归后湖，官贵伴苏三
三子养亲汤 《韩氏医通》	痰壅气滞	降气快膈，化痰消食	咳嗽喘逆，痰多胸痞，食少难消，舌苔白腻，脉滑等	白芥子、苏子、莱菔子	子养亲莱芥苏
★定喘汤 《摄生众妙方》	哮喘	宣肺降气，清热化痰	哮喘咳嗽，痰多气急，痰稠色黄，微恶风寒，苔黄腻，脉滑数	麻黄、白果、苏子、甘草、款冬花、杏仁、桑白皮、黄芩、半夏	冬花夏草杏银桑，（定喘）苏子芩麻黄 冬花夏草姓银桑，（定喘）苏子亲妈黄
★ 旋覆代赭汤 《伤寒论》	胃气虚弱，痰浊内阻证	降逆化痰，益气和胃	心下痞硬，噫气频作，呕吐，呃逆，吐涎沫，舌淡苔白滑，脉弦而虚	旋覆花、代赭石、人参、生姜、炙甘草、半夏、大枣	旋覆代赭夏三人 旋覆代赭吓三人
★陈皮竹茹汤 《金匮要略》	胃虚有热之呃逆	降逆止呃，益气清热	呃逆或干呕，舌红嫩，脉虚数	陈皮、竹茹、大枣、生姜、甘草、人参	三陈皮竹茹人 三陈皮茱儒人
★丁香柿蒂汤 《症因脉治》	虚寒呃逆	温中益气，降逆止呃	呃逆不已，胃脘痞闷，舌淡苔白，脉沉迟	丁香、柿蒂、人参、生姜	丁香柿蒂（汤），人参（加）生姜
11. 理血剂					
11.1　活血祛瘀					
★桃核承气汤 《伤寒论》	下焦蓄血证	破血下瘀	少腹急结，小便自利，至夜发热，谵语烦躁，其人如狂，或血瘀经闭，痛经，脉沉实而涩	桃仁、大黄、桂枝、炙甘草、芒硝	桃核（承气）桂调胃 桃核（承气）贵调胃。或大黄芒桃桂草 大王忙逃贵巢

(续表)

方类、方名、方源	主 治	功 用	证治要点	药物组成	方剂趣记
★血府逐瘀汤 《医林改错》	胸中血瘀证	活血祛瘀，行气止痛	胸痛，痛如针刺，而有定处，急躁易怒，内热烦闷，心悸失眠，入暮潮热，头痛，呃逆日久不止，舌紫暗或瘀斑，脉涩或弦紧	当归、川芎、赤芍药、桃仁、红花、生地黄、牛膝、桔梗、柴胡、枳壳、甘草	血府逐瘀甘枳牛，桃红四物桔柴(有) 血府逐瘀赶只牛，桃红四物截柴(有) 归川芍桃红＋桔枳柴牛
通窍活血汤 《医林改错》	瘀阻头面的头痛昏晕	活血通窍	瘀阻头面的头痛昏晕或耳聋年久，或头发脱落，面色青紫，或酒渣鼻，或白癜风，以及妇女干血痨，小儿疳积而见肌肉消瘦，腹大青筋，潮热等	赤芍药、川芎、桃仁、红花、老葱、生姜、大枣、麝香、黄酒	归川芍桃红＋姜枣麝葱酒
膈下逐瘀汤 《医林改错》	膈下瘀血，形成积块	活血祛瘀，行气止痛	膈下瘀血，形成积块或小儿痞块；或肚腹疼痛，痛处不移，或卧则腹坠	五灵脂、当归、川芎、桃仁、牡丹皮、赤芍药、乌药、延胡索、甘草、香附、红花、枳壳	归川芍桃红＋香附、乌药、枳壳、延胡索、五灵脂、牡丹皮
少腹逐瘀汤 《医林改错》	少腹瘀血积块疼痛	活血祛瘀，温经止痛	主治：或不痛，或痛而无积块，或少腹胀满；或经期腰少腹胀，或月经一月见三五次，连接不断，断而又来，其色或紫或黑，或有瘀块，或崩漏兼少腹疼痛，或瘀血阻滞，久不受孕等证	小茴香、干姜、延胡索、没药、当归、川芎、官桂、赤芍药、蒲黄、五灵脂	归川芍桃红＋五灵脂＋没茴桂蒲姜胡
身痛逐瘀汤 《医林改错》	气血闭阻经络所致痹痛	活血行气，祛瘀通络，通痹止痛	气血闭阻经络所致的肩痛、臂痛、腰痛、腿痛、或周身疼痛，经久不愈	秦艽、川芎、桃仁、红花、甘草、羌活、没药、当归、五灵脂、香附、牛膝、地龙	归川芍桃红＋五灵脂＋没牛秦羌龙
★补阳还五汤 《医林改错》	中风	补气活血通络	半身不遂，口眼㖞斜，语言謇涩，口角流涎，遗尿不禁，小便频数，舌黯淡苔白，脉缓	生黄芪、当归尾、赤芍药、地龙、川芎、红花、桃仁	芎芪红尾赤龙桃，(补阳还五此方司) 熊骑红尾赤龙逃，(补阳还五此方司)
★复元活血汤 《医学发明》	跌打损伤。瘀血留于胁下	活血祛瘀，疏肝通络	瘀血瘀留于胁下，痛不可忍	大黄、柴胡、瓜蒌根、当归、红花、甘草、穿山甲、桃仁	复元红军归山甲，桃仁柴草(插)天花 复员红军归山家，桃人柴草(插)天花 军：川军(大黄)
七厘散 《良方集腋》	跌打损伤	活血散瘀，止痛止血；外敷止血生肌	跌打损伤，筋断骨折之瘀血肿痛，或刀伤出血。并治一切无名肿毒，烧伤烫伤等	血竭、麝香、冰片、乳香、没药、红花、朱砂、儿茶	七厘血竭麝冰花，乳没朱砂加儿茶，活血止血
★温经汤 《金匮要略》	冲任虚寒，瘀血阻滞证	温经散寒，祛瘀养血	漏下不止，月经不调，久不受孕，唇口干燥，入暮发热，手心烦热，月经或前或后，或一月再行，或崩中漏下，月经后期，不至甚或经停	桂枝、吴茱萸、当归、芍药、川芎、人参、阿胶、牡丹皮、生姜、甘草、半夏、麦门冬	芎皮桂，吴人药，冬姜夏，草当胶 熊皮贵，无人要，冬将夏，草当浇

（续表）

方类、方名、方源	主治	功用	证治要点	药物组成	方剂趣记
温经汤 《妇人良方》	血海虚寒，月经不调	温经补血，化瘀止痛	血海虚寒，月经不调，血气凝滞，脐腹作痛，其脉沉紧	当归、川芎、人参、肉桂、牡丹皮、莪术、牛膝、甘草	归川人皮肉草莪牛
艾附暖宫丸 《仁斋直指》	妇人子宫虚冷	暖宫温经，养血活血	带下白淫，面色萎黄，四肢疼痛，倦怠无力，饮食减少，经脉不调，肚腹时痛，久无子息	艾叶、香附、吴茱萸、大川芎、白芍药（酒炒）、黄芪 续断、生地黄、生用一两，酒洗焙干、官桂、当归（酒洗）	附桂川芍艾萸归续芪地
★生化汤 《傅青主女科》	产后瘀血腹痛，恶露不行，小腹冷痛	化瘀生新，温经止痛	恶露不行，少腹冷痛	当归、川芎、桃仁、干姜、炙甘草（童便、黄酒）	童便酒姜草（生花），桃芎当归（家） 通遍九江草（生花），陶兄当归（家）
★桂枝茯苓丸 《金匮要略》	瘀阻胞宫证	活血化瘀，缓消癥块	腹痛拒按，漏下不止，血色紫黑晦暗，妊娠胎动不安	桂枝、茯苓、牡丹皮、桃仁、芍药	药桂茯仁丹 药贵服仁丹
★失笑散 《太平惠民和剂局方》	瘀血停滞	活血祛瘀，散结止痛	心胸刺痛，脘腹疼痛，产后恶露不行，月经不调，少腹急痛	五灵脂（酒研）、蒲黄（炒香）	蒲灵失笑 菩灵失笑
活络效灵丹 《医学衷中参西录》	气血郁滞	活血祛瘀，通络止痛	心腹疼痛，腿痛臂痛，跌打瘀肿，内外疮疡，以及癥瘕积聚等	当归、丹参、生明乳香、生明没药	丹归没乳
宫外孕方 《山西医学院附属一院中西医结合治疗小组经验方》	子宫外孕	活血祛瘀，消癥止痛	下腹部剧烈腹痛，并见月经过多，漏下不畅，血色暗红。腹部检查：有压痛、反跳痛和肌紧张	丹参、赤芍药、桃仁，此为宫外孕Ⅰ号方，若再加三棱、莪术各五分至二钱（各1.5～6 g），为宫外孕Ⅱ号方	赤丹桃
★丹参饮 《时方歌括》	血瘀气滞，心胃诸痛	活血祛瘀，行气止痛	血瘀气滞，心胃诸痛	丹参、檀香、砂仁	丹参檀砂 单身弹纱
★鳖甲煎丸 《金匮要略》	疟母	行气活血，祛湿化痰，软坚消癥	胁下癖块，癥瘕集聚，腹中疼痛，肌肉消瘦，饮食减少，时有寒热，女子经闭	鳖甲（煅下灰，清酒煮）、乌扇炮、黄芩、鼠妇、干姜、厚朴、瞿麦、紫葳、阿胶、柴胡、蜣螂、芍药、牡丹皮、䗪虫、蜂窠炙、赤硝、桃仁、葶苈、大黄、桂枝、石韦、人参、半夏	鳖甲胶螂紫蜂（行），芍妇胡桃牡丹葶， 半夏芩军硝麦扇，蜣姜桂人苇厚（盯） 灶下灰清酒（畅饮） 别家骄郎紫峰（行），少妇胡桃牡丹亭， 半夏秦君笑卖扇，浙江贵人尾后盯（盯） 灶下灰清酒（畅饮）
11.2 止血					
★十灰散 《十药神书》	血热妄行	凉血止血	吐血，咯血，嗽血，衄血	大蓟、小蓟、荷叶、茜草、侧柏叶、茅根、山栀、大黄、牡丹皮、棕榈皮	黄山侧柏棕茅茜，大蓟小蓟荷牡丹 黄山侧柏棕猫倩，大鸡小鸡和牡丹
★四生丸 《妇人大全良方》	血热妄行	凉血止血	吐血，衄血，血色鲜红，咽干口燥，舌红或绛，脉弦数	生侧柏叶、生荷叶、生艾叶、生地黄	（四生丸）地艾柏荷 （四生硕）弟爱百荷

（续表）

方类、方名、方源	主治	功用	证治要点	药物组成	方剂趣记
★咳血方 《丹溪心法》	肝火犯肺之咳血证	清肝宁肺，凉血止血	咳嗽痰稠，带血，心烦易怒，咽干口苦，胸胁刺痛，烦赤便秘，舌红苔黄，脉弦数	青黛、山栀子、瓜蒌仁、海浮石粉、诃子	（咳血）栀诃青海蜜瓜姜 （咳血）只喝青海蜜瓜浆
★小蓟饮子 《济生方》	血淋、尿血	凉血止血，利水通淋	尿中带血，或尿血，小便频数，赤涩热痛，舌红脉数	生地黄、小蓟、滑石、木通、蒲黄、藕节、竹叶、当归、山栀子、炙甘草	地滑，木通蒲竹草，节小蓟栀子归 地滑，牧童铺竹草，接小纪之子归
★槐花散 《普济本事方》	肠风脏毒下血	清肠凉血，疏风行气	便前，后出血，粪中带血，痔疮出血，血色鲜红或晦暗	槐花、柏叶、荆芥穗、枳壳	芥柏枳槐花（止血） 借百只槐花（止血）
★黄土汤 《金匮要略》	阳虚便血证	温阳健脾，养血止血	大便下血，先便后血，或吐血，衄血，妇人崩漏，血色黯淡，四肢不温，面色萎黄，舌淡苔白，脉沉细无力	灶心黄土、甘草、生地黄、白术、附子、阿胶、黄芩、	黄土地胶附芩术草 黄土地教父勤除草
12. 治风剂					
12.1 疏散外风					
★川芎茶调散 《太平惠民和剂局方》	风邪头痛	疏风止痛	偏正头痛，巅顶作痛，恶寒发热，目眩鼻塞，舌苔薄白，脉浮	川芎、荆芥、白芷、羌活、甘草、细辛、防风、薄荷	草芎（戴）辛芥芷，羌风（喝）薄荷茶 草熊（戴）新戒指，呛风（喝）薄荷茶
菊花茶调散 《银海精微》	风热上扰头目，或巅顶痛，头晕目眩	疏风止痛，清利头目		菊花、川芎、荆芥、细辛、甘草、防风、白芷、薄荷、羌活、僵蚕、蝉蜕、茶清	川芎茶调散＋僵蝉茶
★独活寄生汤 《备急千金要方》	痹证日久，肝肾两虚，气血不足证	祛风湿止痹痛，益肝肾补气血	膝腰疼痛，麻木不仁，肢体屈伸不利，畏寒喜温，心悸气短，舌淡苔白，脉细弱	独活、桑寄生、秦艽、防风、细辛、当归、川芎、生地黄、牛膝、杜仲、茯苓、桂心、人参、芍药、甘草	辛防独艽膝仲寄，八珍去术用桂心 新房毒酒妻中计，八珍去珠用桂心
乌头汤 《金匮要略》	寒湿痹证	温经祛湿，散寒止痛	关节剧痛，不可屈伸，畏寒喜热，舌苔薄白，脉沉弦	麻黄、芍药、黄芪、炙甘草、川乌	乌麻芍草芪
★大秦艽汤 《素问病机气宜保命集》	风邪初中经络证	祛风清热，养血活血	口眼㖞斜，舌强不能言，手足不能动	秦艽、甘草、川芎、当归、白芍药、细辛、羌活、防风、黄芩、石膏、白芷、白术、生地黄、熟地黄、茯苓、独活	膏芩二地术归（大）秦艽，芎苓双活药防芷细草 高岭二弟逐归（大）秦舅，穷亲双活药房制细草
★小活络丹 《太平惠民和剂局方》	风寒湿痹	祛风除湿，化痰通络，活血止痛	肢体筋脉疼痛，麻木拘挛，关节屈伸不利，疼痛游走不定，中风手足不仁，日久不愈，腰腿沉重，腿臂间作痛	川乌、草乌、地龙、天南星、乳香、没药、陈酒	乳地（活络），药南二乌酒 汝弟（活了），要南二屋酒

（续表）

方类、方名、方源	主　治	功　用	证治要点	药物组成	方剂趣记
大活络丹 《兰台轨范》	中风瘫痪，痿痹，痰厥，阴疽，流注，跌打损伤等	祛风扶正，活络止痛		白花蛇、乌梢蛇、威灵仙、两头尖、草乌、天麻、全蝎、首乌、龟版、麻黄、贯仲、炙甘草、羌活、官桂、藿香、乌药、黄连、熟地黄、大黄、木香、沉香、细辛、赤芍药、没药、丁香、乳香、僵蚕、天南星、青皮、骨碎补、白豆蔻仁、安息香、黑附子、黄芩、茯苓、香附、玄参、白术、防风、葛根、豹骨、当归、血竭、地龙、水牛角、麝香、松脂、牛黄、冰片、人参	（略）
★牵正散 《杨氏家藏方》	风中经络，口眼㖞斜	祛风化痰止痉	口眼㖞斜，口目瞤动，经隧不利，筋肉失养，故不用而缓	白附子、白僵蚕、全蝎（去毒）	（牵正）蚕附全 （牵正）残复全
止痉散 《方剂学》（上海中医学院）	痉厥，肢抽搐等。顽固性头痛、关节痛	祛风止痉		全蝎、蜈蚣	蝎蜈蚣
★玉真散 《外科正宗》	破伤风	祛风定搐	牙关紧闭，口撮唇紧，身体强直，角弓反张，咬牙缩舌	白附子、天南星、防风、白芷、天麻、羌活、热酒或童便	天童羌附子便酒，（玉真）南防芷 天童抢夫子便酒，（玉珍）难防止
★消风散 《外科正宗》	风疹，湿疹	疏风养血，清热除湿	皮肤疹出，色红，遍身云片，斑点，瘙痒，抓破后渗出液水，苔白或黄，脉浮数	荆芥、防风、牛蒡子、蝉蜕、知母、苦参、胡麻、苍术、石膏、甘草、木通、当归、生地黄	荆防蝉牛通苍苦，石母草地归胡妈 谨防馋牛通仓库，十亩草地归胡妈
当归饮子 《济生方》	皮肤疮疥	养血活血，祛风止痒	血虚有热，风邪外袭。皮肤疮疥，或肿或痒，或发赤疹瘙痒	当归、白芍药、川芎、生地黄、白蒺藜、防风、荆芥穗、何首乌、黄芪、炙甘草、生姜	川风地归藜芍草姜芥乌芪
12.2　平熄内风					
★羚角钩藤汤 《通俗伤寒论》	肝热生风证	凉肝熄风，增液舒筋	高热不退，烦闷燥扰，甚则神昏，手足抽搐，发为痉厥，舌绛而干，舌焦起刺，脉弦而数	羚角片、双钩藤、霜桑叶、川贝母、鲜地黄、滁菊花、茯神木、生白芍、生甘草、淡竹茹	白茹草地桑母，羚角钩藤神花 白茹草地丧母，羚角钩藤神花
钩藤饮 《医宗金鉴》	小儿天钓	清热熄风，益气解痉	惊悸壮热，牙关紧闭，手足抽搐，头目仰视	钩藤、羚羊角、全蝎、人参、天麻、炙甘草	天草人蝎钩羚角

（续表）

方类、方名、方源	主 治	功 用	证治要点	药物组成	方剂趣记
★镇肝熄风汤 《医学衷中参西录》	类中风	镇肝熄风，滋阴潜阳	头目眩晕，目胀耳鸣，脑部热痛，面色如醉，心中烦热，时常噫气，肢体渐觉不利，口角渐形㖞斜，或眩晕颠仆，昏不知人，或肢体不利，半身不遂，脉弦长而有力	怀牛膝、生代赭石、生龙骨、生牡蛎、生龟版、生杭芍、玄参、天门冬、川楝子、生麦芽、茵陈、甘草	天芽芍草牡龙楝，熄风牛龟赭茵元 天崖少草牡龙恋，熄风牛鬼折姻缘
★天麻钩藤饮 《中医内科杂病证治新义》	肝阳偏亢，肝风上扰证	平肝熄风，清热活血，补益肝肾	头痛，眩晕，多梦，失眠，舌红苔黄，脉弦	天麻、钩藤（后下）、石决明（先煎）、山栀、黄芩、川牛膝、杜仲、益母草、桑寄生、夜交藤、朱茯神	天麻钩藤交决寄，朱神芩牛仲栀意 天麻钩藤教绝技，诸神擒牛众致意
★大定风珠 《温病条辨》	阴虚动风证	滋阴熄风	神倦瘛疭，脉气虚弱，舌绛少苔，时时欲脱	鸡子黄、阿胶、生龟版、干地黄、麻仁、五味子、生牡蛎、麦门冬、炙甘草、鳖甲、生白芍	大定风珠，五仁麦蛎甘当胶地板，鳖鸡 大定风珠，五人卖力干烧焦地板，别急
三甲复脉汤 《温病条辨》	温病热邪久羁下焦	滋阴熄风	热深厥甚，脉细促，心中憺憺大动，甚则心中痛者	炙甘草、干地黄、生白芍、麦门冬、生牡蛎、阿胶、麻仁、生鳖甲、生龟版	牡蛎甲板芍胶麦草地
阿胶鸡子黄汤 《通俗伤寒论》	虚风内动证	滋阴养血，柔肝熄风	邪热久羁，阴血不足，虚风内动证。筋脉拘急，手足瘛疭，或头目眩晕，舌绛苔少，脉细数	陈阿胶、生白芍、络石藤、石决明、双钩藤、大生地、生牡蛎、茯神木、清炙草、鸡子黄	阿胶鸡子黄地芍，神明蛎钩石藤草
13. 治燥剂					
13.1 轻宣外燥					
★杏苏散 《温病条辨》	外感凉燥证	轻宣凉燥，理肺化痰	头微痛，恶寒无汗，咳嗽痰稀，鼻塞咽干，苔白，脉弦	杏仁、苏叶、半夏、茯苓、前胡、苦桔梗、枳壳、甘草、生姜、陈皮、大枣	杏苏（散），二陈三，梗枳前 杏苏（散），二陈三，更值钱
★桑杏汤 《温病条辨》	外感温燥证	轻宣温燥	头痛身热不甚，口渴咽干，鼻燥干咳，无痰或痰少而黏，舌红苔薄白而干，脉浮数而右脉大者	桑叶、杏仁、沙参、象贝、香豉、栀皮、梨皮	桑杏沙参，栀豆贝梨 桑杏杀身，智斗贝利
★清燥救肺汤 《医门法律》	温燥伤肺证	清燥润肺	头痛身热，干咳无痰，气逆而喘，咽喉干燥，口渴鼻燥，胸膈满闷，舌干少苔，脉虚大而数	桑叶、石膏、人参、甘草、胡麻仁、阿胶、麦门冬、杏仁、枇杷叶	清燥桑杏麦草膏，杷麻胶人（尝） 清早桑杏卖草糕，爸妈叫人（尝）
13.2 滋阴润燥					
★麦门冬汤 《金匮要略》	肺痿	润肺益胃，降逆下气	咳唾涎沫，短气喘促，咽喉干燥，舌干红少苔，脉虚数	麦门冬、半夏、人参、甘草、粳米、大枣	人枣麦草夏米 人早卖炒虾米

（续表）

方类、方名、方源	主　治	功　用	证治要点	药物组成	方剂趣记
★养阴清肺汤 《重楼玉明》	白喉	养阴清肺，解毒利咽	喉间起白如腐，不易拭去，咽喉肿痛，鼻干唇燥，咳或不咳，呼吸有声，似喘非喘，脉数无力	大生地、麦门冬、生甘草、玄参、贝母、牡丹皮、薄荷、炒白芍	增液丹芍荷贝草，（养阴清肺少了） 增液单少河北草，（养阴清肺少了）
★玉液汤 《医学衷中参西录》	消渴证	益气滋阴，固肾止渴	口常干渴，饮水不解，小便数多，困倦气短，脉虚细无力	生山药、生黄芪、知母、生鸡内金、葛根、五味子、天花粉	芪山葛蒌味母鸡（玉液） 岐山阁楼喂母鸡（玉液）
★琼玉膏 《洪氏集验方》	肺痨	滋阴润肺，益气利脾	干咳少痰，咽燥咯血，肌肉消瘦，气短乏力，舌红少苔，脉细数	生地黄、人参、白茯苓、白蜜	地人蜜茯琼玉膏 敌人密服琼玉膏
★增液汤 《温病条辨》	阳明温病，津亏便秘证	增液润燥	便秘，口渴，舌干红，脉细数或沈而无力	玄参、麦门冬、细生地黄	玄麦地（增液） 选麦地（增液）
14. 祛湿剂					
14.1　化湿和胃					
★平胃散 《太平惠民和剂局方》	湿滞脾胃证	燥湿运脾，行气和胃	脘腹胀满，不思引食，常多自利，呕吐恶心，嗳气吞酸，肢体沉重，怠惰嗜卧，舌苔白腻而厚，脉缓	苍术、厚朴、陈皮、炙甘草、生姜、大枣	草（船）苍朴枣陈姜 草（船）舱破早沉江
柴平汤 《景岳全书》	湿疟	和解少阳，祛湿和胃	一身尽痛，手足沉重，寒多热少，脉濡	柴胡、人参、半夏、黄芩、甘草、陈皮、厚朴、苍术、生姜、大枣	小柴胡汤＋平胃散合方
★藿香正气散 《太平惠民和剂局方》	外感风寒，内伤湿滞证	解表化湿，理气和中	恶寒发热头痛，霍乱吐泻，脘腹疼痛，舌苔白腻	藿香、大腹皮、白芷、紫苏、茯苓、半夏曲、白术、陈皮、厚朴、桔梗、炙甘草、生姜、大枣	霍（元甲）半叶三梗芷苓陈（真）朴大腹术 霍（元甲）半夜三更指令陈（真）捕大腹猪
六和汤 《太平惠民和剂局方》	霍乱吐泻	祛暑化湿，健脾和胃	湿伤脾胃，暑湿外袭。霍乱吐泻，倦怠嗜卧，胸膈痞满，舌苔白滑等	缩砂仁、半夏、杏仁、人参 干草、赤茯苓、藿香叶、白扁豆、木瓜、香薷、厚朴、生姜、枣子	四君霍半朴薷，瓜砂豆姜枣杏仁 四君和胖朴儒，刮莎兜姜枣杏仁
14.2　清热祛湿					
★茵陈蒿汤 《伤寒论》	湿热黄疸	清热利湿退黄	一身面目俱黄，黄色鲜明，小便短赤，腹微满，口渴，苔黄腻，脉沉数	茵陈、栀子、大黄	茵陈栀黄 茵陈治黄
栀子柏皮汤 《伤寒论》	伤寒身热发黄	清热利湿	栀子、甘草、黄柏	黄柏草栀子	
茵陈四逆汤 《卫生宝鉴》	阴黄	温里助阳，利湿退黄	黄色晦暗，皮肤冷，背恶寒，手足不温，身体沉重，神倦食少，脉紧细或沉细无力	干姜、干草炙、炮附子、茵陈	茵陈附子草干姜

（续表）

方类、方名、方源	主 治	功 用	证治要点	药物组成	方剂趣记
★八正散 《太平惠民和剂局方》	湿热淋证	清热泻火，利水通淋	尿频尿急，溺时涩痛，淋漓不畅，癃闭不通，小腹急满，尿色浑赤，口燥舌干，苔黄腻，脉滑数	木通、滑石、瞿麦、萹蓄、车前子、栀子、炙甘草、大黄、灯心草	黄山萹瞿灯六一通车 黄山边区等六一通车
★三仁汤 《温病条辨》	湿温初起及暑温挟湿	宣畅气机，清利湿热	头痛恶寒，身重疼痛，午后身热，胸闷不饥，面色淡黄，苔白不渴，	杏仁、薏苡仁、白蔻仁、滑石、通草、竹叶、厚朴、半夏	三仁厚半叶通滑 三人后半夜通话
藿朴夏苓汤《感证辑要》	湿温初起	解表化湿	湿温初起，身热恶寒，肢体倦怠，胸闷口腻，舌苔薄白，脉濡缓	藿香、半夏、赤苓、杏仁、生薏苡仁、白蔻仁、通草、猪苓、淡豆豉、泽泻、厚朴	三仁茯泻豉藿朴夏苓 三人腹泻吃藿朴夏苓
黄芩滑石汤 《温病条辨》	湿温邪在中焦	清热利湿	发热身痛，汗出热解，继而复热，渴不多饮，或竟不渴，舌苔淡黄而滑，脉缓	黄芩、滑石、茯苓皮、大腹皮、白蔻仁、通草、猪苓	二苓通滑蔻腹芩 二玲通话口福勤
★甘露消毒丹 《医效秘传》	湿温时疫	利湿化浊，清热解毒	发热倦怠，肢酸，颐肿咽肿，口渴，胸闷腹胀，泄泻，淋浊，小便短赤，身目发黄，苔淡白或厚腻或干黄	滑石、茵陈、黄芩、石菖蒲、贝母、木通、藿香、射干、连翘、薄荷、白豆蔻	芩香连飞石射陈，石菖蒲薄豆贝通 秦香莲飞石射陈，石菖蒲搏斗被捅
★连朴饮 《霍乱论》	湿热霍乱	清热化湿，理气和中	上吐下泻，胸脘痞闷，心烦躁扰，小便短赤，舌苔黄腻，脉滑数	芦根、厚朴、黄连、石菖蒲、制半夏、豆豉、焦山栀、	连朴栀豉半芦蒲 廉颇只吃拌卤脯
蚕矢汤 《霍乱论》	湿热霍乱	清热利湿，升清降浊	湿热霍乱，吐泻转筋，口渴烦躁，舌苔黄厚而干，脉濡数	晚蚕沙、生薏苡仁、大豆黄卷、陈木瓜、川连、制半夏、黄芩、通草、焦山栀、陈吴萸	吴萸通栀茵陈，晚蚕豆卷半黄瓜
★当归拈痛汤 《兰室秘藏》	湿热相搏，外受风邪证	利湿清热，疏风止痛	遍身肢节烦痛，肩背沉重，脚气肿痛，脚膝生疮，舌苔白腻微黄，脉弦而数	茵陈、羌活、白术、人参、苦参、升麻、葛根、苍术、防风、知母、泽泻、黄芩、猪苓、当归身、炙甘草	人升知茵二术苦芩羌，甘风泻葛苓当(拈痛汤) 人生知音二柱罢秦腔，赶风写歌铃铛(拈痛汤)
宣痹汤 《温病条辨》	湿热蕴于经络	清热祛湿，通络止痛	寒战热炽，骨节烦疼，面目萎黄，舌色灰滞等	防己、杏仁、滑石、连翘、山栀子、薏苡仁、半夏、晚蚕沙、赤小豆皮	苡防连仁滑夏山赤豆晚蚕宣痹
★二妙散 《丹溪心法》	湿热下注证	清热燥湿	筋骨疼痛，两足痿软，足膝灼热，红肿疼痛，湿热带下，下部湿疮，小便短赤，舌苔黄腻	黄柏、苍术	(丹溪)苍黄柏(二妙) (丹溪)苍惶拜(二庙)
三妙丸 《医学正传》	湿热下注	清热燥湿	两脚麻木，或如火烙之热	黄柏、苍术、川牛膝	三妙苍柏牛
四妙丸 《成方便读》	湿热痿证	清热利湿，舒筋壮骨		黄柏、苍术、牛膝、薏苡仁	三妙加薏仁

（续表）

方类、方名、方源	主治	功用	证治要点	药物组成	方剂趣记
14.3 利水渗湿					
★五苓散《伤寒论》	蓄水证；水湿内停；痰饮	利水渗湿，温阳化气	小便不利，头痛身热，口渴欲饮，甚则水入即吐成“水逆证”水肿，泄泻，霍乱脐下动悸，吐涎沫，而头眩，短气而咳舌苔白，脉浮	泽泻、猪苓、白术、茯苓、桂枝	（五）苓桂茯泽白术 （五）岭贵妇择白珠
四苓散《明医指掌》	内伤饮食有湿	渗湿利水	内伤饮食有湿，小便赤少，大便溏泄	白术、茯苓、猪苓、泽泻	五苓散—桂枝
茵陈五苓散《金匮要略》	湿热黄疸	利湿退黄	湿多热少，小便不利等证	茵陈蒿、茯苓、猪苓、泽泻、白术、桂枝	五苓散＋茵陈蒿
胃苓汤《丹溪心法》	脾胃伤冷	祛湿和胃，行气利水	夏秋之间，脾胃伤冷，水谷不分，泄泻不止	茯苓、猪苓、泽泻、白术、桂枝、苍术、厚朴、陈皮、炙甘草、生姜、大枣	五苓散＋平胃散＋姜枣
★猪苓汤《伤寒论》	水热互结证	利水清热养阴	小便不利，发热口渴欲饮，心烦不寐，咳嗽，呕恶，下利，舌红苔白或微黄，脉细数	猪苓、茯苓、泽泻、阿胶、滑石	猪苓茯泻滑胶 朱玲腹泻滑跤
★防己黄芪汤《金匮要略》	风水或风湿	益气祛风，健脾利水	汗出恶风，身重，水便不利，舌淡苔白，脉浮	防己、黄芪、甘草、白术、生姜、大枣	防己黄芪三白术，（风水风湿表不固）
防己茯苓汤《金匮要略》	皮水	益气通阳利水	四肢肿，水气在皮肤中，四肢微微动者	防己、黄芪、桂枝、茯苓、甘草	老防芪茯桂
★五皮散《华氏中藏经》	皮水	利水消肿，理气健脾	一身悉肿，肢体沉重，心腹胀满，上气喘急，小便不利，妊娠水肿，苔白腻，脉缓	茯苓皮、生姜皮、桑白皮、陈布皮、大腹皮、	（宜皮）茯桑姜陈榔 （五批）扶桑奖陈郎
14.4 温化水湿					
★苓桂术甘汤《金匮要略》	痰饮	温阳化饮，健脾利湿	胸胁支满，短气而咳，心悸目眩，舌苔白滑，脉弦滑或沉滑	茯苓、桂枝、白术、炙甘草	苓桂术甘（温化痰）
★甘草干姜茯苓白术汤《金匮要略》	肾着病	祛寒除湿	身重腰下冷痛，腰重如带五千钱，饮食如故，小便自利，口不渴，舌淡苔白，脉沉迟或沉缓	干姜、甘草、白术、茯苓	甘草干姜茯苓白术（汤，寒湿下浸肾着尝）
★真武汤《伤寒论》	脾肾阳虚，水气内停证。太阳病发汗阳虚水泛	温阳利水	四肢沉重疼痛，肢体水肿，小便不利，腹痛下利，心下悸，头眩，身瞤动，振振欲擗地，苔白不渴，脉沉	炮附子、茯苓、白芍药、白术、生姜、	（真武）芍炮附姜术茯 （真武）少炮妇将祝福

（续表）

方类、方名、方源	主 治	功 用	证治要点	药物组成	方剂趣记
★实脾散 《重订严氏济生方》	阳虚水肿	温阳健脾，行气利水	身半以下肿，甚至手足不温，口中不渴，大便溏薄，胸腹胀满，舌苔白腻，脉沉弦迟	附子、干姜、厚朴、白术、木瓜、木香、草果仁、大腹子、白茯苓、炙甘草、生姜、大枣	（实脾）三炮姜附（加），香槟果朴白苓瓜 （实脾）三炮姜附（加），香槟果脯白苓瓜
14.5 祛湿化浊					
★萆薢分清饮 《丹溪心法》	虚寒白浊	温暖下元，利湿化浊	小便频数，白如米泔，凝如膏糊，舌淡舌白，脉沉	川萆薢、益智仁、石菖蒲、乌药	（丹溪）乌萆（分清）盐智蒲 （丹溪）务必（分清）严智仆
萆薢分清饮 《医学心悟》	湿热白浊	清热利湿，分清化浊	小便混浊，尿有余沥，舌苔黄腻等	川萆薢、黄柏、石菖蒲、茯苓、白术、莲子心、丹参、车前子	黄柏丹心车萆石茯术 黄伯担心车萆石复苏
★完带汤 《傅青主女科》	脾虚肝郁，湿浊带下	补脾疏肝，化湿止带	带下色白或淡黄，清稀如涕，肢体倦怠，舌淡苔白，脉缓或濡缓	白术、山药、人参、白芍药、车前子、苍术、甘草、橘红、黑芥穗、柴胡	（完）苍山胡皮芍，（带）白人芥车草 （玩）苍山狐皮少，（带）白人借车草
15. 祛痰剂					
15.1 燥湿化痰					
★二陈汤 《太平惠民和剂局方》	湿痰咳嗽	燥湿化痰，理气和中	痰多色白易咳，胸膈痞闷，恶心呕吐，肢体倦怠，头眩心悸，舌苔白润，脉滑	半夏、橘皮、茯苓、炙甘草、乌梅、生姜	（二）陈夏茯草梅姜 （二）陈夏服草梅酱
★导痰汤 《济生方》	痰厥	燥湿祛痰，行气开郁	一切痰厥，头目旋晕，或痰饮壅盛，胸膈痞塞，胁肋胀满，头痛吐逆，喘急痰嗽，涕唾稠黏，坐卧不安等	半夏、天南星、橘红、枳实、赤茯苓、甘草、生姜	姜南夏苓实甘橘
涤痰汤 《证治准绳》	中风痰迷心窍	涤痰开窍	中风痰迷心窍，舌强不能言	南星、半夏、枳实、茯苓、橘红、石菖蒲、人参、竹茹、甘草、生姜	姜南人夏苓实甘橘茹大枣（导痰汤＋茹枣人）
★茯苓丸，指迷方 《是斋百一选方》	痰停中脘证	燥湿行气，软坚化痰	两臂疼痛，手不得上举，两手疲软，四肢水肿，舌苔白腻，脉象弦滑或沉细	半夏、竹茹、枳实、陈皮、炙甘草、茯苓、生姜、大枣	（茯苓丸）壳苓姜硝夏 （茯苓丸）峭岭将消夏
★温胆汤 《三因极一病证方论》	胆胃不和，痰热内扰证	理气化痰，清胆和胃	胆怯易惊，虚烦不宁，失眠多梦，呕吐呃逆，癫痫	半夏、竹茹、枳实、陈皮、炙甘草、茯苓、生姜、大枣	陈茹三夏枳茯（温胆汤） 陈茹三夏只服（温胆汤）。（二陈汤＋枳实、竹茹）
十味温胆汤 《世医得效方》	心胆虚怯	化痰宁心	心胆虚怯，触事易惊，四肢水肿，饮食无味，心悸烦闷，坐卧不安等	半夏、枳实、橘红、白茯苓、酸枣仁、远志、五味子、熟地黄、条参、粉草、生姜、大枣	夏苓甘橘味熟，姜人枳远粉条枣枣仁

（续表）

方类、方名、方源	主 治	功 用	证治要点	药物组成	方剂趣记
15.2 清热化痰					
★清气化痰丸 《医方考》	痰热咳嗽	清热化痰，理气止咳	痰稠色黄，咯之不爽，胸膈痞闷，气急呕恶，舌质红苔黄腻，脉滑数	胆南星、瓜蒌仁、橘红（陈皮）、黄芩、杏仁、枳实、茯苓、制半夏（姜汁）	星杏夏姜（咳），芩实瓜皮茯 猩猩夏将（咳），勤拾瓜皮服
清金降火汤 《杂病源流犀烛》	肺胃痰火面赤或喘急之证	肺胃痰火	咳嗽面赤，或肺胀喘急，舌苔黄，脉滑数	陈皮、杏仁、赤茯苓、半夏、桔梗、贝母、前胡、瓜蒌仁、黄芩、石膏、枳壳、甘草	陈杏半黄瓜壳，（再加）前贝草桔苓膏
15.3 润燥化痰					
★小陷胸汤 《伤寒论》	痰热互结证	清热化痰，宽胸散结	胸脘痞闷，按之则痛，咳痰黄稠，舌苔黄腻，脉滑数	瓜蒌实、黄连、半夏	（小陷胸汤）半黄瓜 （小陷胸汤）拌黄瓜
柴胡陷胸汤 《通俗伤寒论》	少阳证	清热化痰，理气宽胸，和解少阳	具胸膈痞满，按之痛，口苦苔黄，脉弦而数	柴胡、姜半夏、小川连、苦桔梗、黄芩、瓜蒌仁、小枳实、生姜汁	芩连桔夏蒌姜柴实 琴连姐下楼将柴拾
★滚痰丸 《丹溪心法附余》	实热老痰证	泻火逐痰	癫狂昏迷，惊悸怔忡，不寐，梦寐怪状，咳喘，痰稠，胸脘痞闷，噎息烦闷，绕项结核，口眼瞤动，骨节卒痛，大便秘结，舌苔黄腻，脉滑数有力	礞石、大黄、黄芩、沉香	礞石（滚滚）芩黄沉 礞石（滚滚）擒黄臣
★贝母瓜蒌散 《医学心悟》	燥痰咳嗽	润肺清热，理气化痰	咯痰不爽，涩而难出，咽喉干燥，苔白而干	贝母、瓜蒌、天花粉、茯苓、橘红、桔梗	陈梗（得）天花，茯贝母瓜蒌（散） 陈更（得）天花，服贝母瓜蒌（散）
15.4 温化寒痰					
★苓甘五味姜辛汤 《金匮要略》	寒饮咳嗽	温肺化饮	咳痰量多，清稀色白，胸膈不快，舌苔白滑，脉弦滑	干姜、茯苓、甘草、细辛、五味子	苓甘五味姜辛，（温肺化饮称奇）
冷哮丸 《张氏医通》	背受寒邪	温肺散寒，涤痰化饮	遇冷即发喘嗽，胸膈痞满，倚息不得卧	麻黄泡、川乌生、细辛、蜀椒、白矾生、牙皂去皮弦子，酥炙、半夏曲、陈胆星、杏仁、甘草生，紫菀茸、款冬花	老乌星（再度）夏矾，辛麻椒款皂杏菀
15.5 化痰熄风					
★半夏白术天麻汤 《医学心悟》	风痰上扰证	燥湿化痰，平肝熄风	眩晕头痛，胸闷呕恶，舌苔白腻，脉弦滑	半夏、天麻、茯苓、橘红、白术、甘草、生姜、大枣	三夏天术红茯 三夏天著红茯 二陈汤＋天麻、白术、大枣－乌梅

（续表）

方类、方名、方源	主 治	功 用	证治要点	药物组成	方剂趣记
★定痫丸 《医学心悟》	痰热痫证	涤痰熄风	眩仆倒地，不省高下，甚则抽搐，口㖞目斜，叫喊作声，癫狂	竹沥、胆南星、明天麻、川贝母、半夏、茯苓、茯神、石菖蒲、全蝎、僵蚕、真琥珀、橘红、远志、丹参、麦门冬、辰砂、姜汁、甘草、灯心制	天麻远志南星（踏），丹麦琥蝎茯苓夏 陈母姜沥蚕石草，（定痫）茯神朱灯垮 天马远志南星（踏），丹麦虎歇伏岭下 陈母奖励蚕食草，（定闲）茯神朱灯挎
16. 消食剂					
16.1 消食化滞					
★保和丸 《丹溪心法》	食积	消食和胃	脘腹痞满，胀痛嗳腐吞酸，大便泄泻，恶食呕吐，舌苔厚腻，脉滑	山楂、神曲、半夏、茯苓、陈皮、连翘、莱菔子	翘皮山神夏苓莱 俏皮山神下岭来
★枳实导滞丸 《内外伤辨惑论》	湿热食积	消食导滞，清热祛湿	脘腹胀痛，大便秘结，下痢泄泻，小便短赤，舌苔黄腻，脉沉有力	大黄、枳实、神曲、茯苓、黄芩、黄连、白术、泽泻	茯军泽术芩，（导）枳连神曲 夫君择珠琴，（导）致练神曲
★木香槟榔丸 《儒门事亲》	痢疾，食积	行气导滞，功积泄热	脘腹胀满，大便秘结，食积内停，赤白痢疾，里急后重，舌苔黄腻，脉沉实	木香、槟榔、青皮、陈皮、广茂、黄连、黄柏、大黄、香附子、牵牛	壳榔青陈牵牛（卧），香附柏连木黄莪 俏郎清晨牵牛（卧），香妇白脸妆黄鹅
16.2 健脾消食					
★健脾丸 《证治准绳》	脾虚停食证	健脾和胃，消食止泻	食少难消，大便溏薄，脘腹痞闷，苔腻微黄，脉象虚弱	人参、茯苓、白术、甘草、木香、黄连、神曲、陈皮、砂仁、麦芽、山楂、山药、肉豆蔻	四君三仙药陈香莲砂蔻 四君三仙要陈香莲杀寇
★肥儿丸 《太平惠民和剂局方》	小儿疳积	健脾消食，清热驱虫	消化不良，面黄肌瘦，大便溏薄，发热口臭，肚腹胀满，虫积腹痛	神曲、麦芽、黄连、肉豆蔻、使君子、槟榔、木香、猪胆汁	香君猪神曲，豆榔连芽（剧） 湘君著神曲，逗郎练哑（剧）
17. 驱虫剂					
★乌梅丸 《伤寒论》	蛔厥证	温脏安蛔	心烦呕吐，腹痛使作，常自吐蛔，手足厥冷，时发时止，久泻久痢	乌梅、细辛、干姜、黄连、当归、附子、蜀椒、桂枝、人参、黄柏（苦酒）	归连蜀柏姜，细梅桂附人 鬼脸蜀百将，细眉贵妇人
理中安蛔汤 《万病回春》	蛔虫腹痛	温中安蛔	便溏尿清，腹痛肠鸣，四肢不温，舌苔薄白，脉虚缓	人参、白术、茯苓、川椒、乌梅、干姜	白人姜苓蜀乌梅
连梅安蛔汤 《通俗伤寒论》	虫积腹痛	清热安蛔	不思饮食，食则吐蛔，甚或烦躁，厥逆，且有面赤，口燥，舌红，脉数身热等症	胡黄连、川椒、白雷丸、乌梅肉、生川柏、尖槟榔	雷椒连柏乌梅椒

（续表）

方类、方名、方源	主治	功用	证治要点	药物组成	方剂趣记
★化虫丸 《太平惠民和剂局方》	虫积	驱杀肠中诸虫	腹中疼痛，往来上下，其痛甚剧，呕吐清水或吐蛔虫	鹤虱、铅粉、槟榔、苦楝根、白矾	鹤槟楝铅矾（化虫） 贺斌练铅矾（化虫）
★布袋丸 《补要袖珍小儿方论》	小儿虫疳	驱蛔消疳，补养脾胃	体热面黄，肢细腹大，发焦目暗	芜荑、使君子、白茯苓、白术、人参、甘草、芦荟、夜明砂	四君芜夜荟使布袋丸 四军午夜会师布袋湾
18. 涌吐剂					
★瓜蒂散 《伤寒论》	痰涎宿食，壅滞胸脘证	涌吐痰涎宿食	胸中痞硬，懊侬不安，欲吐不出，气上冲喉，而不得息，寸脉微浮	瓜蒂、赤小豆、香豉	瓜蒂小豆豉，（涌吐痰涎食） 瓜蒂小豆吃，（涌吐痰涎食）
三圣散 《儒门事亲》	中风闭证	涌吐风痰	失音闷乱，口眼㖞斜或不省人事，牙关紧闭，脉浮滑实者。对于癫痫，浊痰壅塞胸中，上逆时发者	防风、瓜蒂、黎芦	黎（明）瓜风
★救急稀涎散 《圣济总录》	中风闭证	开关涌吐	痰涎壅盛，喉中痰声漉漉，气闭不通，心神瞀闷，四肢不收，倒仆不省，口角似歪，脉滑实有力，喉痹	猪牙皂角、白矾	（救急稀涎有）矾皂 （救急稀涎有）烦躁
★盐汤探吐方 《备急千金要方》	宿食	涌吐宿食	饮食停留胃中，脘腹胀痛不舒，干霍乱，欲吐不得吐，欲泻不得泻	食盐	盐（汤探吐，宿食涌出）
★参芦饮 《丹溪心法》	虚弱之人，痰涎壅盛	涌吐痰涎	胸膈满闷，温温欲吐，脉象虚弱	人参芦	（参芦饮），人参芦，（服后探，令之吐）